AF641182

Schanz • Mattheus • Equit • Schäfer

Therapie-Tools
Transdiagnostische Psychoedukation

E-Book inside + Arbeitsmaterial

Mit dem untenstehenden Download-Code erhalten Sie die PDF-Version dieses Buches inkl. aller Arbeitsmaterialien.

So laden Sie Ihr E-Book inside herunter:

1. Öffnen Sie die Website: http://www.beltz.de/ebookinside
2. Geben Sie den untenstehenden Download-Code ein und füllen Sie das Formular aus.
3. Mit dem Klick auf den Button am Ende des Formulars erhalten Sie Ihren persönlichen Download-Link.
4. Der Code ist nur einmal gültig. Bitte speichern Sie die Datei auf Ihrem Computer.
5. Beachten Sie bitte, dass es sich bei Ihrem Download um eine Einzelnutzerlizenz handelt. Das E-Book ist für Ihren persönlichen Gebrauch bestimmt. Als Institution mit mehreren Nutzer:innen erhalten Sie mehr Infos zur Materialnutzung über psychotherapie.tools mit einer Mail an vertrieb-psychotherapie.tools@beltz.de

Download-Code

YNTVWADAUK

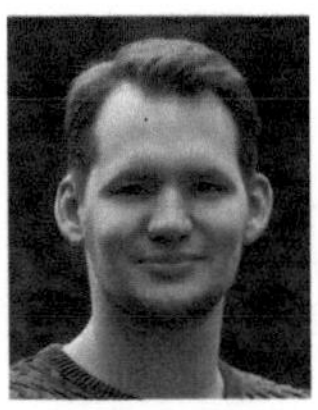

Dr. Christian G. Schanz (M.Sc. Psychologie) ist Psychologischer Psychotherapeut (VT) in Ausbildung und wissenschaftlicher Mitarbeiter an der Universität des Saarlandes. Als Lehrkoordinator organisiert er gemeinsam mit seinen Kolleg:innen die Konzeption der Lehrinhalte des Bachelor- und Masterstudiengangs mit Schwerpunkt Psychotherapie an der Universität des Saarlandes.

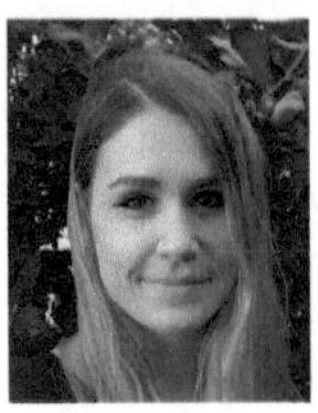

Hannah K. Mattheus (M.Sc. Psychologie) ist Psychologische Psychotherapeutin (VT) in Ausbildung und arbeitet als Therapeutin in der Psychotherapeutischen Universitätsambulanz an der Universität des Saarlandes. Sie ist u.a. als Diagnostikerin in einem von der Deutschen Forschungsgemeinschaft geförderten Projekt zur Erforschung der adjuvanten Wirksamkeit von Ausdauersport, zusätzlich zu einer traumafokussierten Psychotherapie, bei Personen mit Fluchterfahrung tätig.

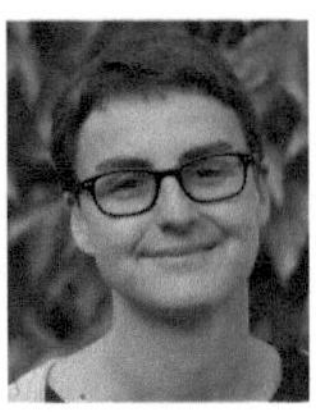

Prof. (apl.) Dr. Monika Equit (Dipl. Psych.) ist Psychologische Psychotherapeutin (VT) mit einer erweiterten Fachkunde für Kinder- und Jugendlichenpsychotherapie, Leiterin der Psychotherapeutische Universitätsambulanz an der Universität des Saarlands und Supervisorin. Gemeinsam mit Ihren Kolleg:innen leitet sie das Weiterbildungsinstitut für Psychotherapie Saarbrücken und ist als Dozentin in der Weiterbildung für Erwachsenen- sowie Kinder- und Jugendlichenpsychotherapie tätig.

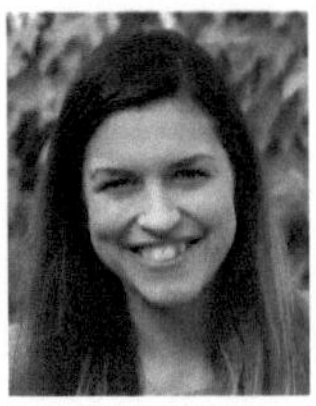

Dr. Sarah K. Schäfer (M.Sc. Psychologie) ist Psychologische Psychotherapeutin (VT) mit einer erweiterten Fachkunde für Kinder- und Jugendlichenpsychotherapie und arbeitet als wissenschaftliche Mitarbeiterin am Leibniz-Institut für Resilienzforschung in Mainz. Ihre Forschungsschwerpunkte sind Evidenzsynthesen im Bereich der Resilienzforschung und die Betrachtung von Risiko- und Schutzfaktoren für psychische Erkrankungen, wobei sie besonders deren Entwicklung über die Lebensspanne interessiert.

Christian Schanz • Hannah Mattheus
Monika Equit • Sarah Schäfer

Therapie-Tools Transdiagnostische Psychoedukation

Mit E-Book inside und Arbeitsmaterial

BELTZ

Dr. Christian G. Schanz
Hannah K. Mattheus
Prof. (apl.) Dr. Monika Equit
Dr. Sarah K. Schäfer
Klinische Psychologie und Psychotherapie
Universität des Saarlandes
66123 Saarbrücken
Kontakt: monika.equit@uni-saarland.de

FSC www.fsc.org MIX Papier aus verantwortungsvollen Quellen FSC® C089473

Dieses Buch ist erhältlich als:
ISBN 978-3-621-28955-9 Print
ISBN 978-3-621-28956-6 E-Book (PDF)

1. Auflage 2022

Lektorat: Sandra Schönfelder
Umschlaggestaltung: Lina Marie Oberdorfer

Herstellung: Victoria Larson
Satz: Markus Schmitz, Altenberge
Gesamtherstellung: Beltz Grafische Betriebe, Bad Langensalza
Beltz Grafische Betriebe ist ein klimaneutrales Unternehmen (ID 15985-2104-100).
Printed in Germany

Weitere Informationen zu unseren Autor_innen und Titeln finden Sie unter: www.beltz.de

Inhalt

Verzeichnis der Arbeits- und Informationsblätter

5 Kognitionen und kognitive Verzerrungen 179

Vorwort

Psychische Gesundheit (und Krankheit) ist ein mehrdimensionales Konstrukt, dessen kategoriale Unterteilung in Diagnosen zugleich nützlich und hinderlich ist. Nützlich, da sie die Kommunikation wissenschaftlicher und therapeutischer Informationen erleichtert und die Komplexität psychischen Leidens handhabbarer macht. Hinderlich, da sie Grenzen zieht und Unterschiede betont, wo Gemeinsamkeiten überwiegen. Ein Umstand, der unter anderem dadurch deutlich wird, dass das Gros der therapeutischen Methoden transdiagnostisch (d. h. diagnoseübergreifend) anwendbar ist und allgemeinen Wirkfaktoren (z. B. die therapeutische Beziehung) eine mindestens ebenso große Bedeutung wie spezifischen Wirkfaktoren (z. B. die Wahl der Therapietechnik) bei der Erklärung von Therapieerfolgen (oder -misserfolgen) zukommt. Insofern verwundert es nicht, dass theoretische Modelle und empirische Forschung eine Vielzahl transdiagnostischer Krankheitsfaktoren nahelegen, d. h. Krankheitsfaktoren, die diagnoseübergreifend zur Entstehung und Aufrechterhaltung psychischen Leidens beitragen. Diese transdiagnostischen Krankheitsfaktoren sind therapierelevant und ihre Modifikation trägt zur Reduktion psychischen Leidens bei. Während die vertiefte Bearbeitung dieser Faktoren ein explorierendes Verstehen und geleitetes Entdecken erfordert, zeigen die grundlegenden Fragen und Probleme bei einer Vielzahl von Patient:innen viele Gemeinsamkeiten und sind leicht zugänglich. Dies macht sie besonders geeignet, um psychoedukativ vermittelt zu werden. Ziel dieses Buchs ist, Psychotherapeut:innen praxisnahe und nützliche Materialien für diesen Prozess zur Verfügung zu stellen.

Die Idee zu diesem Buch entstand im Rahmen unserer Intervisionsgruppe, in der wir Materialien austauschten, die wir ursprünglich für einzelne Patient:innen erstellt hatten, die sich jedoch später bei der Anwendung mit ganz verschiedenen Patient:innen als hilfreich erwiesen. Wir entwickelten diese Materialien weiter und erprobten sie sowohl in einzel- als auch gruppentherapeutischen Settings ambulanter und stationärer Therapien – aus deren Sitzungsprotokollen wir praxisnahe Anleitungen für die Gestaltung psychoedukativer Sitzungen zusammengestellt haben. Mit diesem Buch wollen wir nun den Kreis der partizipierenden (und wir hoffen profitierenden) Psychotherapeut:innen erweitern. Die Materialien stützen sich dabei vornehmlich auf Verfahren der Kognitiven Verhaltenstherapie und ihren Weiterentwicklungen im Zuge der dritten Welle.

Wir hoffen, Sie finden in diesem Buch nützliche Informationen und Materialien, die Ihre therapeutische Arbeit bereichern und von denen Ihre Patient:innen profitieren können.

Saarbrücken und Mainz, im Frühjahr 2022

Christian G. Schanz
Hannah K. Mattheus
Monika Equit
Sarah K. Schäfer

Einführung

Transdiagnostische Ansätze

Definition

»**Transdiagnostisch**« bedeutet »diagnoseübergreifend«. Transdiagnostische Krankheitsfaktoren sind jene Krankheitsfaktoren, die diagnoseübergreifend für die Entstehung, Aufrechterhaltung und Behandlung psychischen Leidens bedeutsam sind. Transdiagnostische Therapien sind in Form und Inhalt auf eine diagnoseübergreifende Anwendung ausgerichtet.

In den vergangenen Jahren ist das wissenschaftliche und praktische Interesse an transdiagnostischen ätiologischen Modellen und Therapieansätzen stark gestiegen (Sauer-Zavala et al., 2017). Dieses Interesse fußt auf der Erkenntnis, dass kategoriale Klassifikationssysteme zwar einen wertvollen Beitrag zur Kommunizierbarkeit und ökonomischen Handhabbarkeit von Störungswissen leisten, die Realität jedoch nur bedingt abbilden können (Sharp et al., 2015). Stattdessen legen u. a. hohe Komorbiditätsraten, eine hohe Heterogenität an Symptommustern innerhalb einer Diagnosegruppe, geteilte Risiko- und Schutzfaktoren sowie neurobiologische Befunde ein (multi-)dimensionales anstelle eines kategorialen Krankheitsverständnis nahe (Dalgleish et al., 2020). Diese Gedanken aufgreifend fokussieren transdiagnostische Therapieansätze weniger auf die Reduktion umschriebener Symptommuster als vielmehr auf die Modifikation diagnoseübergreifender Krankheitsfaktoren.

Transdiagnostische Krankheitsfaktoren

Theoretische Modelle und empirische Forschung legen eine Vielzahl an transdiagnostischen Krankheitsfaktoren nahe. Zu den bedeutsamsten zählen:

- **Defizite in der Emotionsregulation.** Negative emotionale Zustände sind Kernmerkmale bzw. Begleiterscheinungen aller psychischen Störungen. Diagnoseübergreifend berichten Patient:innen eine zu starke Anwendung dysfunktionaler und eine zu geringe Anwendung funktionaler Strategien zur Emotionsregulation (Aldao et al., 2010).
- **Schlafprobleme und zirkadiane Rhythmik.** Neurophysiologische Prozesse in Rapid Eye Movement-(REM) und Tiefschlaf-Phasen sind maßgeblich an der Konsolidierung von Gedächtnisinhalten und der Verarbeitung emotionaler Erfahrungen beteiligt. Dysregulationen im Schlaf-Wach-Rhythmus und der Schlafarchitektur konnten bei der Mehrzahl psychischer Störungen nachgewiesen werden (Harvey et al., 2011).
- **Dysfunktionale Aufmerksamkeitsprozesse.** Aufmerksamkeit bezeichnet die Ausrichtung der kognitiven Ressourcen auf einen internalen oder externalen Stimulus. Eine dysfunktionale Aufmerksamkeitslenkung konnte diagnoseübergreifend nachgewiesen werden und ist durch die Überfokussierung oder Vermeidung spezifischer Stimuli sowie Defizite bei der Aufmerksamkeitskontrolle charakterisiert (Mansell et al., 2008).
- **Stress und Resilienz.** Stress bezeichnet die psychologische und physiologische Reaktion des Organismus auf internale und externale Belastungsfaktoren. Als Resilienzfaktoren werden jene Personenvariablen bezeichnet, die den erfolgreichen Prozess der Stressbewältigung unterstützen. Es wurden eine Vielzahl diagnoseübergreifend wirksamer Resilienzfaktoren identifiziert (Kalisch et al., 2015).
- **Dysfunktionale Kognitionen.** Die Beteiligung dysfunktionaler Kognitionen an der Entstehung und Aufrechterhaltung psychischer Störungen stellt eine Grundannahme der Kognitiven Verhaltenstherapie (KVT) dar (Hoffmann et al., 2013). Dysfunktionale Kognitionen auf Ebene von automati-

schen Gedanken, bedingten Annahmen und Grundannahmen wurden sowohl diagnosespezifisch als auch transdiagnostisch nachgewiesen (Katz et al., 2019; Schweizer et al., 2020; Yapan et al., 2020).

Wichtig

Die Vermittlung von Informationen zur Funktion und Regulation von Emotionen, zur gesunden Gestaltung des Schlaf-Wach-Rhythmus, zur funktionalen Ausrichtung der Aufmerksamkeit, zur Reduktion von Stress und zur Stärkung von Resilienzfaktoren sowie zu Kognitionen und kognitiven Verzerrungen kann diagnoseübergreifend zur Reduktion psychischen Leidens beitragen.

Effektivität transdiagnostischer Ansätze

Transdiagnostische Behandlungsansätze nutzen sowohl klassische Methoden der Kognitiven Verhaltenstherapie (z. B. Psychoedukation, Kognitive Umstrukturierung, Exposition) als auch Elemente von Verfahren der dritten Welle (z. B. Metakognitive Techniken, Stuhlarbeit, Imagination). Die Effektivität transdiagnostischer Therapien konnte in einer Vielzahl von Studien nachgewiesen werden:

- Transdiagnostische Ansätze führen nicht nur zu funktionalen Veränderungen der transdiagnostischen Krankheitsfaktoren (z. B. Emotionsregulation; Lotfi et al., 2013), sondern erzielen u. a. bei Angststörungen (Reinholt & Krogh, 2014), affektiven Störungen (Gros & Allan, 2019) und Posttraumatischer Belastungsstörung (PTBS; O'Donnell et al., 2021) eine bedeutsame Symptomreduktion.
- In Bezug auf die Reduktion störungsspezifischer Symptome gibt es keinen bedeutsamen Unterschied zwischen der Effektivität transdiagnostischer Ansätze und störungsspezifischer Interventionen (Reinholt et al., 2021; Gros & Allan, 2019; Kristjánsdóttir et al., 2019).

Während Therapieleitlinien vermutlich auch in Zukunft spezifische Diagnosegruppen adressieren werden, liegen mittlerweile erste transdiagnostische Therapiemanuale für die therapeutische Praxis vor (z. B. Caspar et al., 2019; Heßler & Fiedler, 2019).

Wichtig

Transdiagnostische Behandlungsansätze sind diagnoseübergreifend eine empirisch bewährte Strategie sowohl zur Modifikation transdiagnostischer Krankheitsfaktoren als auch zur Reduktion störungsspezifischer Symptome.

Während die klassische KVT lange Zeit primär auf diagnosespezifische Behandlungen ausgerichtet war, sind die Behandlungsansätze der psychodynamischen Therapien und der Systemischen Therapie überwiegend transdiagnostisch ausgerichtet.

Transdiagnostische Fallkonzeption

Definition

In der **Fallkonzeption** werden diagnostische Informationen zu einem Erklärungsmodell der psychischen Problematik zusammengefügt, das die Basis für die Behandlungsplanung darstellt. In diesem Sinne ist die Fallkonzeption das Bindeglied zwischen Diagnostik- und Behandlungsphase.

Da sich die Fallkonzeption auf Informationen aus der Diagnostikphase stützt, muss diese Phase in einer transdiagnostisch ausgerichteten Therapie auf die Identifikation relevanter transdiagnostischer Krankheitsfaktoren ausgerichtet werden. Im Anschluss wird die Therapie so geplant, dass sie diese Faktoren modifizieren soll. Die Behandlungsplanung der KVT umfasst in der Regel mindestens folgende Aspekte:

- ▶ Psychoedukation (zu transdiagnostischen Krankheits- und Behandlungsfaktoren)
- ▶ Beziehungsgestaltung (Etablierung einer funktionalen Arbeitsbeziehung)
- ▶ kognitive, behaviorale und erlebnisorientierte Techniken
- ▶ adjuvante Therapieelemente (z. B. Psychopharmakotherapie)
- ▶ Transfersicherung (z. B. Hausaufgaben) und Rezidivprophylaxe

Obwohl die einzelnen Elemente des Behandlungsplans eine prototypische Abfolge haben, ist Psychotherapie kein linearer Prozess. Zum Beispiel kann eine (erneute) Psychoedukation auch nach der Durchführung kognitiver, behavioraler oder erlebnisorientierter Techniken indiziert sein, und eine aktive Beziehungsgestaltung sollte den gesamten Therapieprozess begleiten. Der prototypische Aufbau von transdiagnostischen Ansätzen unterscheidet sich hierbei nicht von dem störungsspezifischer Behandlungsansätze. Der Hauptunterschied liegt in der thematischen Ausrichtung der Therapieelemente. Aus transdiagnostischer Perspektive stellen sich deswegen bei jedem Fall folgende Fragen:

- ▶ Welche (transdiagnostischen) Faktoren liegen der individuellen Symptomatik bzw. Problematik zugrunde? In diesem Sinne entspricht transdiagnostisches Arbeiten einem problemorientierten Arbeiten.
- ▶ Welche (transdiagnostischen) Faktoren müssen modifiziert werden, um eine bedürfnis- und wertkongruente Alltagsgestaltung zu erreichen und zukünftige Stressoren bewältigbar zu machen? In diesem Sinne entspricht transdiagnostisches Arbeiten einem lösungs- und präventionsorientierten Arbeiten.

■ Wichtig

Transdiagnostisch zu arbeiten bedeutet nicht, dass alle Patient:innen exakt die gleiche Therapie erhalten. Stattdessen gilt es die für Patient:innen individuell relevanten transdiagnostischen Krankheitsfaktoren zu identifizieren und die Therapie auf die Modifikation dieser Krankheitsfaktoren auszurichten.

Psychoedukation

■ Definition

Psychoedukation bezeichnet die systematische Vermittlung störungs-, therapie- und präventionsrelevanten Wissens an Betroffene einer psychischen Störung, an deren Angehörige oder an Risikogruppen.

Das aktuelle Konzept der Psychoedukation entstammt der verhaltenstherapeutischen Tradition und wurde in den 1980er-Jahren im Kontext der Behandlung schizophrener Erkrankungen entwickelt (Anderson et al., 1986). Seitdem wurden psychoedukative Elemente fester Bestandteil von Therapieleitlinien und therapeutischen Manualen. Zahlreiche Studien haben ihren Nutzen belegt (Alhadidi et al., 2020; Donker et al., 2009; Soo et al., 2018).

Ziele von Psychoedukation

Psychoedukation nutzt die Vermittlung diagnose- und therapierelevanter Inhalte zur Erreichung mehrerer (zumeist kombinierbarer) Ziele. Potenzielle Zielsetzungen sind:

- ▶ **Direkte psychische Entlastung,** z. B. durch das Verstehen von Problemen und die damit verbundene Steigerung der wahrgenommenen Kontrolle über diese Probleme
- ▶ **Anstoßen von Veränderungsprozessen,** z. B. durch die Vermittlung von Informationen zu gesundheitsförderlichem bzw. -schädigendem Verhalten

- **Vorbereitung weiterführender Interventionen,** z. B. durch die Erklärung des Therapierationals bzw. die Vermittlung relevanten Vorwissens
- **Steigerung der Therapieadhärenz,** z. B. durch die Erläuterung der Wirkweise der Medikation bei Bipolaren oder psychotischen Störungen

Die in diesem Buch enthaltenen Materialien sind – in Kombination – zur Verfolgung aller genannten Zielsetzungen anwendbar.

Varianten von Psychoedukation

In Abhängigkeit des therapeutischen Settings und der Zielsetzung können und sollten psychoedukative Inhalte unterschiedlich ausgestaltet werden. Wichtige Gesichtspunkte zur Gestaltung von Psychoedukation sind dabei,

- ob sie transdiagnostische (z. B. zu Emotionsregulationsstrategien) oder diagnosespezifische Inhalte (z. B. zum Teufelskreis der Depression) vermitteln.
- ob sie Patient:innen mit einer psychischen Störung, deren Angehörige oder Risikogruppen adressieren.
- ob sie im persönlichen Kontakt (z. B. in einer psychotherapeutischen Präsenzsitzung) oder medial vermittelt angeboten werden (z. B. online oder in Buchform).
- ob die Teilnehmer:innen eine (eher) aktive (d. h. werden sie an der Erarbeitung der Inhalte z. B. in Form von geleitetem Entdecken beteiligt) oder eine (eher) passive Rolle (d. h. es werden ihnen Informationen z. B. in Form eines Vortrags präsentiert) bei der Erarbeitung der Inhalte einnehmen.
- ob sie im Einzel- oder im Gruppensetting durchgeführt werden.
- ob sie als einziges Behandlungselement oder als eines von mehreren Behandlungselementen eingesetzt werden.

Keine Variante der Psychoedukation ist dabei grundsätzlich einer anderen Variante überlegen. Stattdessen hat jede Variante Vor- und Nachteile und ist für einen bestimmten Anwendungskontext mehr oder weniger geeignet.

Info

Die in diesem Buch enthaltenen transdiagnostisch anwendbaren Materialien adressieren in erster Linie die Betroffenen psychischer Störungen im psychotherapeutischen Einzel- oder Gruppensetting. Sie zielen auf die aktive Einbeziehung der Betroffenen ab und sind auf eine Integration in einen Gesamtbehandlungsplan ausgerichtet.

Effektivität von Psychoedukation

Es liegen mehrere Überblicksarbeiten basierend auf einer Vielzahl von Einzelstudien zur Überprüfung psychoedukativer Programme vor. Diese bestätigen diagnoseübergreifend den Nutzen psychoedukativer Therapieelemente:

- Psychoedukation führt zu einer signifikanten Symptomreduktion u. a. bei depressiven Störungen, Angststörungen, Stresssymptomen (Donker et al., 2009), Essstörungen (Balestrieri et al., 2013) und Borderline-Persönlichkeitsstörung (Ridolfi et al., 2019).
- Psychoedukation führt zu einer signifikanten Senkung der Rückfallwahrscheinlichkeit u. a. bei depressiven Störungen (Morokuma et al., 2013), Bipolaren Störungen (Soo et al., 2018; Buizza et al., 2019) und psychotischen Erkrankungen (Alhadidi et al., 2020).
- Psychoedukation steigert die Therapie- und Veränderungsmotivation u. a. bei Abhängigkeitserkrankungen (Yeh et al., 2017) und Essstörungen (Belak et al., 2017).

Darüber hinaus zeigen Patientenbefragungen, dass Psychoedukation vom Gros der Patient:innen als ein sehr nützliches Therapieelement wahrgenommen wird (Chądzyńska & Charzyńska, 2011; Pettersen et al., 2011). Entsprechend ist Psychoedukation bei allen psychischen Störungen fester Bestandteil der Behandlungsleitlinien der Arbeitsgemeinschaft der Wissenschaftlichen Medizinischen Fachgesellschaften.

Wichtig

Psychoedukation gehört zu den wesentlichen Säulen einer (kognitiv-verhaltenstherapeutisch ausgerichteten) Psychotherapie und leistet diagnoseübergreifend einen bedeutsamen Beitrag zur Symptomreduktion und Rückfallprophylaxe sowie zur Steigerung von Veränderungsmotivation und Therapieadhärenz.

Grundprinzipien der Psychoedukation

Psychoedukation sollte einigen Grundprinzipien folgen (Magill et al., 2021):

- **Psychoedukation sollte zielgerichtet sein.** Das heißt, die Auswahl der zu vermittelnden Informationen sollte auf die Unterstützung der kurz-, mittel- und langfristig verfolgten Therapieziele ausgerichtet sein.
  Im Kontext dieses Buchs wird dieses Grundprinzip realisiert, indem für alle Themenblöcke beschrieben wird, welche (in)direkten Ziele mit jedem Themenblock verfolgt werden können. Darüber hinaus wird skizziert, welche diagnostischen Methoden zur Erfassung der zugrundeliegenden Krankheitsfaktoren genutzt werden können und mit welchen therapeutischen Techniken sie kombinierbar sind.
- **Psychoedukation sollte auf individuelle Bedürfnisse der Patient:innen zugeschnitten werden.** Das heißt, der Detailgrad der vermittelten Informationen, die Sprache und der Materialeinsatz sollten so gewählt werden, dass sie Patient:innen mit ihrem individuellen Kenntnis- und Bildungsstand abholen und so optimal bei der Erreichung ihrer individuellen Ziele unterstützen.
  Bei der Beschreibung der Sitzungsabläufe auf den Informationsblättern für Therapeut:innen wird deswegen die Anpassung des Vorgehens an unterschiedliche Patientenbedürfnisse beschrieben. Die wesentlichen Inhalte der Module dieses Buchs wurden zusätzlich als Informationsmaterialien in einfacher Sprache für Patient:innen aufbereitet.
- **Psychoedukation stärkt die Möglichkeit der Patient:innen, selbst aktiv zu werden** und sich aktiv an der Therapie zu beteiligen. Das heißt, die Inhalte der Psychoedukation sollten praxisnah sein und für Patient:innen neue Handlungsmöglichkeiten eröffnen.
  Alle Psychoedukationsmodule dieses Buchs beschäftigen sich mit modifizierbaren Krankheitsfaktoren und alle Module nutzen Arbeitsblätter und Informationsmaterialien, die den Transfer der Inhalte in den Alltag unterstützen sollen.
- **Psychoedukation nutzt didaktische Elemente**, die die Verarbeitung der Informationen, ihre mnestische Konsolidierung, ihre Anwendung und Generalisierung unterstützen. Das heißt: Patient:innen werden möglichst aktiv in den Erarbeitungsprozess eingebunden, es werden mehrere sensorische Qualitäten angesprochen, Inhalte werden in verschiedenen Modalitäten wiederholt und es werden Gedächtnishilfen geschaffen.
  Um diesem Anspruch gerecht zu werden, werden zu jedem Modul dieses Buchs sowohl Informationsblätter für Therapeut:innen zur Durchführung der Psychoedukation als auch Arbeits- und Informationsblätter für Patient:innen zur Verfügung gestellt. Die Bearbeitung in der Sitzung dient dazu, die Inhalte zu individualisieren und Patient:innen aktiv in ihre Erarbeitung einzubinden. Die Arbeitsblätter unterstützen die Konsolidierung der Sitzungsinhalte und helfen bei der Identifikation von Verständnisproblemen. Die Informationsmaterialien dienen als Gedächtnisstützen und als Leitfaden für den Transfer in den Alltag. Alle Elemente nutzen sowohl verbale als auch visuelle Darstellungsformen.

Aufbau des Buchs

Ziel des Buches ist die Bereitstellung von Materialien zur Durchführung einer Psychoedukation zu transdiagnostischen Krankheitsfaktoren. Hierbei werden fünf Themengebiete behandelt:

- **Emotionen und Emotionsregulation:** Im ersten Kapitel erhalten die Patient:innen Informationen zu den Funktionen und der Regulation von Emotionen. Die vermittelten Informationen validieren und normalisieren das emotionale Erleben der Patient:innen und führen so zu einer direkten affektiven Entlastung. Darüber hinaus fördert die Psychoedukation die Anwendung und den Aufbau funktionaler Emotionsregulationsstrategien.
- **Schlaf und Schlafprobleme:** Im Kapitel zu Schlaf und Schlafproblemen werden Patient:innen zunächst die Bedeutung von Schlaf für Gedächtnisprozesse, die Verarbeitung von Emotionen und die Entstehung psychischer Störungen vermittelt. Diese Informationen ermöglichen den Patient:innen die Anwendung von Methoden zur Regulation ihres Schlafverhaltens.
- **Aufmerksamkeit und Aufmerksamkeitsprobleme:** Die Vermittlung von Grundwissen zu Aufmerksamkeitsprozessen und deren Zusammenhang mit der Entstehung und Aufrechterhaltung von psychischen Erkrankungen stellt den Kern des dritten Kapitels dar. Durch die Inhalte werden Patient:innen in die Lage versetzt, ihre Aufmerksamkeitslenkung zu trainieren und in funktionaler Weise zu adaptieren.
- **Stress und Resilienz:** In diesem Kapitel erhalten Patient:innen Informationen zu den körperlichen und psychischen Auswirkungen von akutem und chronischem Stress sowie zu Resilienzfaktoren, die den Umgang mit Stress unterstützen können. Dadurch soll Patient:innen ein besseres Verständnis der Entstehung ihrer Symptomatik, eine kompetenz- und gesundheitsorientierte Sichtweise und die Förderung ihrer Widerstandskraft gegenüber Stressoren ermöglicht werden.
- **Kognitionen und kognitive Verzerrungen:** Das Verständnis des Kognitiven Modells stellt einen wesentlichen Zugang zum Behandlungsrational der KVT dar. Die Sitzungen, Arbeitsblätter und Informationsblätter dieses Kapitels machen die Patient:innen mit dem kognitiven Modell vertraut und stellen Übungsmöglichkeiten und Hilfsmittel für die Korrektur kognitiver Verzerrungen zur Verfügung.

Info

Alle Kapitel sind diagnoseübergreifend relevant und daher in transdiagnostischen Gruppen anwendbar. Für die Anwendung im Einzelfall empfiehlt sich zusätzlich eine Abklärung des Interventionsbedarfs bzgl. der jeweiligen Krankheitsfaktoren mittels geeigneter diagnostischer Instrumente. Beispiele für entsprechende Verfahren werden in den jeweiligen Kapiteln beschrieben.
Die Materialien wurden so gestaltet, dass die Themengebiete unabhängig voneinander behandelt werden können. Falls es im Gruppensetting organisatorisch oder im Einzelsetting fallspezifisch zielführend erscheint, einzelne Themen nicht zu behandeln, können diese daher problemlos außen vor gelassen werden. Die thematische Unabhängigkeit ermöglicht im Kontext einer regelmäßig stattfindenden transdiagnostischen Psychoedukationsgruppe zudem den problemlosen »Quereinstieg« neuer Patient:innen.

Zu allen Kapiteln stehen folgende Materialien zur Verfügung:

- **Informationsblätter für Therapeut:innen:** Die Informationsblätter für Therapeut:innen beschreiben die Durchführung der Psychoedukation im Einzel- bzw. Gruppensetting. Dabei werden Schritt für Schritt alle Bestandteile der Psychoedukation inklusive Beispielformulierungen und Schaubilder vorgestellt.
- **Arbeitsblätter für Patient:innen (und Therapeut:innen):** Die Arbeitsblätter können den Patient:innen zur Vertiefung des Verständnisses der Psychoedukation und zur Unterstützung des Alltagstransfers als Hausaufgabe mitgegeben oder in den Sitzungen besprochen werden.

- **Informationsblätter für Patient:innen:** Um die Inhalte der Psychoedukationssitzungen nacharbeiten zu können, als Gedächtnishilfe oder für eine eigenständige Erschließung der Inhalte stehen zu allen Themengebieten Informationsblätter für Patient:innen zur Verfügung. Mittels Abbildungen, Metaphern und Gedächtnishilfen wird dabei das vertiefte Verständnis der Inhalte unterstützt. Zu jedem Kapitel stehen auch zwei Informationsblätter in einfacher Sprache zur Verfügung.

Icons

Damit Sie sich auf den Materialien gut zurechtfinden, sind alle Arbeits- und Informationsblätter mit verschiedenen Icons ausgestattet. An diesen können Sie sofort sehen, für wen die Materialien bestimmt sind und wie die Handhabung erfolgen sollte. Folgende Icons werden in diesem Buch verwendet:

T **Therapeut:in:** Dieses Icon kennzeichnet Arbeits- und Informationsblätter, die für Therapeut:innen gedacht sind.

P **Patient:in:** Mit diesem Icon ausgehändigte Arbeits- oder Informationsblätter werden Patient:innen zur Bearbeitung ausgehändigt.

»Ran an den Stift«: Dieses Icon fordert dazu auf, einen Stift zur Hand zu nehmen und Antworten und Überlegungen direkt auf dem Arbeitsblatt zu notieren.

»Input fürs Köpfchen«: Hier sind weitergehende Informationen und Anregungen zum Weiterdenken zu lesen.

»Hier passiert was«: An dieser Stelle werden Handlungsanweisungen für Therapeut:innen und Patient:innen präsentiert.

»Wie sag ich's?«: Dieses Icon kennzeichnet in direkter Rede Beispielaussagen von Therapeut:innen.

»Da geht ein Licht auf«: Dieses Icon steht für einen besonderen Tipp, den Patient:innen oder Therapeut:innen ergänzend zum Arbeitsmaterial erhalten.

Info

Die vollständige Vermittlung der Inhalte nimmt pro Kapitel ca. zwei Therapiesitzungen in Anspruch. Da viele Inhalte zur gemeinsamen Besprechung und zum Austausch von Erfahrungen einladen, sollte die Sitzungsdauer im Gruppensetting optimalerweise zwischen 60 und 90 Minuten betragen. Die Anpassung der Sitzungen an kürzere oder längere Sitzungsdauern kann u. a. durch die Variation des Umfangs von Gruppendiskussionen oder die Verwendung vorbereiteter anstelle individueller Alltagsbeispiele erfolgen.

Gendergerechte Sprache. In diesem Therapie-Tools verwenden wir den Gender-Doppelpunkt (z. B. Psychotherapeut:innen, Patient:innen). Indem wir eine diskriminierungssensible Sprache verwenden, sollen möglichst alle Menschen sprachlich sichtbar sein und angesprochen werden.

Arbeits- und Informationsmaterial

INFO 1 Dos & Don'ts der Psychoedukation

Das Informationsblatt für Therapeut:innen gibt einen Überblick über die Dos und Don'ts der Durchführung von Psychoedukation.

AB 1 Interessen und Wunschthemen

Werden die Materialien im Rahmen eines regelmäßigen Gruppenangebots angewendet, kann es zur Vorbereitung der jeweiligen Sitzung bzw. zur Schwerpunktsetzung hilfreich sein, die Interessensschwerpunkte der Patient:innen zu kennen. Dieses Arbeitsblatt kann genutzt werden, um die themenspezifischen Interessensschwerpunkte (neuer) Gruppenmitglieder zu erfassen.

INFO 2 Themen der transdiagnostischen Psychoedukation

Sollten die Materialien in Form einer regelmäßigen Gruppentherapie (im stationären Setting) angeboten werden, gibt dieses Informationsblatt den Patient:innen einen Überblick über die Gruppeninhalte.

INFO 1 • T

Dos & Don'ts der Psychoedukation

Dos	Don'ts
Binden Sie Patient:innen möglichst aktiv in den Erarbeitungsprozess ein. Dies erhöht die individuelle Relevanz und Passung der Inhalte und damit ihre Anwendbarkeit im Alltag. Zugleich erleichtert es, angemessene inhaltliche Schwerpunkte zu setzen. Nutzen Sie die Beispiele und Erlebnisse der Patient:innen, um die theoretischen Inhalte praxisnah aufzubereiten.	Halten Sie den Patient:innen einen mitreißenden, psychoedukativen Fachvortrag (Stichwort: Frontalunterricht). Oder: Geben Sie überhaupt keine Fachinformationen an die Patient:innen weiter, sondern lassen Sie diese alle Informationen durch geleitetes Entdecken selbst erschließen.
Wiederholen Sie Inhalte angemessen und geben Sie den Patient:innen die Möglichkeit, Fragen zu stellen.	Gehen Sie davon aus, dass die Patient:innen alle Inhalte nach einmaliger Präsentation verinnerlicht haben und sich bei weiterführendem Interesse oder offenen Fragen selbstständig weiter informieren.
Orientieren Sie den Detailgrad der vermittelten Informationen an der Relevanz der Thematik (für den individuellen Fall bzw. anhand der Gruppenzusammensetzung) und dem Vorwissen der Patient:innen.	Geben Sie allen Patient:innen zu jedem Themengebiet einen vollumfänglichen Überblick. Gehen Sie davon aus, dass die Patient:innen über genug Vorwissen verfügen, um auch komplexe Inhalte einordnen und verstehen zu können. Oder: Gehen Sie bei allen Patient:innen davon aus, dass Patient:innen über keinerlei Vorwissen verfügen.
Verwenden Sie eine vor dem Hintergrund des Bildungsstands der Patient:innen angemessene Sprache. Nutzen Sie nie übermäßig viele Fachbegriffe.	Verwenden Sie ohne Erläuterung Fachbegriffe und achten Sie auf eine wissenschaftlich korrekte Ausdrucksweise. Oder: Drücken Sie die Inhalte bei allen Patient:innen in einfacher Sprache aus.
Stellen Sie Inhalte korrekt dar. Vereinfachen Sie jedoch Inhalte auf einen angemessenen Abstraktionsgrad, um zeiteffizient und alltagsnah arbeiten zu können.	Stellen Sie alle Inhalte in allen Details nach wissenschaftlichen Standards dar. Oder: Erfinden Sie Informationen, weil Sie diese für nützlich halten.
Nutzen Sie Visualisierungen, um Inhalte leichter zugänglich zu machen und ihre Speicherung sowie ihren Abruf zu erleichtern.	Teilen Sie den Patient:innen die Inhalte ausschließlich verbal mit. Oder: Stellen Sie die Form der Darstellung über den Inhalt.
Verknüpfen Sie die Inhalte der Psychoedukation mit vorangegangenen und nachfolgenden Therapieinhalten.	Verwenden Sie Psychoedukation als eigenständige Intervention ohne Bezug zu anderen Therapieinhalten.

Interessen und Wunschthemen

Im Rahmen der transdiagnostischen Psychoedukationsgruppe werden fünf diagnoseübergreifend relevante Themen behandelt. Die Themen wurden so gewählt, dass sie für möglichst viele Personen von Interesse und therapierelevant sind. Nichtsdestotrotz gibt es immer Inhalte und Fragestellungen, die für die einzelnen Teilnehmer:innen von besonderer Relevanz sind. Mit diesem Arbeitsblatt möchten wir Ihnen die Möglichkeit geben, Vorschläge zu thematischen Schwerpunkten zu machen und anzugeben, welche Fragen Sie gerne im Rahmen der Psychoedukationsgruppe beantwortet bekämen.

Bitte beantworten Sie die untenstehenden Fragen und geben Sie das Arbeitsblatt bei Ihrem Therapeuten bzw. Ihrer Therapeutin ab.

Emotionen und Emotionsregulation
Diagnoseübergreifend relevante Themen sind Emotionen und Emotionsregulation. Haben Sie zu diesen Themengebieten Vorwissen? Können Sie sich etwas unter dem Begriff »Emotionsregulation« vorstellen? Gibt es spezifische Fragen, die Sie sich zu Emotionen und Emotionsregulation stellen, die wir Ihnen im Rahmen der Gruppe vielleicht beantworten können? Bitte notieren Sie Ihre Überlegungen zu diesen Fragen:

....

....

....

....

....

Schlaf und Schlafprobleme
Schlafprobleme können zu psychischem Leiden führen und psychisches Leiden zu Schlafproblemen. Haben Sie zu diesen Themengebieten Vorwissen? Können Sie sich etwas unter dem Begriff »Schlafprobleme« vorstellen? Gibt es spezifische Fragen, die Sie sich zu Schlaf und Schlafproblemen stellen, die wir Ihnen im Rahmen der Gruppe vielleicht beantworten können? Bitte notieren Sie Ihre Überlegungen zu diesen Fragen:

....

....

....

....

....

Interessen und Wunschthemen

Aufmerksamkeit und Aufmerksamkeitsprobleme

Viele psychische Erkrankungen haben Auswirkungen auf unsere Aufmerksamkeit bzw. führen zu Aufmerksamkeitsproblemen. Haben Sie zu diesen Themengebieten Vorwissen? Können Sie sich etwas unter dem Begriff »Aufmerksamkeitsprobleme« vorstellen? Gibt es spezifische Fragen, die Sie sich zu Aufmerksamkeit und Aufmerksamkeitsproblemen stellen, die wir Ihnen im Rahmen der Gruppe vielleicht beantworten können? Bitte notieren Sie Ihre Überlegungen zu diesen Fragen:

....

....

....

....

....

....

....

Kognitionen und kognitive Verzerrungen

Die Auseinandersetzung mit unseren Gedanken und Bewertungen (d. h. Kognitionen) spielt bei der Behandlung vieler Erkrankungen eine große Rolle. Haben Sie zu diesen Themengebieten Vorwissen? Können Sie sich etwas unter dem Begriff »kognitive Verzerrungen« vorstellen? Gibt es spezifische Fragen, die Sie sich zu Kognitionen und kognitiven Verzerrungen stellen, die wir Ihnen im Rahmen der Gruppe vielleicht beantworten können? Bitte notieren Sie Ihre Überlegungen zu diesen Fragen:

....

....

....

....

....

....

....

Interessen und Wunschthemen

Stress und Resilienz

Ein Themengebiet in der transdiagnostischen Psychoedukationsgruppe ist Stress und Resilienz. Haben Sie zu diesem Themengebiet Vorwissen? Können Sie sich etwas unter dem Begriff »Resilienz« vorstellen? Gibt es spezifische Fragen, die Sie sich zu Stress oder Resilienz stellen, die wir Ihnen im Rahmen der Gruppe vielleicht beantworten können? Bitte notieren Sie Ihre Überlegungen zu diesen Fragen:

....

....

....

....

....

....

....

Themenvorschläge

Gibt es andere Themen, die Sie gerne besprechen würden und von denen Sie annehmen, dass Sie auch für Ihre Mitpatient:innen relevant sein könnten?

....

....

....

....

....

....

....

....

INFO 2 • P

Themen der transdiagnostischen Psychoedukation

Der Begriff »transdiagnostisch« bedeutet »diagnoseübergreifend«. Die transdiagnostische Psychoedukationsgruppe bezieht sich daher auf Themen, die bei der Behandlung beinahe aller psychischen Erkrankungen eine Rolle spielen (d. h. sogenannte transdiagnostische Krankheitsfaktoren). Im Verlauf der Gruppe werden die untenstehenden transdiagnostisch relevanten Themen besprochen.

Emotionen und Emotionsregulation:

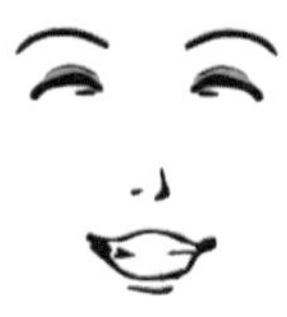

- Warum sind Emotionen wichtig und welche Funktion erfüllen sie?
- Wie kann man Emotionen regulieren, sodass es einem langfristig guttut?

Schlaf und Schlafprobleme:

- Was macht unser Gehirn im Schlaf und was beeinflusst unsere Schlafqualität?
- Was kann ich tun, um meinen Schlaf mittel- und langfristig zu verbessern?

Aufmerksamkeit und Aufmerksamkeitsprobleme:

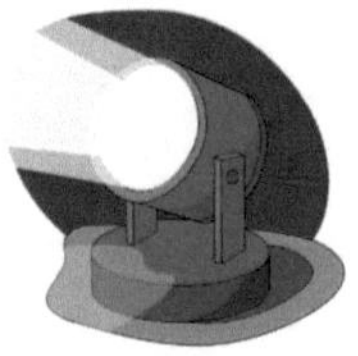

- Was hat Aufmerksamkeitslenkung mit psychischen Erkrankungen zu tun?
- Wie kann man Aufmerksamkeitslenkung zielgerichtet trainieren?

Stress und Resilienz:

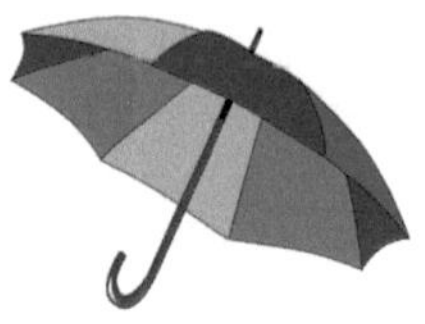

- Wie wirkt sich Stress auf die Gesundheit aus?
- Wie kann die Förderung von Resilienzfaktoren helfen, widerstandsfähiger gegenüber Stressoren zu werden?

Kognitionen und kognitive Verzerrungen:

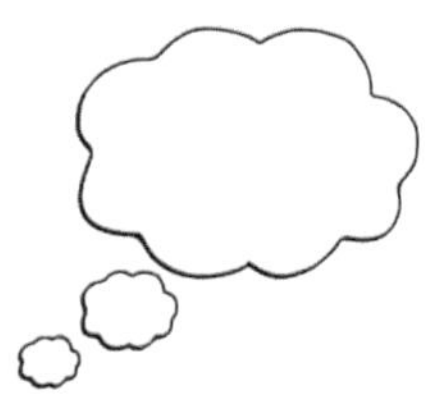

- Wie beeinflussen Gedanken unsere Emotionen und unser Verhalten?
- Wie kann man kognitive Verzerrungen im Alltag reduzieren?

1 Emotionen und Emotionsregulation

1.1 Emotionen

Emotionen bezeichnen psychophysiologische Reaktionsmuster, die sowohl eine subjektive Erlebenskomponente (ein »Gefühl«) als auch spezifische Verhaltenstendenzen und körperliche Veränderungen einschließen (VandenBos, 2007). Darüber hinaus beeinflusst der emotionale Zustand einer Person ihre Aufmerksamkeitslenkung, den Abruf und das Speichern von Gedächtnisinhalten sowie das logische Schlussfolgern (Tyng et al., 2017). Emotionen können als das Resultat eines Bewertungsprozesses verstanden werden (Brandstätter et al., 2013):

- Emotionen teilen uns (durch das Gefühl) und anderen (z. B. durch Mimik und Gestik) das Ergebnis eines Soll-Ist-Vergleichs über den aktuellen Zustand mit (z. B. Ich will meine körperliche Unversehrtheit bewahren, sehe mich jedoch einem Aggressor ausgesetzt → Entstehung eines Angstgefühls; weit geöffnete Augen, aufgerissener Mund; abwehrende Arm- und Handhaltung).
- Emotionen aktivieren auf Basis des Ergebnisses des Soll-Ist-Vergleichs Erlebens- und Verhaltenstendenzen sowie assoziierte physiologische Reaktionen, die (vermeintlich) für die Herbeiführung des Soll-Zustands adaptiv sind (z. B. Aufmerksamkeitslenkung auf Fluchtmöglichkeiten; Stresshormonausschüttung; Atemluftzufuhr wird durch beschleunigte Atmung erhöht).

Dadurch kommt Emotionen eine wesentliche Rolle bei der Befriedigung von Bedürfnissen und der Regulation sozialer Interaktionen zu (Fischer & Manstead, 2008). Emotionale Probleme sind ein Kernmerkmal psychischer Erkrankungen und Defizite der Emotionsregulation ein transdiagnostisch relevanter pathogener Prozess.

Wichtig

Zwischen emotionalen Reaktionen, physiologischen Zuständen, kognitiven Prozessen und (un)willkürlichen Verhaltensmustern bestehen wechselseitige Zusammenhänge.

1.2 Emotionen und psychische Störungen

Dysregulationen im Ausmaß von Freude bzw. Traurigkeit (affektive Störungen) und ein Übermaß an Angst (Angststörungen) sind quasi namensgebend für ganze Diagnosekategorien. Darüber hinaus zeigt empirische Forschung insbesondere eine Assoziation von psychischen Störungen mit externalisiertem und internalisiertem Ärger sowie den selbstkritischen Emotionen Scham und Schuld:

- **Ärger** tritt auf, wenn wir eine Situation bzw. das Verhalten anderer Menschen als einschränkend oder grenzverletzend erleben. Sowohl die Intensität des erlebten Ärgers als auch seine Internalisierung zeigen Zusammenhänge mit der Schwere der Symptomatik u. a. von Angststörungen (Erwin et al., 2003; Deschênes et al., 2012), depressiven Störungen (Besharat et al., 2013) und Posttraumatischen Belastungsstörungen (PTBS; López-Castro et al., 2019).
- **Scham** tritt auf, wenn wir (eigene oder fremde) Standards verfehlen, und **Schuld**, wenn wir das Verursachen einer Fremd- oder Selbstschädigung bereuen (Miceli & Castelfranchi, 2018). Auch Scham und Schuld zeigen Zusammenhänge mit der Schwere der Symptomatik von Angststörungen (Cândea & Szentagotai-Tătar, 2018), depressiven Störungen (Kim et al., 2011) und PTBS (López-Castro et al., 2019). Werden Scham und Schuld gleichzeitig in einem statistischen Modell berücksichtigt, zeigt sich, dass Schuld nicht länger bedeutsam ist und für die meisten Störungsbilder nur Scham einen eigenständigen Zusammenhang mit der Symptomatik aufweist.

Wichtig

Ein Verlust an Freude sowie ein Übermaß an Angst, Scham und (internalisiertem) Ärger sind transdiagnostisch relevante Merkmale psychischer Störungen.

1.3 Emotionsregulation

Unter Emotionsregulation versteht man die Anwendung sowohl impliziter als auch expliziter Strategien zur Modulation des emotionalen Erlebens (VandenBos, 2007). Eine funktionale Emotionsregulation unterstützt (Koole, 2009)

- das Erreichen kurz- und langfristiger Ziele,
- die Befriedigung körperlicher und psychischer Bedürfnisse und
- die Regulation sozialer Interaktionen.

Entsprechend sind Defizite der Emotionsregulation sowohl mit einer höheren Symptomlast als auch mit einem geringeren allgemeinen Wohlbefinden assoziiert (Kraiss et al., 2020).

Wichtig

Emotionsregulation ist keinesfalls mit einem pauschalen Verhindern oder Unterdrücken negativer Emotionen zu verwechseln. Alle Emotionen – seien sie angenehm oder unangenehm – erfüllen wichtige intra- und interpersonelle Funktionen.

Metaanalysen bestätigen, dass Patient:innen diagnoseübergreifend in zu großem Umfang dysfunktionale Strategien (z. B. Vermeidung, Perseveration) und in zu geringem Umfang funktionale Strategien zur Emotionsregulation (z. B. Umbewertung, Akzeptieren) nutzen (Aldao et al., 2010). Daher kommt der Förderung funktionaler und der Reduktion dysfunktionaler Regulationsstrategien eine große Bedeutung in der Psychotherapie zu. Die Fähigkeit zur Emotionsregulation kann dabei sowohl direkt (z. B. durch Achtsamkeitsübungen) als auch indirekt (z. B. durch Kognitive Umstrukturierung) durch therapeutische Techniken gesteigert werden und trägt bedeutsam zur Reduktion vorhandener psychischer Symptome bei (Gratz et al., 2015). Transdiagnostische Therapieansätze können bedeutsam zur Förderung des Einsatzes funktionaler Emotionsregulationsstrategien beitragen (Lotfi et al., 2013).

Wichtig

Die Förderung einer funktionalen Emotionsregulation ist ein transdiagnostisch bedeutsames Mittel zum Erreichen von Therapiezielen und ein wichtiges Outcome-Maß.

1.4 Psychoedukation zu Emotionen und Emotionsregulation

Ziele der Psychoedukation zu Emotionen und Emotionsregulation sind eine direkte Reduktion der psychischen Belastung (durch Normalisierung und Validierung des emotionalen Erlebens) und die Vorbereitung weiterführender Interventionen (zur Reduktion dysfunktionaler und Stärkung funktionaler Emotionsregulationsstrategien). Zu diesem Zweck sollen Patient:innen darüber aufgeklärt werden,

(1) welche Emotionen es gibt und wann diese auftreten,
(2) welche Funktionen Emotionen erfüllen,
(3) welcher Zusammenhang zwischen der Intensität von Emotionen und ihrer Nützlichkeit besteht und
(4) wie die Intensität von Emotionen reguliert werden kann.

Tabelle 1.1 stellt den Ablauf einer Psychoedukation zu Emotionen und Emotionsregulation im Gruppensetting prototypisch dar.

Tabelle 1.1 Prototypischer Ablauf der Psychoedukation

Erste Sitzung	(1) Ggf. Nachbesprechung der Hausaufgaben der vorangegangenen Sitzung und Klärung organisatorischer bzw. inhaltlicher Fragen (2) Unterscheidung verschiedener Emotionen (INFO 3) (3) Funktionen von Emotionen (INFO 4) (4) Die »richtige« Intensität von Emotionen (INFO 5) (5) Hausaufgaben: Bearbeitung von AB 2, AB 3 und AB 4
Zweite Sitzung	(1) Ggf. Nachbesprechung von AB 2, AB 3 und AB 4 (2) Strategien zur Emotionsregulation (INFO 6) (3) Funktionalität der Strategien zur Emotionsregulation (INFO 7) (4) Anwendung von Skills (INFO 8) (5) Hausaufgabe: Bearbeitung von AB 5, AB 6 und AB 7 (6) Aushändigen: INFO 9 bis INFO 13 (ggf. INFO 14 und INFO 15, falls Informationen in einfacher Sprache benötigt werden)

1.5 Weiterführende Methoden

Die Psychoedukation kann mit allen Methoden kombiniert werden, die sich direkt oder indirekt auf die Förderung einer funktionalen Emotionsregulation beziehen, z. B. Skills-Training (Bohus & Wolf-Arehult, 2013) und Imaginatives Überschreiben (Seebauer & Jacob, 2021). Defizite bei der Emotionsregulation können u. a. mit dem Fragebogen zur Erhebung der Emotionsregulation bei Erwachsenen (FEEL-E; Grob & Horowitz, 2014) diagnostisch erfasst werden.

1.6 Arbeits- und Informationsmaterial

Durchführung der Sitzungen zu Emotionen und Emotionsregulation

Die folgenden Materialien dienen zur Vorbereitung der Therapeut:innen auf die Psychoedukation zu Emotionen und Emotionsregulation im Einzel- und Gruppensetting.

INFO 3 Unterscheidung von Emotionen

Dieses Informationsblatt gibt Therapeut:innen einen Leitfaden für den Einstieg in die Psychoedukation zu Emotionen und Emotionsregulation an die Hand. Ein »zu viel« an Angst und Scham, ein »zu wenig« an Freude und überschäumender oder unterdrückter Ärger sind diagnoseübergreifende Merkmale psychischer Störungen. Im ersten Teil der Psychoedukation werden diese Emotionsbegriffe eingeführt und ihre (individuellen und allgemeinen) Auslöser besprochen. Darüber hinaus findet – falls notwendig – eine Abgrenzung zu verwandten Phänomenen (z. B. Verhaltensweisen und Körperfunktionen) statt.

INFO 4 Funktionen von Emotionen

Im zweiten Schritt der Psychoedukation zu Emotionen und Emotionsregulation werden die allgemeinen Funktionen von Emotionen besprochen (z. B. Kommunikationsfunktion, Bereitstellung von Energie). Im Anschluss werden anknüpfend an **INFO 1** »Dos und Don'ts der Psychoedukation« die Funktionen von Angst, Scham, Freude und Ärger spezifiziert. Dieses Informationsblatt beschreibt das praktische Vorgehen bei der Erarbeitung dieser Inhalte.

INFO 5 Intensität von Emotionen

Emotionen können ihre Funktion nur erfüllen, wenn sie in einer für die jeweiligen Umstände angemessenen Intensität auftreten. Dieses Informationsblatt unterstützt Therapeut:innen dabei, den letzten

Abschnitt des ersten Psychoedukationsblocks zu gestalten und die Konsequenzen von »zu viel« bzw. »zu wenig« Scham, Angst, Freude und Ärger mit den Patient:innen zu besprechen.

INFO 6 Strategien zur Emotionsregulation

Der zweite Psychoedukationsblock zu Emotionen und Emotionsregulation soll den Patient:innen grundlegendes Wissen zur Emotionsregulation vermitteln. Im ersten Schritt wird dabei der Ist-Zustand erhoben (d. h. welche Strategien die Patient:innen im Alltag anwenden) und gemeinsam besprochen, in welche Cluster sich die einzelnen Strategien einteilen lassen. Dieses Informationsblatt unterstützt diesen Prozess durch die Vorgabe einer Struktur und Formulierungshilfen.

INFO 7 Funktionalität von Emotionsregulationsstrategien

Personen mit psychischen Erkrankungen nutzen zu häufig dysfunktionale (z. B. Perseverieren, Katastrophisieren) und zu selten funktionale (z. B. Akzeptieren, Neu- und Umbewerten) Strategien zur Emotionsregulation. Um die Anwendung funktionaler Strategien zu fördern, werden in diesem Informationsblatt die Vor- und Nachteile der jeweiligen Strategien besprochen. Neben Formulierungshilfen skizziert es die Erstellung eines unterstützenden Schaubildes.

INFO 8 Anwendung von Skills

Zum Abschluss der Sitzungen zu Emotionen und Emotionsregulation werden die Patient:innen in die Anwendung von Skills eingeführt. Skills dienen der Reduktion der inneren Anspannung in Phasen mittlerer bis höchster Anspannung. Im Vergleich zu anderen funktionalen Emotionsregulationsstrategien (vgl. **INFO 7** »Funktionalität von Emotionsregulationsstrategien«) sind Skills i. d. R. schnell von Patient:innen anwendbar und ihre Nutzung lässt sich gut psychoedukativ vermitteln. Hierzu beschreibt dieses Informationsblatt die Einführung des Konzepts der Anspannungskurve sowie die Erstellung eines dazugehörigen Tafelbildes. Zusätzlich wird die Erarbeitung der Vor- und Nachteile von Skills sowie ihrer anspannungsabhängigen Anwendung skizziert.

Hausaufgaben für Patient:innen

Diese Arbeitsblätter dienen der Vertiefung der Inhalte aus den Einzel- bzw. Gruppensitzungen und zum Transfer der erlernten Strategien in den Alltag. In der Regel werden sie den Patient:innen nach Abschluss der assoziierten Sitzungsinhalte als Hausaufgabe mitgegeben. Alternativ können die Arbeitsblätter bereits in der Sitzung gemeinsam bearbeitet bzw. als Dokumentationsgrundlage für die Sitzungsinhalte genutzt werden. Werden die Arbeitsblätter als Hausaufgabe mitgegeben, sollten diese vor- und nachbesprochen werden.

AB 2 Funktionen von Emotionen

Dieses Arbeitsblatt dient der Festigung und Wiederholung der psychoedukativen Inhalte von **INFO 3** »Unterscheidung von Emotionen« und **INFO 4** »Funktionen von Emotionen«. Die Aufgabe der Patient:innen besteht darin, die kommunikativen und motivationalen Funktionen von Angst, Scham und Ärger zu reflektieren. Um die Bearbeitung zu erleichtern, sind die kommunikativen und motivationalen Funktionen von Freude bereits beispielhaft dargestellt.

AB 3 Die »richtige« Intensität von Emotionen

Aufbauend auf den Sitzungsinhalten von **INFO 5** »Intensität von Emotionen« dient dieses Arbeitsblatt dazu, die Patient:innen zur Auseinandersetzung mit den Vor- und Nachteilen einer zu niedrigen oder zu hohen Intensität von Angst, Scham und Ärger anzuregen. Die Vor- und Nachteile eines zu geringen oder zu starken Erlebens von Freude sind bereits beispielhaft vorgegeben.

AB 4 Emotionsprotokoll

Vielen Patient:innen fällt es schwer, ihren emotionalen Zustand wahrzunehmen und Auslöser für Veränderungen ihres emotionalen Zustands zu identifizieren. Dieses Arbeitsblatt soll die Patient:innen dabei unterstützen, diese Fertigkeiten zu verbessern. Der Protokollbogen sollte den Patient:innen in mehrfacher Ausfertigung mitgegeben werden.

AB 5 Regulation von Emotionen

Ein wesentliches Ziel der Psychoedukation zu Emotionen und Emotionsregulation ist es, die Reduktion dysfunktionaler und die Stärkung funktionaler Emotionsregulationsstrategien im Alltag vorzubereiten. Dieses Arbeitsblatt unterstützt den Alltagstransfer durch die Anwendung der auf **INFO 6** »Strategien zur Emotionsregulation« dargestellten Sitzungsinhalte auf schwierige Alltagsszenarien.

AB 6 Anspannung und Skills

Die Funktionsweise und der Nutzen von Skills sind den meisten Patient:innen schnell zugänglich. Wesentliche Schritte für die tatsächliche Nutzung von Skills im Alltag sind jedoch, das eigene Anspannungslevel im Alltag wahrnehmen zu können und das Wissen darüber, welcher Skill (bzw. welche Skillskette) bei welchem Anspannungslevel zielführend angewandt werden kann. Dieses Arbeitsblatt unterstützt die Patient:innen dabei, sich mit den Anzeichen ihrer inneren Anspannung auseinanderzusetzen und den Einsatz spezifischer Skills zu planen.

AB 7 Anspannungsprotokoll

Eine wichtige Basis für die Anwendung von Skills (und anderer Emotionsregulationsstrategien) ist die Wahrnehmung des inneren Anspannungsniveaus. Die Protokollierung des inneren Anspannungsniveaus, der assoziierten Körperreaktionen, Auslöser und Bewältigungsstrategien über mehrere Tage schult die Wahrnehmung dieser Bereiche. Um diesen Effekt zu erreichen, sollte der Protokollbogen den Patient:innen in mehrfacher Ausfertigung mitgegeben werden.

Informationsmaterial für Patient:innen

Die Informationsblätter für Patient:innen dienen als Gedächtnisstütze für die psychoedukativ vermittelten Informationen aus den Einzel- und Gruppensitzungen und sollen den Transfer der Inhalte in den Alltag unterstützen. Um den Lern- und Übungseffekt von **AB 2** »Funktionen von Emotionen« und **AB 3** »Die »richtige« Intensität von Emotionen« nicht zu behindern, sollten die Informationsblätter erst nach der Bearbeitung und Nachbesprechung der Arbeitsblätter ausgegeben werden. Alternativ können die Informationsblätter auch verwendet werden, wenn bspw. im stationären Setting die Durchführung der Psychoedukation durch Therapeut:innen im Einzel- oder Gruppensetting organisatorisch nicht möglich ist. In letztgenannten Fällen sollte dennoch zumindest eine verkürzte Vor- und Nachbesprechung der Materialien erfolgen.

INFO 9 Was sind Emotionen und wofür sind sie gut?

Dieses Informationsblatt für Patient:innen beschreibt die Funktionen emotionalen Erlebens. Ziel ist es, die Patient:innen für die nützlichen Aspekte von (negativen) Emotionen zu sensibilisieren.

INFO 10 Welche Emotionen gibt es?

Als Pendant zu den Sitzungsinhalten von **INFO 3** »Unterscheidung von Emotionen« und **INFO 4** »Funktionen von Emotionen« stellt dieses Informationsblatt für Patient:innen die Auslöser und Funktionen von Freude, Angst, Scham und Ärger anschaulich dar. Dadurch soll es den Patient:innen erleichtert werden, ihre eigenen Emotionen besser zu verstehen und als normalen (anstatt pathologischen) Bestandteil des Lebens anzunehmen.

INFO 11 Die »richtige« Intensität der Emotionen

Treten Emotionen zu stark oder zu schwach auf, führt dies häufig zu (interaktionellen) Problemen. Dieses Informationsblatt fasst die Vor- und Nachteile eines (zu) starken und (zu) schwachen Erlebens von Freude, Angst, Scham und Ärger zusammen. Durch die Auseinandersetzung mit diesem Informationsblatt sollen die Patient:innen zur Reflexion der Intensität ihrer Emotionen angeleitet und (sofern notwendig) zur Entwicklung eines funktionaleren Umgangs mit zu starken bzw. zu schwachen Emotionen motiviert werden.

INFO 12 Emotionen funktional regulieren
Dieses Informationsblatt definiert den Begriff Emotionsregulation und veranschaulicht den Zusammenhang zwischen funktionalen und dysfunktionalen Emotionsregulationsstrategien mit psychischer Belastung. Darüber hinaus gibt es einen Überblick über die häufigsten funktionalen und dysfunktionalen Emotionsregulationsstrategien und illustriert diese anhand von Beispielen. Das Informationsblatt kann die Patient:innen bei der Erprobung funktionaler Emotionsregulationsstrategien und der Reduktion dysfunktionaler Emotionsregulationsstrategien unterstützen.

INFO 13 Anspannung und Skills
In Ergänzung zu den Sitzungsinhalten von **INFO 7** »Funktionalität von Emotionsregulationsstrategien« beschreibt dieses Informationsblatt die zielführende Anwendung sensorischer, verhaltensbezogener und gedanklicher Skills. Mithilfe eines Schaubilds wird es den Patient:innen erleichtert, den Einsatz von Skills (oder alternativer Emotionsregulationsstrategien) im Alltag abzuwägen.

INFO 14 Grundwissen Gefühle
Dieses Informationsblatt beschreibt in einfacher Sprache Auslöser des Erlebens von Freude, Scham, Angst und Ärger. Darüber hinaus werden die Vor- und Nachteile des (zu) starken bzw. (zu) schwachen Auftretens dieser Emotionen beschrieben. Durch die Informationen wird den Patient:innen das Verständnis ihrer Emotionen erleichtert.

INFO 15 Tipps zum Umgang mit starken Gefühlen
Auf diesem Informationsblatt wird die Umsetzung von drei Strategien zur Emotionsregulation Schritt für Schritt und in einfacher Sprache beschrieben. Dadurch ermöglicht es einen einfachen Einstieg in die Verbesserung der Emotionsregulationsfähigkeit.

Unterscheidung von Emotionen

Die meisten Patient:innen kennen gängige Emotionsbegriffe und zeigen ein gutes Verständnis der Begriffe »Freude«, »Ärger«, »Angst« und »Scham«. Nichtsdestotrotz sollte zu Beginn sichergestellt werden, dass die relevanten Emotionen für die Patient:innen klar unterscheidbar sind und dass sie wissen, in welchen Situationen diese Emotionen typischerweise auftreten.

Beispiel

»Der Mensch kann eine Vielzahl an Emotionen empfinden. Können Sie mir Emotionen nennen, die Ihrer Erfahrung nach besonders wichtig sind bzw. häufig vorkommen?«.

Die Patient:innen sollten nach dieser Exploration wissen, dass
- Freude auftritt, wenn etwas (überraschend) Positives passiert,
- Angst auftritt, wenn etwas (potenziell) Bedrohliches passiert,
- Ärger auftritt, wenn etwas als unfair oder grenzverletzend wahrgenommen wird, und
- Scham auftritt, wenn der Eindruck entsteht, Standards nicht gerecht zu werden.

Beispiel

»Genau: Angst und Ärger sind häufige Emotionen. Können Sie mir eine typische Situation beschreiben, in der Sie oder andere Menschen Angst empfinden? [Antwort abwarten] Ja, das ist ein wirklich gutes Beispiel. Wir empfinden Angst, wenn etwas für uns möglicherweise bedrohlich sein könnte.«

Wenn Patient:innen weitere (vor dem Hintergrund der aktuellen Sitzung weniger relevante) Emotionen nennen, sollte ausgedrückt werden, dass dies ebenfalls wichtige Emotionen sind und diese gegebenenfalls in einer anderen Sitzung näher betrachtet werden. Wenn anstelle von Emotionen Kognitionen, Verhaltensweisen oder physiologische Reaktionen benannt werden, sollte darauf hingewiesen und eine Verknüpfung zum Thema Emotionen hergestellt werden, um gleichzeitig den Unterschied zwischen Emotionen, Kognitionen, Körperreaktionen und Verhalten zu verdeutlichen.

Beispiel

»Herzrasen ist tatsächlich eine häufige Begleiterscheinung von Emotionen. Aber auch wenn Sie gemeinsam auftreten können, sind körperliche Reaktionen, z. B. Herzrasen, und Emotionen nicht dasselbe. Herzrasen kann auch unabhängig von einer Emotion auftreten, z. B. wenn ich schnell renne. Was würden Sie sagen, bei welchen Emotionen ist Herzrasen dennoch häufig zu beobachten?«

Parallel zur Benennung und Beschreibung der Emotionen kann mit der Arbeit am zentralen Schaubild begonnen werden (s. nachstehende Abbildung). In diesem Schritt werden zunächst nur die relevanten Emotionen notiert.

Unterscheidung von Emotionen

Tipp

Oft haben Patient:innen mit einem Mangel an Freude, unterdrücktem bzw. zu großem Ärger oder einem Übermaß an Angst und Scham zu kämpfen. Falls an diesem Punkt bereits klar sein sollte, dass eine andere Emotion relevanter ist (z. B. Ekel), sollte eine der im Schaubild genannten (für den spezifischen Fall nicht bedeutsamen) Emotionen durch diese ersetzt werden.

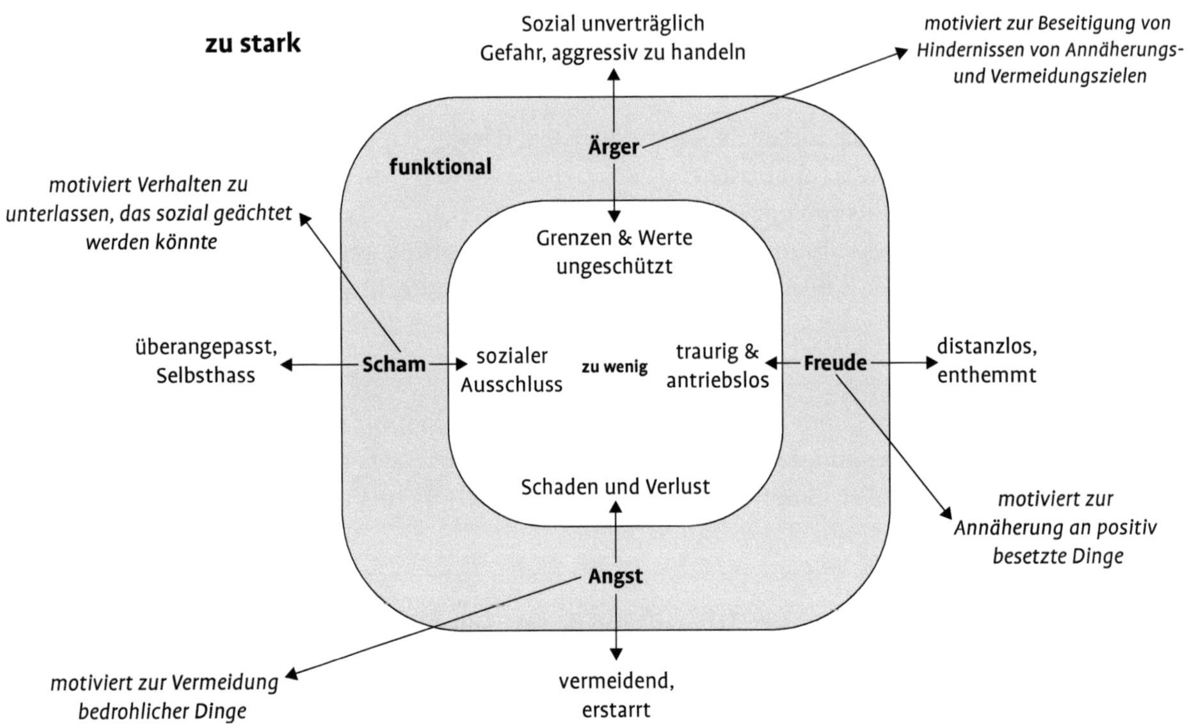

Emotionen und ihre Intensität

Funktionen von Emotionen

Nachdem die relevanten Emotionsbegriffe eingeführt wurden, sollen die allgemeinen Funktionen von Emotionen besprochen werden. Ziel ist es, zunächst zu erarbeiten, dass Emotionen generell etwas sehr Nützliches und überlebensnotwendig sind.

Beispiel

»Jetzt haben wir ja eine ganze Reihe an Emotionen zusammengetragen und festgestellt, wann diese auftreten. Offenbar sind Emotionen unsere ständigen Begleiter und etwas völlig Normales. Was würden Sie sagen, ist die Funktion von Emotionen? Wozu sind sie da?«

An diesem Punkt sollte erarbeitet werden, dass Emotionen folgende Funktionen haben:

- Emotionen gehen mit einem subjektiven Gefühl einher, das uns einschätzen lässt, ob eine Situation bspw. positiv, gefährlich oder unfair ist.
- Emotionen gehen mit einer typischen Gestik und Mimik einher, die anderen vermittelt, wie wir deren Handeln bzw. die aktuelle Situation erleben.
- Emotionen führen zu physiologischen Reaktionen, die die Umsetzung der typischen Verhaltenstendenz unterstützen sollen.
- Emotionen gehen mit einer typischen Verhaltenstendenz einher, die es erlaubt, schnell auf verschiedene Situationen zu reagieren.

Beispiel

»Das stimmt, Emotionen sind häufig für andere gut sichtbar – wir haben dann einen ganz bestimmten Gesichtsausdruck oder eine spezifische Gestik und Körperhaltung. Das ist enorm hilfreich, da durch Mimik und Gestik viel schneller kommuniziert werden kann als über Sprache.«

Häufig bedienen sich Patient:innen zur Erklärung der Funktionen von Emotionen bereits illustrierender Beispiele der im Schaubild notierten Emotionen (z. B. »Wenn ich anderen meinen Ärger zeige, wissen die, mit mir ist nicht zu spaßen«). Falls dies nicht der Fall ist, wird spätestens jetzt der Fokus auf die Funktion spezifischer Emotionen gelegt. Dies gelingt Patient:innen bei Angst, Ärger und Freude häufig recht leicht – bei Scham ist die Benennung der Funktion für die meisten Patient:innen häufig schwieriger.

Beispiel

»Ich kann gut verstehen, dass Schamgefühle so unangenehm sein können, dass man deren Nutzen zunächst gar nicht erkennen kann. Scham ist evolutionsgeschichtlich noch jung und manche Forscher glauben, dass nur Menschen und vielleicht andere Primaten Scham empfinden können. Scham hilft uns, unser soziales Miteinander zu regulieren. Denn wir schämen uns, wenn wir Verhalten zeigen, das den Gruppenzusammenhalt vermeintlich beschädigen könnte bzw. für das wir aus der Gruppe ausgeschlossen werden könnten. Das heißt, Scham tritt auf, wenn wir glauben, eigene Standards oder Standards der Gruppe verfehlt zu haben. Scham führt häufig dazu, dass wir versuchen, uns angepasst zu verhalten und nicht negativ aufzufallen.«

Funktionen von Emotionen

Bis zu diesem Zeitpunkt sollte gemeinsam erarbeitet worden sein, dass …

- **Freude** Menschen motiviert, aktiv zu werden, Aktivitäten umzusetzen und Annäherungsverhalten zu zeigen. Eine freudige Mimik und Gestik zeigen anderen, dass wir mit ihrem Verhalten einverstanden sind und wir ihnen nahe sein wollen.
- **Angst** zu Vermeidungsverhalten motiviert und »Fight«-, »Flight«- oder »Freeze«-Reaktionen (d. h. Kampf- und Fluchtreaktionen oder einen Totstellreflex) aktiviert. Die Mimik und Gestik bei Angst zeigen anderen, dass sie uns keinen Schaden zufügen sollen bzw. dass sie uns zur Hilfe kommen sollen.
- **Ärger** motiviert, Widerstände bei Annäherungs- und Vermeidungsverhalten zu beseitigen, indem Angriffs- oder Verteidigungstendenzen aktiviert werden. Mimik und Gestik bei Ärger zeigen anderen, dass sie ihr aktuelles Verhalten unterlassen sollen und/oder dass sie sich uns unterordnen sollen.
- **Scham** dazu führt, das eigene Verhalten an den Gruppenstandards zu orientieren und zur Tendenz, unsere Schwächen zu verstecken. Scham ist dabei eine Variante von Angst, die besonders stark ist, wenn wir befürchten, aus Gruppen ausgeschlossen zu werden bzw. unseren Stand in der Gruppe zu verlieren. Mimik und Gestik bei Scham sollen Mitgefühl bei anderen wecken, sodass diese uns schützen bzw. uns (wieder) in die Gruppe aufnehmen.

Im Zuge der Erarbeitung werden wieder Ergänzungen am Schaubild vorgenommen (vgl. Abbildung bei INFO 3 »Unterscheidung von Emotionen«). Um ein Überladen des Schaubilds zu verhindern, werden jedoch nicht alle erarbeiteten Elemente vermerkt. Hinzugefügt werden lediglich die Hauptfunktion der zuvor notierten Emotionen (kursiv dargestellt) sowie die dazugehörigen Pfeile.

Intensität von Emotionen

Die Relevanz der Intensität von Emotionen. Nachdem festgestellt wurde, dass Emotionen nützlich sind und alle behandelnden Emotionen wichtige Funktionen erfüllen, kann auf das »richtige« Ausmaß der Emotionen eingegangen werden. »Richtig« meint hierbei, dass Emotionen ihren Nutzen bei dieser Intensität in einer spezifischen Situation erbringen können.

Beispiel

»Nun haben wir festgestellt, dass Emotionen nützlich sind und uns das Leben erleichtern sollen. Dennoch leiden manche Menschen unter ihren Emotionen bzw. entwickeln emotionale Probleme – wie kann man sich diesen Widerspruch erklären?«

Übermäßig unangenehme und zu wenig angenehme Emotionen. Da die meisten Patient:innen (auch) wegen emotionaler Probleme eine Therapie in Anspruch nehmen, fällt es ihnen häufig leicht zu beantworten, wo die Probleme von »zu viel« Angst, Scham, Schuld oder Ärger sowie »zu wenig« Freude liegen. Daher können die »Nachteile« der entsprechenden Intensität der Emotionen schnell gesammelt und im Schaubild notiert werden (zunächst nur für das »zu viel« an Angst, Ärger, Scham und das »zu wenig« an Freude).

Beispiel

»Wenn Angst zu stark wird – wenn sie zu Panik wird – dann ist man regelrecht erstarrt und kann gar nicht mehr gut auf die jeweilige Situation reagieren. Das Einzige, was viele Personen dann noch versuchen, ist zu fliehen bzw. die Situation zu vermeiden – und auch das ist oft nicht hilfreich. Das heißt, Emotionen können hinderlich werden, wenn sie mit zu starker Intensität bzw. im Fall von Freude mit zu schwacher Intensität auftreten.«

Zu wenig unangenehme und übermäßig angenehme Emotionen. Ebenso wichtig ist es jedoch, die andere Seite des Intensitätsspektrums zu betrachten. Ein zu stark unterdrückter Ärger, zu wenig Schamerleben, zu wenig Angst und übermäßige Freude gehen ebenfalls mit (sozialen) Problemen einher. Für Angst, Ärger, Schuld und Scham lassen sich die Nachteile des »Zuwenigs« gut erfragen.

Beispiel

Angst: »Stellen Sie sich vor, Sie würden völlig ohne Angst vor Verlusten Ihr Geld investieren, völlig ohne Angst vor Unfällen am Straßenverkehr teilnehmen oder völlig ohne jede Angst vor einem Jobverlust mit Ihren Vorgesetzten sprechen. Gäbe es dabei irgendwelche Risiken?«

Ärger: »Nehmen wir an, Sie würden niemals ärgerlich werden, auch nicht, wenn Ihre Kolleg:innen Sie unfair behandeln; wenn Ihr:e Partner:in Versprechen nicht einhält und Sie betrügt oder wenn jemand beginnt, Sie zu beleidigen. Hätte das für Sie irgendwelche negativen Konsequenzen?«

Scham: »Mal angenommen, jemand wäre völlig schamlos. Wie würde sich eine solche Person verhalten? Hätte dieses Verhalten negative Konsequenzen? Wie würden andere Menschen möglicherweise auf diese Person reagieren?«

Intensität von Emotionen

Die Nachteile von Euphorie. In Bezug auf Freude gelingt es häufig schwerer, die Nachteile eines »Zuviels« zu erfragen bzw. die Nachteile durch geleitetes Entdecken zu erarbeiten. Denn während übermäßige Angst und Scham sowie übermäßiger Ärger im Alltag vieler Patient:innen vorkommen, ist ein schädliches Ausmaß an Freude bzw. Euphorie im Alltag deutlich seltener.

Beispiel

»Ich kann gut verstehen, dass Freude wie eine durch und durch positive Emotion wirken kann. Aber auch übermäßige Freude kann mit Nebenwirkungen einhergehen. Bei Menschen, die unter sogenannten manischen Episoden leiden, sehen wir dies deutlich. Hier führt ein Übermaß an Euphorie zu enthemmtem Verhalten und einer geringeren Wahrnehmung von Risiken.«

Im Zuge der Erläuterung bzw. des geleiteten Entdeckens können weitere Ergänzungen im Schaubild vorgenommen werden. Hier sollten nun die negativen Auswirkungen der zuvor ausgelassenen Intensitätsstufen ergänzt werden (d. h. die Nachteile von »zu wenig« an Angst, Ärger und Scham sowie »zu viel« Freude; zusätzlich Ergänzung der Linien zur Abgrenzung nützlicher von hinderlicher Intensität). Zuletzt ist es wichtig, Patient:innen zu verdeutlichen, dass die »richtige« Intensität einer Emotion kein absoluter Wert ist, sondern kontextspezifisch variiert.

Beispiel

»An dieser Stelle ist mir sehr wichtig zu betonen, dass auch sehr intensive Emotionen nicht zwangsläufig schlecht sind und auch ein vorübergehendes »Ausschalten« von Emotionen Vorteile haben kann. Ob die Intensität einer Emotion nützlich ist, hängt von der Situation ab, in der sie auftritt. Fallen Ihnen dazu Beispiele ein?

[Antwort abwarten]

Nehmen wir zum Beispiel großen Ärger oder große Wut. Großer Ärger und sogar Aggression können eine angemessene Reaktion sein. Zum Beispiel, wenn man selbst oder eine uns sehr nahestehende Person massiv physisch bedroht wird. Hier ist es, um das Überleben und die eigene Unversehrtheit zu schützen, teilweise sehr funktional, extrem wütend zu werden. Umgekehrt gibt es Situationen, in denen es nützlich ist, Emotionen vorübergehend beiseiteschieben zu können. Zum Beispiel, wenn man während eines Vorstellungsgesprächs, einer Gerichtsverhandlung oder eines ähnlichen formalen Anlasses einen ruhigen Kopf bewahren möchte.«

Strategien zur Emotionsregulation

Einführung von Emotionsregulation. Bis zu diesem Punkt sollte vermittelt worden sein, dass Emotionen nützlich sind und allen Emotionen wichtige Funktionen zukommen. Zudem sollten die Patient:innen verstanden haben, dass Emotionen mit unterschiedlicher Intensität auftreten können und die Funktionalität einer Intensitätsstufe kontextabhängig ist. Im nächsten Schritt geht es nun darum zu vermitteln, dass die Intensität von Emotionen reguliert werden kann. Dies hat zum Ziel, Emotionen in einem Intensitätsbereich zu halten, in dem sie funktional sind.

Beispiel

»In der letzten Sitzung haben wir besprochen, dass Emotionen bestimmte Funktionen erfüllen und es häufig von ihrer Intensität abhängig ist, wie gut sie diese Funktionen erfüllen können. Wir sind der Intensität unserer Emotionen jedoch nicht ohnmächtig ausgeliefert. Emotionen lassen sich verstärken oder abschwächen. Das kann durch Gedanken, Verhaltensweisen oder das Hervorrufen physiologischer Reaktionen erfolgen. Kennen Sie Strategien, um Ihre Emotionen zu regulieren? Was tun Sie typischerweise, wenn Sie z. B. starke Scham empfinden?«

Strategien zur Emotionsregulation. An dieser Stelle sollte die Patient:innen befragt werden, welche Strategien zur Emotionsregulation sie kennen und/oder bereits nutzen. Nützlich ist es hierbei, die Beispiele der Patient:innen auf Karteikarten oder vergleichbaren Materialien zu notieren, um sie im Anschluss flexibel umsortieren und zur Erstellung des Schaubilds nutzen zu können (s. Abbildung auf Seite 2/2 dieses Arbeitsblattes).

Beispiel

»Sehr gut, dass wir so viele Strategien sammeln konnten. Um das Ganze übersichtlicher zu machen, sollten wir die Beispiele verschiedenen Kategorien zuordnen und mit Oberbegriffen versehen. Welche der genannten Beispiele gehören Ihrer Einschätzung nach inhaltlich zusammen? [Oftmals ist es notwendig, Patient:innen die Bedeutung einiger Oberbegriffe zu erklären.]

Vermeiden: »Beim Vermeiden versucht man die Auseinandersetzung mit einem Problem bzw. mit der damit verbundenen Emotion zu verhindern oder zu umgehen. Hierzu nutzen Menschen unterschiedliche Strategien, z. B. betäuben sie sich mit Drogen oder sie schieben die Beschäftigung mit einem unangenehmen Thema immer weiter auf; andere versuchen, ihre Gedanken zu unterdrücken.«

Lösungsorientiertes Handeln: »Lösungsorientiertes Handeln ist das Gegenteil von Vermeidung. Hier definiert man zunächst ganz konkret das Problem. Dann sammelt man möglichst viele Lösungsstrategien. Im Anschluss wählt man die vielversprechendste Strategie aus, setzt diese um und schätzt dann die Wirksamkeit der Lösungsstrategie ein. Man geht das Problem also direkt an.«

Perseverieren: »Unter Perseveration versteht man das gedankliche »Festkleben« an einem Problem, das nicht lösbar ist bzw. an einer Situation, die nicht verändert werden kann. Typischerweise geht es um Ereignisse, die in der Vergangenheit liegen, z. B. der Verlust eines Arbeitsplatzes. Manchmal geht es aber auch um unausweichliche zukünftige Ereignisse, z. B. der Umstand, dass wir irgendwann sterben werden.«

Strategien zur Emotionsregulation

Akzeptieren: »Akzeptieren ist das Gegenteil von Perseverieren. Akzeptieren bezeichnet eine innere Haltung, bei der wir Dinge, die wir nicht ändern können, annehmen, wie sie sind. Das heißt, Akzeptieren wird dann relevant, wenn problemlösendes Handeln nicht möglich ist.«

Katastrophisieren: »Von Katastrophisieren sprechen wir, wenn Menschen dazu neigen, immer das Schlimmste anzunehmen. Viele Personen denken, das ist sinnvoll, um für alles Schlechte gewappnet zu sein. Tatsächlich ist es aber so, dass Katastrophisieren oftmals zu Resignation führt und dazu, dass man die Flinte ins Korn wirft, auch wenn noch Handlungsspielraum da ist und Veränderungen möglich wären. Darüber hinaus führt Katastrophisieren oft zu so starken Emotionen, dass wir kaum noch zielführend handeln können.«

Um- oder Neubewerten: »Beim Um- oder Neubewerten geht es darum, ein Problem aus möglichst vielen Blickwinkeln zu betrachten. Das heißt, sich zum Beispiel zu fragen, wie würde ein Freund oder eine Freundin auf das Problem schauen? Kommen auch andere Bewertungen des Problems infrage als die, die ich aktuell annehme? Beim Um- oder Neubewerten geht es nicht darum, sich die Welt schön zu malen, sondern darum, die eigene Sicht auf die Dinge um neue Facetten zu erweitern und den Blickwinkel zu weiten. [Falls zutreffend, kann darauf verwiesen werden, dass beim Themengebiet Kognitionen und kognitive Verzerrungen näher auf diesen Punkt eingegangen wird.]«

Selbstschädigung: »Wenn Emotionen sehr stark werden, neigen manche Menschen direkt oder indirekt zu selbstschädigendem Verhalten. Sie ritzen sich, fahren gefährlich Auto oder zeigen andere riskante Verhaltensweisen. Ziel dieses Verhaltens kann es sein, sich abzulenken, sich zu spüren oder sich zu bestrafen. Dieses Verhalten ist langfristig nie hilfreich, da es nichts am zugrundeliegenden Problem ändert und die Gesundheit der Betroffenen gefährdet.«

Skills: »Unter Skills verstehen wir Verhaltensstrategien, die dazu dienen, die physiologische Anspannung, die mit einer Emotion einhergeht, zu reduzieren. Sie sollten dann eingesetzt werden, wenn die innere Anspannung zu stark ist, um Themen mit problemlösendem Handeln anzugehen, sie zu akzeptieren oder umzubewerten.«

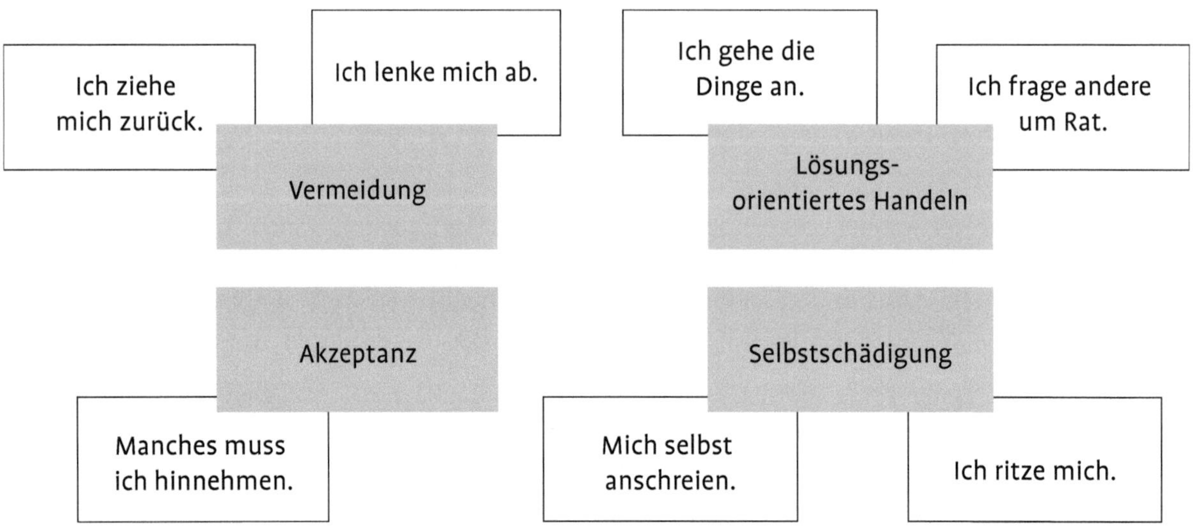

Strategien der Emotionsregulation (Teil 1; Auszug)

Funktionalität von Emotionsregulationsstrategien

Nützliche und hinderliche Emotionsregulationsstrategien. Die empirische Forschung zur Emotionsregulation hat zur Unterscheidung zwischen nützlichen und hinderlichen Emotionsregulationsstrategien geführt. Diese Unterscheidung ins Bewusstsein der Patient:innen zu bringen, ist eine wesentliche Grundlage für die gezielte Förderung nützlicher sowie die Reduktion hinderlicher Emotionsregulationsstrategien. Die entsprechende Psychoedukation baut auf den Inhalten von INFO 6 »Strategien zur Emotionsregulation« auf.

Beispiel

»Einige der gesammelten Strategien sind im Alltag nützlicher als andere. Nützlich meint, dass diese Strategien kurzfristig, aber vor allem auch langfristig zu einer Befriedigung unserer Bedürfnisse beitragen, ohne uns oder anderen zu schaden. Was würden Sie sagen, welche der von uns gesammelten Oberkategorien sind im Alltag häufig nützlich und welche sind eher hinderlich?«

[Antworten besprechen und Karteikarten in eine Tabelle einsortieren; s. Schaubild.]

Für alle Strategien sollten Gründe, die für bzw. gegen ihre Nutzung sprechen, identifiziert werden. In Hinblick auf die nützlichen Emotionsregulationsstrategien sollte zudem erarbeitet werden, wann diese zielführend eingesetzt werden können und wann nicht.

Beispiel

»Was würden Sie sagen, warum sind ›Vermeiden‹ bzw. ›Sich ablenken‹ oder ›Sich zurückziehen‹ oft hinderliche Strategien? […] ›Lösungsorientiertes Handeln‹ und ›Akzeptieren‹ wirken auf den ersten Blick fast etwas widersprüchlich. Was denken Sie, wann sollte welche Strategie angewendet werden?«

[Der situationsspezifische Einsatz nützlicher Strategien kann u. a. wie folgt erklärt werden:]

Lösungsorientiertes Handeln und Akzeptieren: »Damit lösungsorientiertes Handeln angewendet werden kann, muss ein lösbares Problem vorliegen. Das ist nicht immer der Fall, z. B., wenn jemand an einer unheilbaren Krankheit leidet oder wenn die Stressfaktoren, die negative Emotionen auslösen, in der Vergangenheit liegen. In diesen Fällen müssen wir die Realität häufig akzeptieren. Das heißt, lösungsorientiertes Handeln ist zielführend, wenn ein Problem veränderbar ist. Akzeptieren ist zielführend, wenn ein Problem nicht veränderbar ist.«

Neu- und Umbewerten: »Häufig entstehen negative Emotionen, weil wir eine Situation sehr einseitig oder verzerrt betrachten. Daher lohnt es sich zu prüfen, ob wir bei der Interpretation einer Situation bzw. eines Ereignisses alle relevanten Informationen möglichst objektiv berücksichtigen.«

Skills: »Skills dienen dazu, die innere Anspannung auf ein mittleres oder auch niedriges Niveau zu senken. Sie sind immer dann nützlich, wenn die innere Anspannung zu groß ist, um lösungsorientiertes Handeln, Akzeptieren oder Umbewerten anwenden zu können. Skills können diese Strategien jedoch nicht ersetzen, denn sie führen nicht zur nachhaltigen Bewältigung der Problemsituation.«

Funktionalität von Emotionsregulationsstrategien

Nützliche Strategien		Hinderliche Strategien	
Ich gehe die Dinge an.	**Lösungs-orientiertes Handeln**	**Vermeidung**	Ich lenke mich ab.
Ich frage andere um Rat.	Nützlich, wenn ein lösbares Problemvorliegt; Emotionen werden durch potenzielle Lösung des Problems reguliert	Problem bleibt unbearbeitet; auch positive Emotionen werden schwächer wahrgenommen	Ich ziehe mich zurück.
Manches muss ich hinnehmen.	**Akzeptanz**	**Perseverieren**	Ich grübele nach.
	Nützlich, wenn ein Problem nicht gelöst werden kann; erlaubt sich mit neuer Realität zu arrangieren; löst aufgestaute Emotionen	Hilft nicht bei der Lösungsfindung; hält negativen Affekt aktiviert; blockiert neue gedankliche Inhalte	

Strategien der Emotionsregulation (Teil 2; Auszug)

Anwendung von Skills

Die Anwendung von Skills hat sich vor allem in der Dialektisch-Behavioralen Therapie (DBT) nach Linehan (1993) etabliert und zur Reduktion von sowohl nicht-suizidalem selbstverletzendem Verhalten als auch dissoziativen Zuständen bewährt. Wenn auch ursprünglich störungsspezifisch ausgerichtet (d. h. auf die Behandlung von Patient:innen mit Borderline-Persönlichkeitsstörung), hat sich die Anwendung von Skills-Trainings mittlerweile bei einer Vielzahl von Diagnosen bewährt (u. a. Essstörungen und depressiven Erkrankungen; Valentine et al., 2015). Um die Anwendung von Skills zu besprechen, muss zunächst das Konzept der »Anspannungskurve« eingeführt werden – dabei kann die folgende Abbildung verwendet werden.

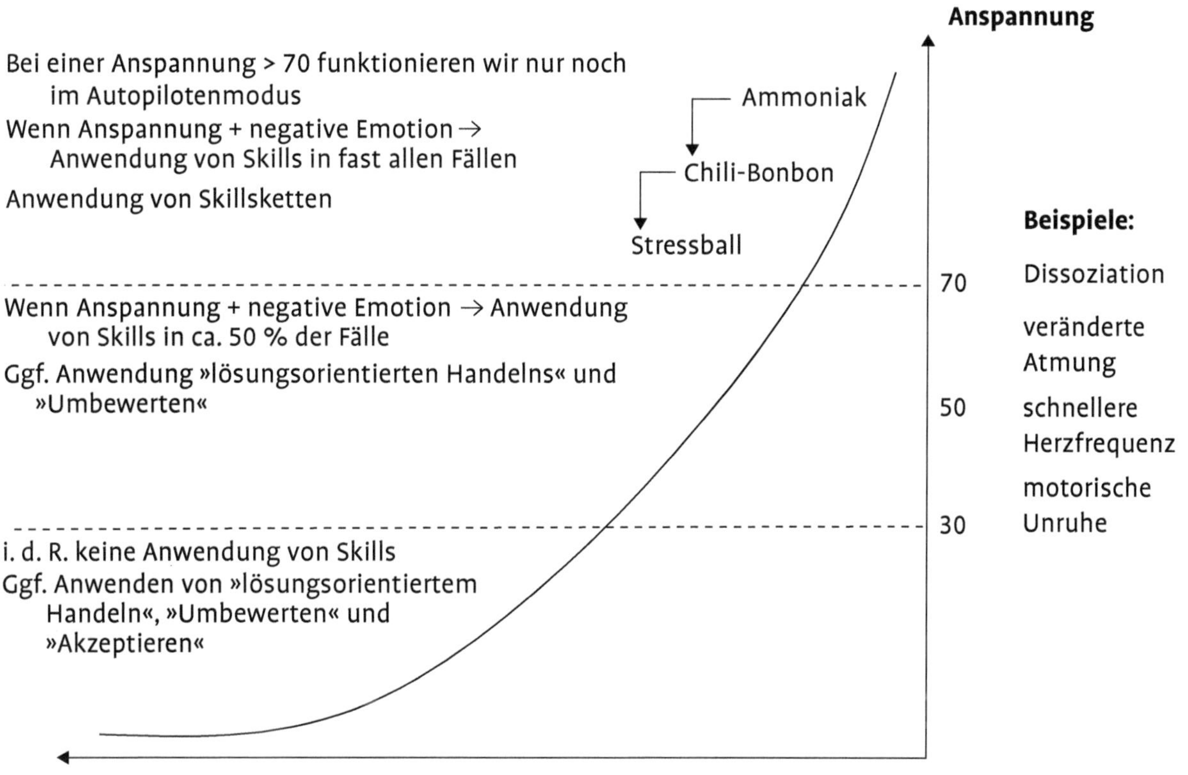

Anspannungskurve

Bei der Erarbeitung des Konzepts der Anspannungskurve sollten folgende Inhalte vermittelt werden:

- Anspannung ist eine kontinuierliche Variable, d. h. sie kann wenig, moderat oder auch stark vorhanden sein [Kurve und Achsenbeschriftung anzeichnen]. Es ist zielführend, Patient:innen zu helfen, den Grad der Anspannung zu erkennen und die Auswahl der Emotionsregulationsstrategien und der Skills dem jeweiligen Grad der Anspannung anzupassen. Zur Identifikation des gegenwärtigen Anspannungsniveaus sollten in der Sitzung Beispiele für typische körperliche Reaktionen bei verschiedenen Anspannungsniveaus gesammelt werden [Beispiele neben der Achsenbeschriftung ergänzen].

Anwendung von Skills

- Körperliche und psychische Anspannung sind nicht per se negativ, sondern etwas Normales. Um zu bewerten, ob ein gegenwärtiger Anspannungszustand dysfunktional ist, ist es daher wichtig sich zu fragen, ob die gegenwärtige Intensität den Umständen angemessen ist, ob die Anspannung mit negativen Emotionen einhergeht und ob sie lösungsorientiertes Handeln, Neu- und Umbewerten oder Akzeptieren blockiert.

Beispiel

»Körperliche Anspannung ist nicht per se etwas Negatives. Stellen Sie sich vor, Sie lernen jemanden kennen und gehen zu einem Date – was würden Sie im Verlauf des Abends gerne empfinden? Vielleicht ein Kribbeln in der Magengegend, ein starkes Herzklopfen oder das Gefühl, einen »ganz heißen« Kopf zu bekommen ... Sehr wahrscheinlich würde sich kaum jemand wünschen, der Abend würde ohne jede Nervosität und ohne jede Spannung verlaufen.«

- Je nach Anspannungsintensität sollten (bei gleichzeitigem Vorliegen negativer Emotionen) unterschiedliche Strategien verwendet werden. Da bei Hochspannung (Anspannung > 70) die Wahrscheinlichkeit (automatischer) dysfunktionaler Verhaltensweisen (d.h. Fremd- oder Selbstgefährdung und beziehungsgefährdendes Verhalten) besonders hoch ist, ist hier die Anwendung von Skills fast in allen Fällen indiziert. Da die Anwendung eines Skills hier in der Regel nicht ausreichend ist, sollten Skills zu sogenannten »Skillsketten« kombiniert werden. Bei moderater Anspannung (30–70) können ebenfalls Skills angewendet werden – das ist vor allem dann zielführend, wenn andernfalls von einem weiteren Anstieg der Anspannung auszugehen ist. In anderen Fällen können bei diesem Anspannungsniveau auch »lösungsorientiertes Handeln« und »Neu- oder Umbewerten« angewendet werden. Bei niedriger Anspannung (< 30) sind Skills in fast allen Fällen kontraindiziert (Stichwort: Frustrationsintoleranz und Emotionsvermeidung). Bei niedriger Anspannung können »lösungsorientiertes Handeln«, »Neu- oder Umbewerten« oder »Akzeptieren« angewendet werden [parallel zu den Erläuterungen Ergänzungen im Schaubild vornehmen].
  Es können verschiedene Arten von Skills unterschieden werden. Skills können sowohl sensorisch (z.B. an Ammoniak riechen, Wechselduschen, Stressball kneten, Chilischoten kauen) als auch verhaltensbezogen (z.B. Joggen gehen, Kniebeugen machen) oder kognitiv sein (z.B. in 13er-Schritten von 1000 rückwärts zählen, Kehrreime aufsagen).

Wichtig

Sobald die Anspannung niedrig genug ist, sollte von der Anwendung von Skills zur Anwendung anderer Emotionsregulationsstrategien übergegangen werden, die die Problemsituation nachhaltig verändern können. Skills dienen der »Symptombehandlung« und können die Anwendung anderer Strategien langfristig nicht ersetzen.

AB 2 • **P**

Funktionen von Emotionen

Emotionen erfüllen wichtige Funktionen. Drei dieser Funktionen wollen wir uns auf diesem Arbeitsblatt genauer anschauen:

(1) Mitteilung nach innen: Emotionen sind die Folge eines Bewertungsprozesses. Das Gefühl, das mit einer Emotion einhergeht, teilt uns diese Bewertung mit.

(2) Mitteilung nach außen: Was zeigen wir anderen durch den Ausdruck der Emotion?

(3) Motivation von Verhalten: Zu was motiviert uns das Auftreten der Emotion?

Bitte tragen Sie in die Tabelle ein, welche Bewertung einer Situation uns die verschiedenen Emotionen mitteilen, was anderen durch den Ausdruck der Emotion vermittelt wird und zu welchem Verhalten die Emotion typischerweise motiviert.

Emotion	Mitteilung nach innen	Mitteilung nach außen	Motiviertes Verhalten
Freude	Die Situation, ein Ergebnis, eine Aktivität oder das Verhalten anderer Personen wird positiv bewertet.	Ich finde das gut. Ich möchte mehr davon bzw. lass uns so weitermachen.	Annäherungsverhalten: Wir wollen anderen nah sein bzw. mit einer bestimmten Aktivität fortfahren oder sie öfter machen.
Ärger			
Angst			
Scham			

AB 3 • P

Die »richtige« Intensität von Emotionen

Emotionen können in unterschiedlicher Qualität (z. B. Ärger) und Intensität (z. B. genervt, ärgerlich, wütend) auftreten. Als »funktional« bezeichnen wir die Intensität, bei der eine Emotion ihre Funktionen gut erfüllen kann (d. h. sie motiviert zu nützlichen Verhaltensweisen und geht mit einer Mimik und Gestik einher, die anderen adäquat unseren Gefühlszustand kommuniziert). Wenn Emotionen hingegen »zu stark« oder »zu schwach« auftreten, kann dies zu Problemen führen.

Bitte tragen Sie in die Tabelle ein, zu welchen Problemen eine »zu starke« oder »zu schwache« Ausprägung bzw. ein »zu starker« bzw. »zu schwacher« Ausdruck der jeweiligen Emotion führen können.

zu schwach	Emotion	zu stark
Antriebslosigkeit, Motivationslosigkeit	Freude	Enthemmung, über die Stränge schlagen
	Ärger	
	Scham	
	Angst	

Emotionsprotokoll

Manche Personen berichten, dass sie wenig Zugang zu ihren Emotionen haben und sie manchmal kaum benennen können, welche Emotionen sie gerade empfinden und wodurch diese ausgelöst wurden. Um die Wahrnehmung unserer Emotionen zu fördern, lohnt es sich, unser emotionales Erleben im Alltag zu beobachten. Auf der nächsten Seite finden Sie einen Protokollbogen, der Sie dabei unterstützen soll.

Nehmen Sie sich vier verschiedenfarbige Stifte zur Hand – einen für Freude, einen für Angst, einen für Ärger, einen für Scham. Tragen Sie im Verlauf des nächsten Tages möglichst häufig die Ausprägung der jeweiligen Emotionen in das Protokoll auf der nächsten Seite ein. Die Nummerierung steht dabei für »0 = die Emotion ist nicht vorhanden«, »1 = die Emotion ist sehr schwach vorhanden«, »2 = die Emotion ist schwach vorhanden«, »3 = die Emotion ist deutlich ausgeprägt«, »4 = die Emotion ist stark vorhanden« und »5 = die Emotion ist sehr stark vorhanden«. Wenn Sie feststellen, dass sich eine der Emotionen in einem bestimmten Zeitraum oder nach einem bestimmten Ereignis stark verändert hat, notieren Sie bitte zusätzlich den vermuteten Grund für diese Veränderung.

Beispiel zum Ausfüllen des Protokollbogens:

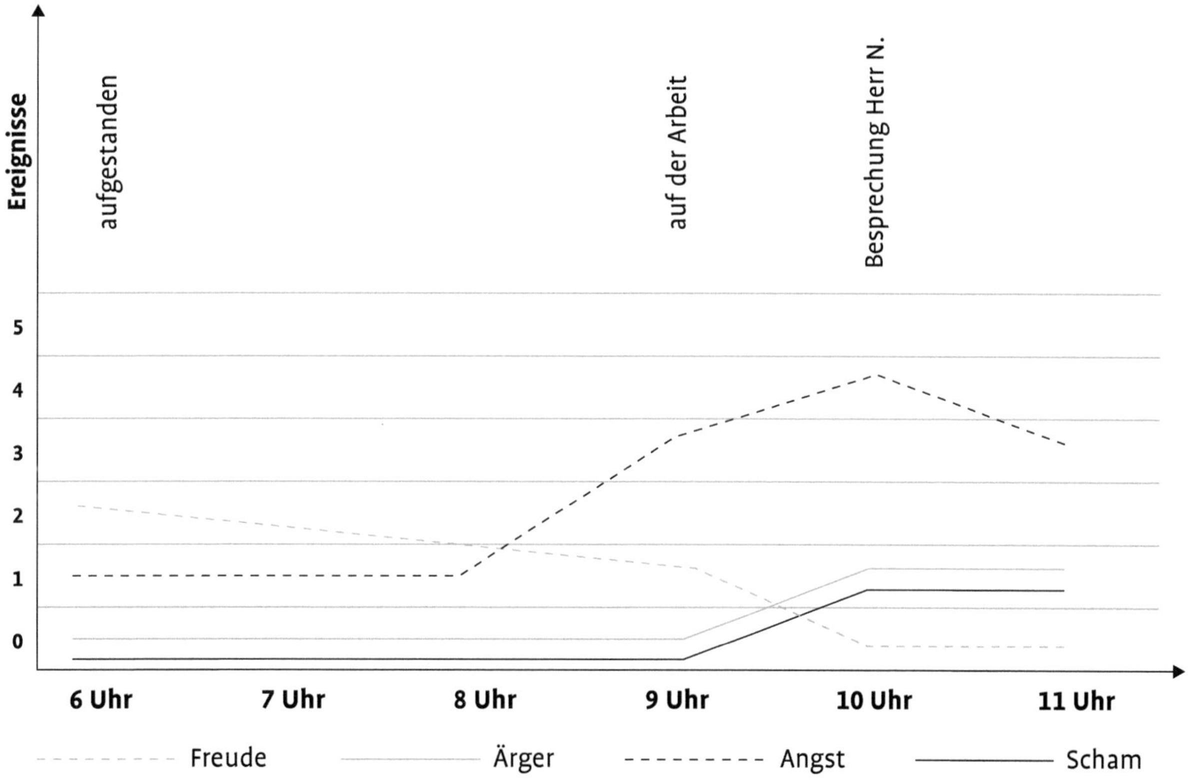

Emotionsprotokoll

Ereignisse												
5												
4												
3												
2												
1												
0												
Uhrzeit	**1 Uhr**	**2 Uhr**	**3 Uhr**	**4 Uhr**	**5 Uhr**	**6 Uhr**	**7 Uhr**	**8 Uhr**	**9 Uhr**	**10 Uhr**	**11 Uhr**	**12 Uhr**

Ereignisse												
5												
4												
3												
2												
1												
0												
Uhrzeit	**13 Uhr**	**14 Uhr**	**15 Uhr**	**16Uhr**	**17 Uhr**	**18 Uhr**	**19 Uhr**	**20 Uhr**	**21 Uhr**	**22 Uhr**	**23 Uhr**	**24 Uhr**

Regulation von Emotionen

Die meisten Emotionsregulationsstrategien setzen entweder auf Ebene der »Bewertung« der eingetretenen Situation oder auf der des »Verhaltens« an. Emotionen können auf nützliche oder hinderliche Weise reguliert werden. Nützlich ist die Art der Emotionsregulation dann, wenn die Emotion nicht daran gehindert wird, ihre Funktion zu erfüllen und sie in einem gut aushaltbaren Ausmaß auftritt. Durch entsprechende Strategien wird psychisches Leiden langfristig reduziert und Gesundheit gefördert.

Überlegen Sie, welche Bewertung bzw. welches Verhalten Ihnen helfen könnte, Ihre Emotion in den untenstehenden Situationen »nützlich« zu regulieren. Versuchen Sie zusätzlich auch Strategien zur Emotionsregulation zu nennen, die vermutlich eher hinderlich sind.

(1) Sie sind Single und werden von einer Person, die Ihnen sehr sympathisch ist, zu einem Date eingeladen. Das freut Sie sehr.

- Nützliche Bewertung: Er/Sie findet mich sympathisch und will mich näher kennenlernen. Das hat das Potenzial, ein richtig schöner Abend zu werden.
- Nützliches Verhalten: Ein Restaurant oder ähnliches heraussuchen, wo das Treffen stattfinden könnte. Falls notwendig, Fahrgelegenheit organisieren. Akzeptieren, dass man vorher nicht viel mehr machen kann, um einen schönen Abend zu gewährleisten.
- Hinderliche Strategie: Sich bewusst machen, was alles schief gehen kann und davon ausgehen, dass der Abend eine Enttäuschung wird. Immer wieder darüber nachdenken, worüber man sprechen könnte und worüber besser nicht.

(2) Sie sind im Straßenverkehr mit dem Auto unterwegs und jemand nimmt Ihnen die Vorfahrt. Sie spüren, wie Ärger in Ihnen hochsteigt.

Nützliche Bewertung:

....

....

Nützliches Verhalten:

....

....

Hinderliche Strategie:

....

....

Regulation von Emotionen

(3) Sie sind mit Ihrem Freundeskreis unterwegs und jemand macht einen Scherz auf Ihre Kosten. Sie empfinden Scham.

Nützliche Bewertung:

....

....

Nützliches Verhalten:

....

....

Hinderliche Strategie:

....

....

(4) Sie schreiben morgen eine Klausur, bei der Sie nicht sicher sind, ob Sie sich gut genug vorbereitet haben. Sie haben das Gefühl, die Angst sitzt Ihnen im Nacken.

Nützliche Bewertung:

....

....

Nützliches Verhalten:

....

....

Hinderliche Strategie:

....

....

Regulation von Emotionen

(5) Ihr:e Partner:in trennt sich von Ihnen, da er bzw. sie eine Affäre hatte. Sie sind emotional sehr überfordert.

Nützliche Bewertung:

....

....

Nützliches Verhalten:

....

....

Hinderliche Strategie:

....

....

AB 6 • P

Anspannung und Skills

Skills dienen der Reduktion der inneren Anspannung. In Abhängigkeit der Stärke der Anspannung können unterschiedliche Skills hilfreich sein.

- Je höher die Anspannung, desto »stärker« sollten die Skills sein.
- Bei einer Anspannung > 70 sollten fast immer Skills angewendet werden.
- Bei einer Anspannung < 30 kann fast immer auf Skills verzichtet werden.

Verwenden Sie dieses Arbeitsblatt, um die Anzeichen zu dokumentieren, die Sie als Hinweis für einen bestimmten Grad an Anspannung nutzen können. Füllen Sie im Anschluss Ihren »Skills-Koffer« mit den Skills, die Sie bei dem jeweiligen Anspannungsgrad anwenden möchten.

Anzeichen	Anspannung	Skills
	> 70 Hochspannung	
	30–70 mittlere Anspannung	
	< 30 geringe Anspannung	

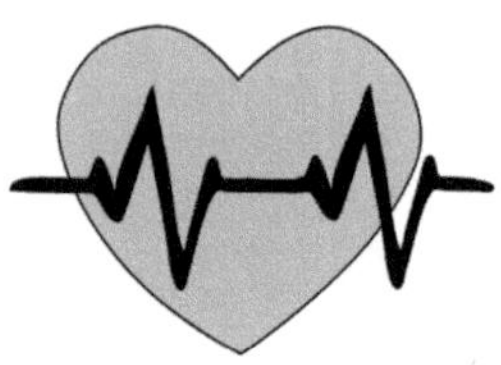

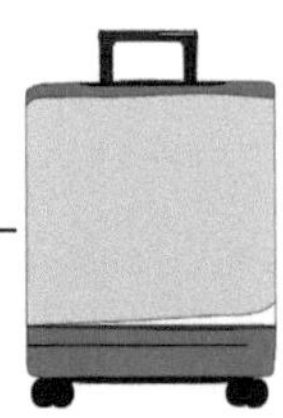

Anspannungsprotokoll

Mit wachsender innerer Anspannung steigt die Wahrscheinlichkeit, dass wir weniger nützliche oder sogar schädliche Erlebens- und Verhaltensmuster zeigen. Daher ist es zielführend, ein Gespür dafür zu entwickeln, welche inneren und äußeren Reize die eigene Anspannung steigern bzw. senken. Dieses Anspannungsprotokoll soll Sie dabei unterstützen, die Wahrnehmung Ihres Anspannungszustands zu schulen, Auslöser für Veränderungen der Anspannung zu identifizieren und nützliche Strategien zur Regulation der inneren Anspannung zu entwickeln.

Verwenden Sie den Protokollbogen auf den nächsten beiden Seiten, um die Veränderungen Ihrer inneren Anspannung im Tagesverlauf zu dokumentieren. Versuchen Sie Anzeichen für den Grad Ihrer Anspannung zu identifizieren (Anzeichen) und Auslöser für Veränderungen der Anspannung zu benennen (Ereignisse). Falls Sie Strategien zur Regulation Ihrer Anspannung angewandt haben, notieren Sie diese bitte ebenfalls (Strategien).

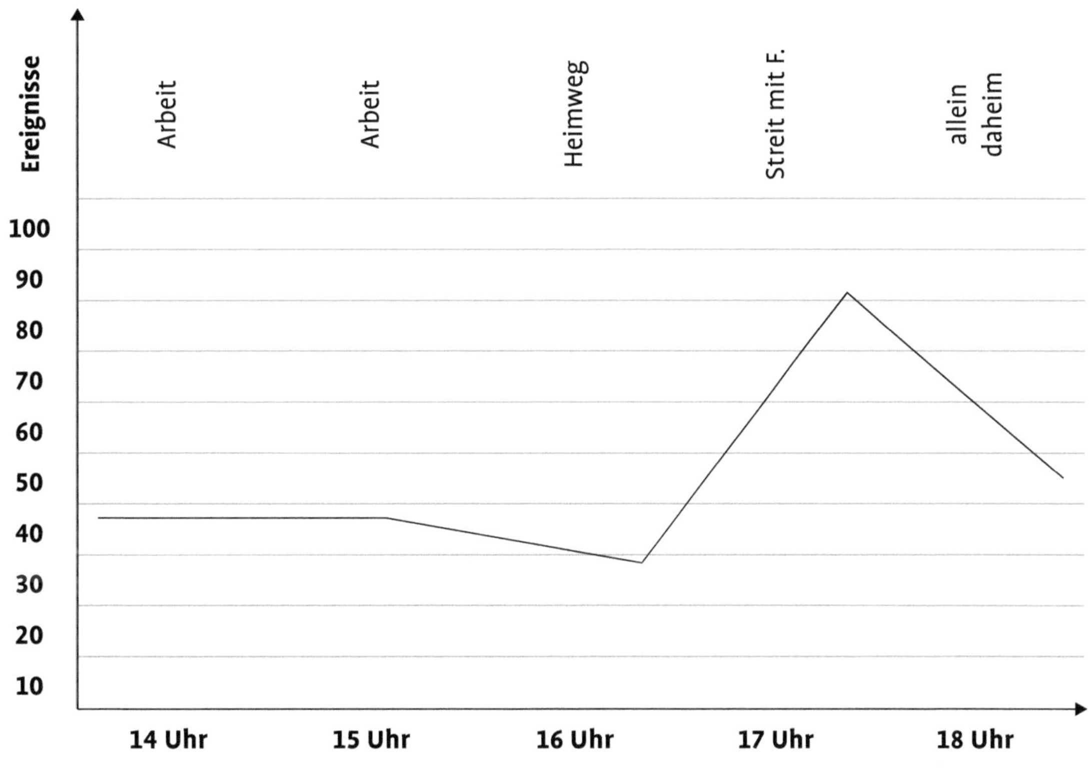

	14 Uhr	15 Uhr	16 Uhr	17 Uhr	18 Uhr
Anzeichen				schneller Puls, hibbelig, Druck im Kopf	hibbelig, Druck im Kopf
Strategien				versucht auszudiskutieren, F. rausgeworfen	Freundin angerufen, Stressball geknetet

Anspannungsprotokoll

Datum:												
Ereignisse												
100												
90												
80												
70												
60												
50												
40												
30												
20												
10												
	1 Uhr	2 Uhr	3 Uhr	4 Uhr	5 Uhr	6 Uhr	7 Uhr	8 Uhr	9 Uhr	10 Uhr	11 Uhr	12 Uhr
Anzeichen												
Strategien												

Anspannungsprotokoll

Datum:												
Ereignisse												
100												
90												
80												
70												
60												
50												
40												
30												
20												
10												
	13 Uhr	14 Uhr	15 Uhr	16 Uhr	17 Uhr	18 Uhr	19 Uhr	20 Uhr	21 Uhr	22 Uhr	23 Uhr	24 Uhr
Anzeichen												
Strategien												

Was sind Emotionen und wofür sind sie gut?

Definition

Emotionen sind psychische Zustände, die als Ergebnis eines Bewertungsprozesses auftreten und zu einem bestimmten Gefühl, einer bestimmten Mimik und Gestik, einer typischen Verhaltenstendenz und spezifischen körperlichen Reaktionen führen.

Funktionen von Emotionen. Ohne emotionales Erleben ist die Befriedigung unserer körperlichen und emotionalen Bedürfnisse kaum denkbar, denn Emotionen erfüllen wichtige Funktionen:

- Das Gefühl, das mit einer Emotion einhergeht, zeigt, ob uns bestimmte Dinge guttun oder schaden. Da wir bestrebt sind, bestimmte Emotionen häufiger zu fühlen (z. B. Freude, Lust, Stolz) und andere zu vermeiden (z. B. Angst, Ekel, Trauer), können Emotionen ein wichtiger motivationaler Motor für das Erreichen von Zielen sein.
- Mimik und Gestik, die mit Emotionen einhergehen, zeigen anderen Personen, was wir von ihnen brauchen und/oder erwarten. Die Fähigkeit, Emotionen auszudrücken, hat daher große Vorteile für das soziale Zusammenleben.
- Die typische Verhaltenstendenz, die mit einer Emotion einhergeht, erlaubt es uns, möglichst schnell auf Situationen zu reagieren. Während unser bewusstes logisches Denken häufig zu langsam und zu aufwendig ist, bieten uns Emotionen »intuitive« Verhaltenstendenzen an, die sich in der Vergangenheit (kurzfristig) bewährt haben.
- Die körperliche Reaktion, die mit einer Emotion einhergeht, versetzt unseren Körper in einen Zustand, der zur Umsetzung der typischen Verhaltenstendenz besonders gut geeignet ist. Diese körperlichen Reaktionen sind bei verschiedenen Emotionen (z. B. Anstieg der Herzfrequenz, Ausschüttung von Adrenalin) sehr ähnlich und das Ausmaß der Reaktion ist vor allem von der Intensität der Emotion abhängig.

Emotionen und psychische Krankheiten

Emotionen sind für unser Überleben und zwischenmenschliches Miteinander sehr nützlich. Dennoch kann das emotionale Erleben auch mit Problemen einhergehen und zur Entstehung und Aufrechterhaltung psychischer Krankheiten beitragen. Das ist häufig der Fall, wenn

- Emotionen **zu stark** ausgeprägt sind, sodass sie als körperlich unangenehm empfunden werden (z. B. Herzrasen bei Angst) und/oder zu Nebenwirkungen führen (z. B. Magen-Darm-Probleme).
- Emotionen **zu schwach** ausgeprägt sind, sodass sie nicht mehr als Hinweis für geeignetes Verhalten genutzt werden können (z. B. wenn wir Ärger so stark unterdrücken, dass wir uns nicht mehr verteidigen, auch wenn wir angegriffen werden).
- Emotionen zu **dysfunktionalen Verhaltensweisen** führen, die die Befriedigung von Bedürfnissen verhindern (z. B. weil sie uns sozial isolieren) oder Ziele blockieren (z. B. eine:n Partner:in kennenzulernen).

INFO 10 • P

Welche Emotionen gibt es?

Es gibt eine Vielzahl angenehmer Emotionen (z. B. Lust, Stolz, Vorfreude) und unangenehmer Emotionen (z. B. Ekel, Trauer, Eifersucht). Im Kontext psychischer Störungen gehören Freude, Angst, Ärger und Scham zu den relevantesten Emotionen.

- **Freude** tritt auf, wenn wir etwas als positiv bewerten. Freude geht mit einem angenehmen Gefühl einher. Mimisch und gestisch drücken wir aus, dass wir andere Menschen in unserer Nähe haben möchten und mit den Handlungen anderer einverstanden sind. Freude führt zu »Annäherungsverhalten«, das heißt, wir versuchen uns auf die Dinge, die uns gut tun, zuzubewegen. Unser Körper stellt Energie bereit, um diese Annäherung zu realisieren.

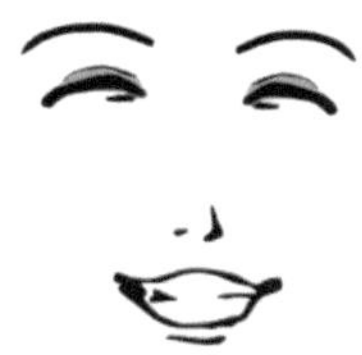

- **Angst** tritt auf, wenn etwas als gefährlich bewertet wird. Angst geht mit einem unangenehmen Gefühl einher. Mimisch und gestisch drücken wir aus, dass andere Menschen uns helfen sollen oder uns nicht verletzen sollen. Angst führt meist zu Flucht- oder Vermeidungsverhalten – in diesen Fällen wird der Körper mit genug Energie versorgt, um wegzulaufen. Ist weglaufen unmöglich, wird eine andere Verhaltenstendenz relevant, der sogenannte »Totstellreflex«. Dieser betäubt uns körperlich und emotional, sodass wir Schmerzen weniger stark wahrnehmen, jedoch auch kaum reagieren können.

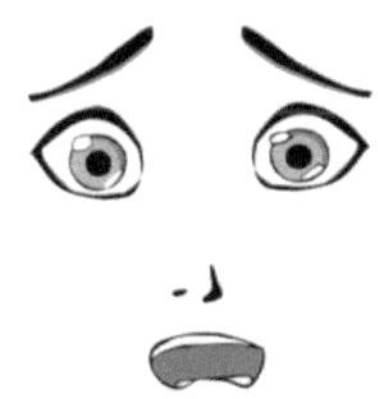

- **Ärger** tritt auf, wenn etwas als unfair oder grenzverletzend bewertet wird. Ärger wird häufig (aber nicht immer) als unangenehm wahrgenommen. Mimisch und gestisch drücken wir aus, dass andere Menschen ihr aktuelles Verhalten unterlassen und sich uns unterordnen sollen, da ihnen sonst negative Konsequenzen drohen. Ärger führt häufig, jedoch nicht immer, zu (verbal und/oder körperlich) aggressivem Verhalten. Die körperlichen Reaktionen, die mit Ärger einhergehen, bereiten dieses »Kampfverhalten« vor.

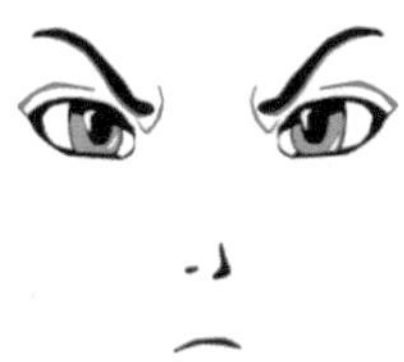

- **Scham** tritt auf, wenn das eigene Verhalten als falsch bewertet wird und wir das Gefühl haben, eigene Standards (oder die Standards anderer) verfehlt zu haben. Wenn wir Scham empfinden, löst das oft ein sehr angepasstes oder devotes Verhalten aus. Dadurch soll verhindert werden, dass wir Verhaltensweisen zeigen, wegen derer wir aus einer Gruppe ausgeschlossen bzw. von anderen abgelehnt oder bestraft werden könnten. Scham ist eine Mischung aus Angst und Traurigkeit und führt zu vergleichbaren körperlichen Reaktionen.

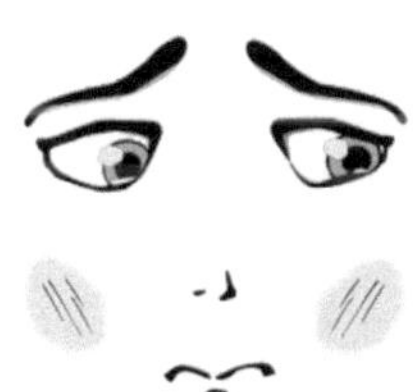

Die »richtige« Intensität der Emotionen

Emotionen können nicht nur in unterschiedlicher Qualität (z. B. Ärger, Freude, Angst), sondern ebenso in unterschiedlicher Intensität auftreten (z. B. genervt, ärgerlich, wütend, rasend vor Wut):

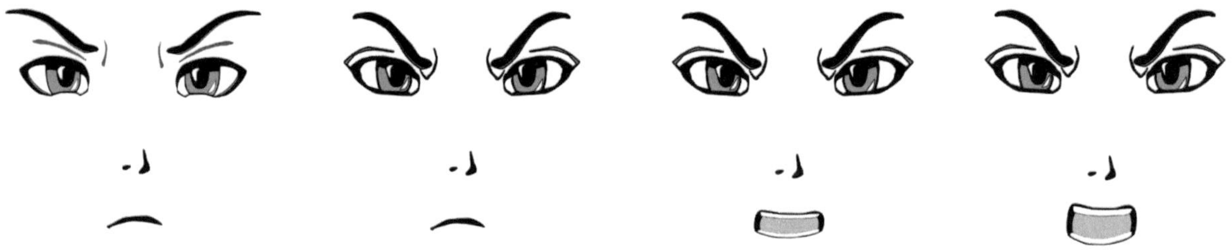

Ob Emotionen in bestimmten Situationen funktional sind, hängt zu großen Teilen von ihrer Intensität ab. Emotionen können sowohl »zu wenig« als auch »zu stark« ausgeprägt sein.

Zu viel oder zu wenig Ärger:
- Wird der eigene Ärger immer wieder zu wenig wahrgenommen und/oder ausgedrückt, führt dies vermutlich dazu, dass eigene Grenzen und Werte nicht geschützt werden können. Zum Beispiel, weil man anderen keine Grenzen setzt, indem man ihnen eine »klare Ansage« macht.
- Wird der eigene Ärger immer wieder zu stark wahrgenommen und/oder ausgedrückt, führt dies vermutlich dazu, dass man auf andere unverträglich wirkt und unbeliebter wird. Zum Beispiel, weil man bei Auseinandersetzungen verbal oder körperlich aggressiv wird.

Zu viel oder zu wenig Scham:
- Wird die eigene Scham immer wieder zu wenig wahrgenommen und/oder ausgedrückt, führt dies vermutlich zu Verhaltensweisen, die das Risiko für einen sozialen Ausschluss erhöhen. Zum Beispiel, weil man sich schamlos verhält und in unangebrachten Situationen intime Details berichtet.
- Wird die eigene Scham immer wieder zu stark wahrgenommen und/oder ausgedrückt, führt dies vermutlich zu überangepasstem Verhalten, mit dem Menschen sich selbst im Weg stehen. Zum Beispiel, weil man sich nicht traut, die eigenen Bedürfnisse zu äußern bzw. zu befriedigen.

Zu viel oder zu wenig Angst:
- Wird die eigene Angst immer wieder zu wenig wahrgenommen und/oder ausgedrückt, führt dies vermutlich zu riskanten Verhaltensweisen, die die Wahrscheinlichkeit erhöhen, das man verletzt wird oder (z. B. finanzielle oder soziale) Verluste erleidet. Zum Beispiel, weil man zu wenig auf seine Sicherheit achtet oder riskante Investitionen tätigt.
- Wird die eigene Angst immer wieder zu stark wahrgenommen und/oder ausgedrückt, führt dies vermutlich dazu, dass viele Alltagssituationen vermieden und eigene Ziele unwahrscheinlicher erreicht werden. Zum Beispiel, weil man sich nicht traut, finanzielle oder soziale Risiken einzugehen.

Zu viel oder zu wenig Freude:
- Wird die eigene Freude immer wieder zu wenig wahrgenommen und/oder ausgedrückt, führt dies vermutlich dazu, dass man antrieblos wird, da man den Eindruck gewinnt, dass sich Anstrengung nicht lohnt. Zum Beispiel, weil man Erfolge nicht feiert oder eigene Fortschritte nicht anerkennt und lobt.
- Wird die eigene Freude immer wieder zu stark wahrgenommen und/oder ausgedrückt, kann das zu distanzlosem oder enthemmtem Verhalten führen, bei dem man über die Stränge schlägt. Das kann zu sozial unangepasstem Verhalten und dadurch zu zwischenmenschlichen Problemen führen.

Anspannung und Skills

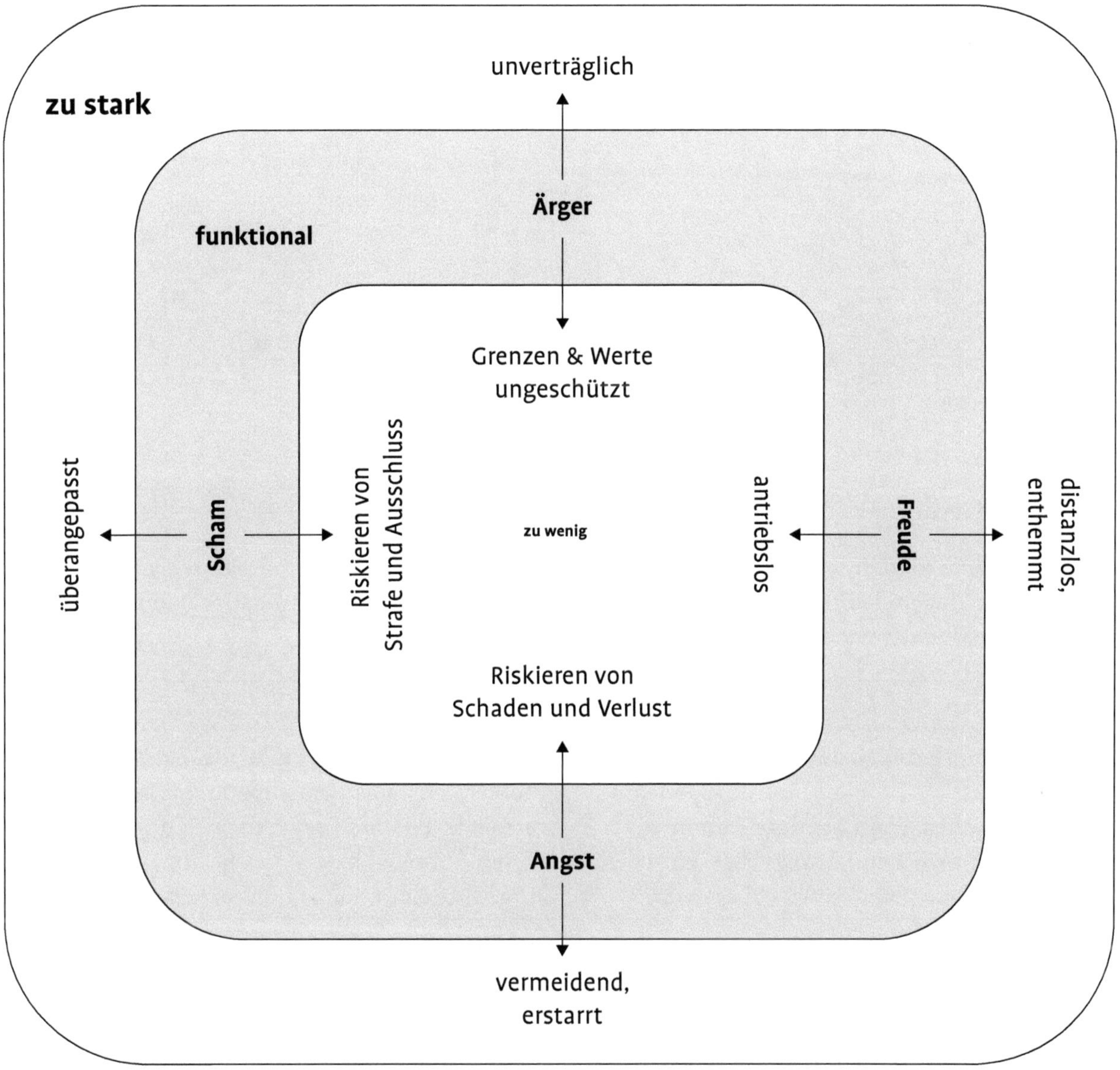

INFO 12 • P

Emotionen funktional regulieren

Um Emotionen stärker oder schwächer werden zu lassen, nutzen Menschen Strategien der Emotionsregulation. Manche dieser Strategien sind dabei eher »nützlich« (d. h. sie führen langfristig zu keinen oder weniger psychischen Problemen) und andere sind eher »hinderlich« (d. h. sie führen langfristig zu mehr psychischen Problemen):

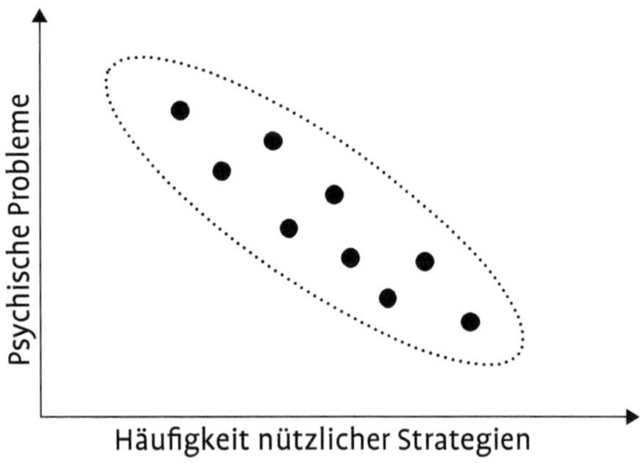

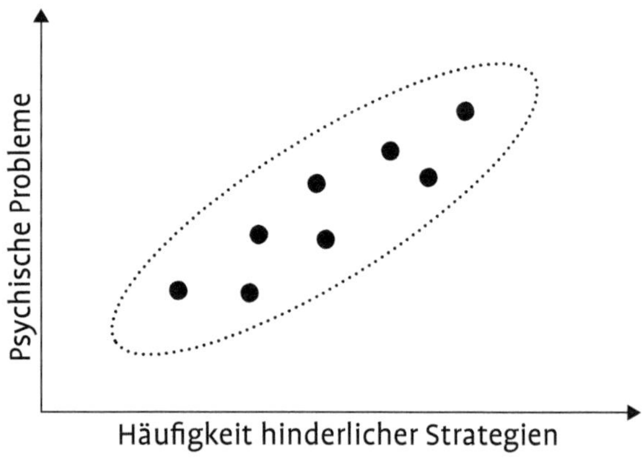

In der Therapie werden wir versuchen, möglichst viele »nützliche« Regulationsstrategien in den Alltag zu integrieren und »hinderliche« Strategien zu reduzieren. Beispiele für nützliche und hinderliche Strategien sind in der nachfolgenden Tabelle gegenübergestellt.

Nützlich	Hinderlich
Lösungsorientiertes Handeln: »Wenn ich erkenne, dass ein Problem eine unangenehme Emotion auslöst, dann überlege ich mir zunächst alle möglichen Lösungswege, entscheide mich dann für einen und setze diesen um.«	**Vermeiden:** »Wenn ich erkenne, dass ein Problem eine unangenehme Emotion auslöst, vermeide ich die Auseinandersetzung mit diesem Problem bzw. versuche, die dadurch ausgelöste Emotion zu unterdrücken.«
Akzeptieren: »Wenn eine Situation eintritt, die ich nicht ändern kann und die eine negative Emotion auslöst, dann akzeptiere ich diese Situation und suche neue Wege, um meine Bedürfnisse zu befriedigen.«	**Perseverieren:** »Wenn eine Situation eintritt, die ich nicht ändern kann und die eine negative Emotion auslöst, dann denke ich immer wieder darüber nach, wie es so weit kommen konnte.«
Neu- oder Umbewerten: »Wenn etwas passiert ist, das eine unangenehme Emotion auslöst, dann überprüfe ich meine Bewertung des Ereignisses. Dabei betrachte ich die realen Konsequenzen des Ereignisses sowie dessen Vor- und Nachteile und nehme dabei unterschiedliche Perspektiven ein.«	**Katastrophisieren:** »Wenn etwas passiert ist, das eine unangenehme Emotion auslöst, dann überlege ich mir, was dieses Ereignis im schlimmsten Fall für mich bedeuten könnte und wie es dazu führen könnte, dass mein Leben nie wieder gut werden kann.«
Skills: »Wenn ich merke, dass mein Anspannungsniveau sehr hoch ist, mache ich Atemübungen, knete einen Stressball oder gehe draußen laufen.«	**Sich selbst schädigen:** »Wenn ich merke, dass mein Anspannungsniveau sehr hoch ist, verletze ich mich selbst oder überesse mich, um die Anspannung zu lösen.«

INFO 13 • P

Anspannung und Skills

> **Definition**
>
> **Skills** sind kurzfristig wirksame Strategien zur Reduktion der inneren Anspannung, die auch bei häufiger und langfristiger Anwendung keinen Schaden verursachen.

Wenn wir körperlich und psychisch sehr angespannt sind, steigt die Wahrscheinlichkeit, dass wir Dinge sagen oder tun, die wir später bereuen. Skills dienen dazu, die Anspannung in diesen Situationen so weit zu reduzieren, dass ein bewusstes und lösungsorientiertes Handeln wieder möglich wird. Man kann unterschiedliche Arten von Skills unterscheiden:

- **Sensorische Skills** nutzen zur Anspannungsreduktion taktile (d. h. auf der Haut fühlbare), olfaktorisch (d. h. geruchsbasierte), gustatorische (d. h. geschmackliche), akustische (d. h. hörbare) oder visuelle (d. h. sichtbare) Reize. Zu den effektivsten sensorischen Skills gehören das Kneten eines Stressballs, das Riechen an einer Ammoniak-Ampulle, das Lutschen von Chili-Bonbons und Wechselduschen (Duschen mit abwechselnd warmem und kaltem Wasser; Achtung: Nur Temperaturen < 43 °C).

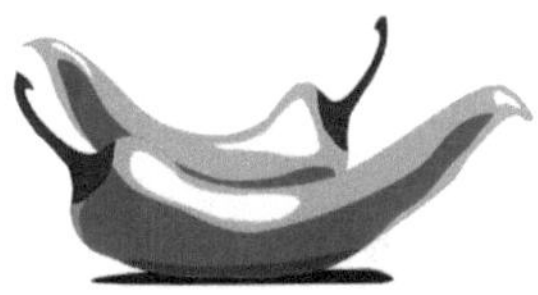

- **Verhaltensbezogene Skills** nutzen (körperliche) Aktivitäten zur Reduktion der Anspannung. Zu den effektivsten verhaltensbezogenen Skills gehört Sport treiben, z. B. in Form von Joggen, Krafttraining, Boxen oder Schwimmen. Atem- und Entspannungsübungen können ebenfalls den verhaltensbezogenen Skills zugeordnet werden.

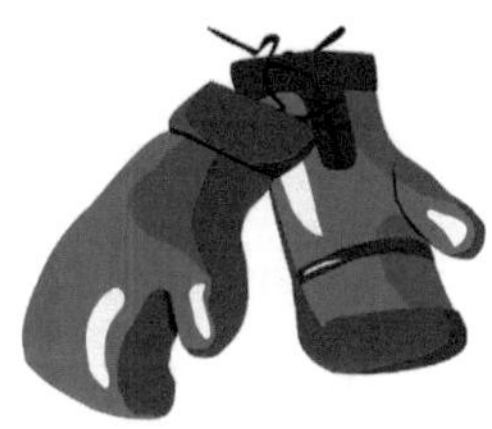

- **Gedankliche Skills** nutzen gedankliche Tricks, um die innere Anspannung zu reduzieren. Zu den effektivsten gedanklichen Strategien gehören Kopfrechnen (z. B. in 13er-Schritten von 1000 rückwärts zählen), die Nutzung von Mantren (d. h. gedanklicher Formeln, die immer wieder innerlich wiederholt werden, z. B. »Wahrnehmen, Verstehen, Handeln, Wahrnehmen, Verstehen, Handeln …«) oder Fantasiereisen (d. h. das gedankliche Reisen an einen »sicheren Ort« oder in eine schöne Erinnerung).

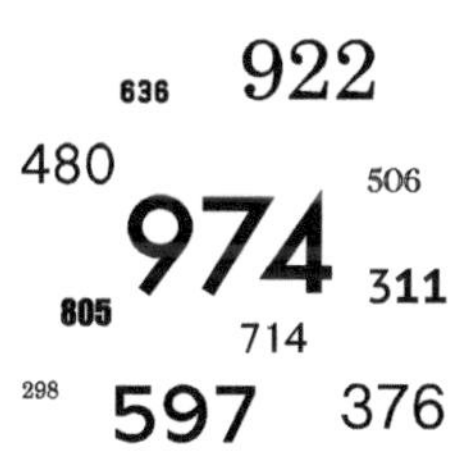

Skillsketten. Skills können miteinander kombiniert werden, z. B. kann in einem ersten Schritt ein sensorischer Skill genutzt werden, um nicht mehr »neben sich zu stehen« (z. B. Riechen an einer Ammoniak-Ampulle), bevor in einem zweiten Schritt Ausdauersport zur weiteren Reduktion einer Anspannung genutzt wird. Im Anschluss daran kann gezielt darüber nachgedacht werden, wie das für die Anspannung verantwortliche Problem gelöst werden kann.

💡 Skills sind sehr effektiv zur Reduktion von Anspannung – sie lösen jedoch keine Probleme. Daher ist es wichtig, neben der Anwendung von Skills auch das eigentliche Problem zu identifizieren und dieses nach Möglichkeit (ggf. zu einem anderen Zeitpunkt) zu lösen, zu akzeptieren oder anders darüber nachzudenken.

Anspannung und Skills

Beispiel

Nehmen wir an, Herr M. streitet sich mit seiner Partnerin, da er auf deren Kollegen eifersüchtig ist. Der Streit wird immer intensiver und die innere Anspannung von Herrn M. steigt stark an. Die Gedanken von Herrn M. rasen und in ihm steigt der Drang, sich zu betrinken oder sich selbst zu verletzen. Um Schlimmeres zu verhindern, ist es daher in diesem Moment sehr hilfreich, wenn Herr M. Skillsketten verwendet, um seine Anspannung zu reduzieren. Vielleicht muss er dafür auch kurz aus der Situation gehen und den Streit sozusagen pausieren. Wichtig ist jedoch: Herr M. sollte im Anschluss das Gespräch mit seiner Partnerin ruhiger fortsetzen und den Konflikt mit ihr klären – ansonsten werden ähnliche Konflikte vermutlich häufiger vorkommen und die Beziehung wird dauerhaft darunter leiden.

Am besten lassen sich Stresssituationen also langfristig befriedigend lösen, wenn Skills mit anderen Strategien der Emotionsregulation kombiniert werden. Um zu wissen, wann Skills angewendet werden sollten, ist es hilfreich, die eigene Anspannung präzise einschätzen zu können. Je höher die Anspannung, desto wahrscheinlicher sind Skills hilfreich.

Die nachfolgende Abbildung illustriert, wann Skills zielführend eingesetzt werden können. Die Pfeile illustrieren, welcher Schritt in Abhängigkeit der Antwort (Ja oder Nein) auf die zuvor gestellte Frage (z. B. Anspannung größer 70 %?) durchgeführt werden sollte bzw. welche Frage als nächstes relevant ist.

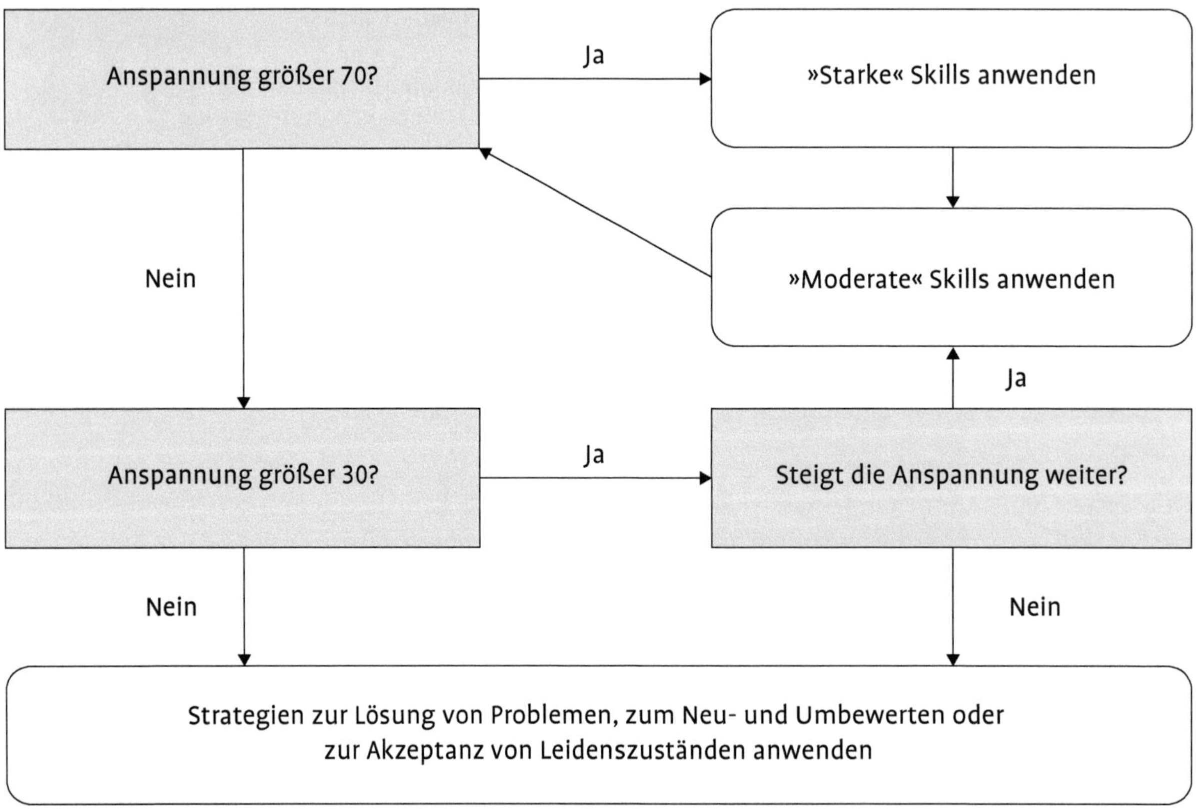

Entscheidungsbaum zur Anwendung von Skills

Grundwissen Gefühle

Warum ist Freude wichtig?
Menschen fühlen Freude,
wenn etwas Gutes passiert.
Freude ist eine angenehme Emotion.

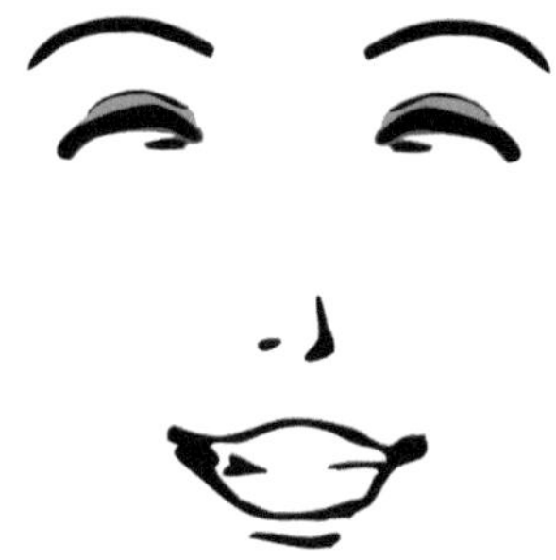

Freude hat viele Vorteile:
Freude motiviert Menschen,
schöne Dinge zu machen.

Freude hat wenig Nachteile.

Warum ist Angst wichtig?
Menschen fühlen Angst,
wenn etwas vielleicht gefährlich ist.
Angst ist eine unangenehme Emotion.

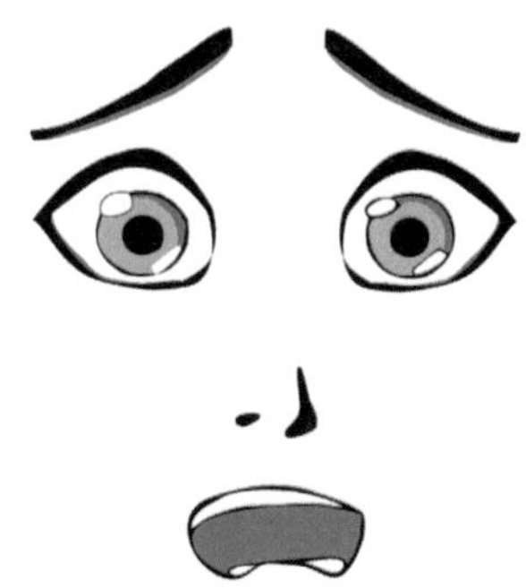

Angst hat auch viele Vorteile:
Angst hilft Menschen,
gefährlichen Sachen aus dem Weg zu gehen.

Angst hat auch Nachteile:
Wenn Menschen zu oft Angst haben,
dann trauen sie sich **nicht**,
wichtige Dinge zu machen.

Grundwissen Gefühle

Warum ist Wut wichtig?

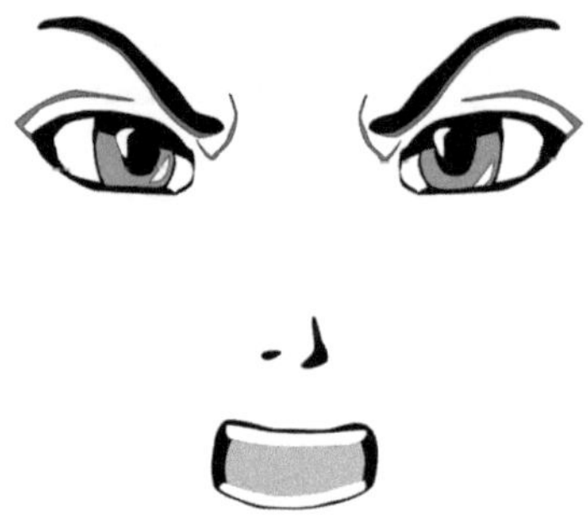

Menschen fühlen Wut,
wenn etwas unfair oder gemein ist.
Wut ist oft eine unangenehme Emotion.

Wut hat aber viele Vorteile:
Wut motiviert Menschen,
sich gegen gemeine Sachen zu wehren.

Wut hat auch viele Nachteile:
Wenn Menschen zu oft Wut zeigen,
kommen sie schlecht mit anderen
Menschen klar.

Warum ist Scham wichtig?

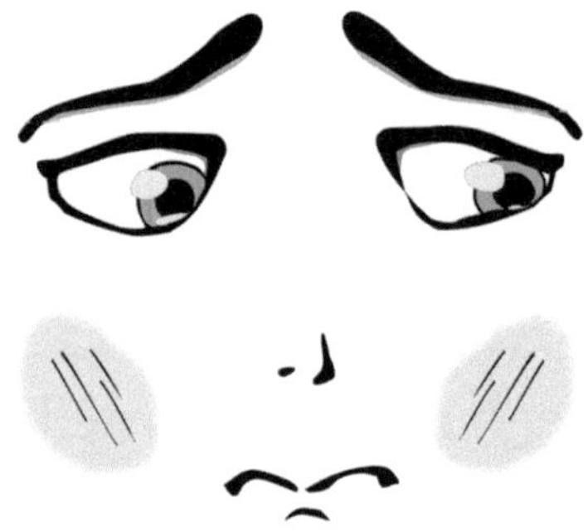

Menschen fühlen Scham,
wenn sie fürchten,
dass sie etwas falsch gemacht haben.
Scham ist eine unangenehme Emotion.

Scham hat aber manchmal Vorteile:
Scham motiviert Menschen,
sich in Gruppen an Regeln zu halten.

Scham hat auch viele Nachteile:
Wenn Menschen zu viel Scham fühlen,
dann trauen sie sich **nicht**,
mit anderen Leuten zu reden.

Tipps zum Umgang mit starken Gefühlen

Manchmal ist es wichtig, unangenehme Gefühle weniger stark zu machen. Um das zu schaffen, gibt es mehrere Möglichkeiten.

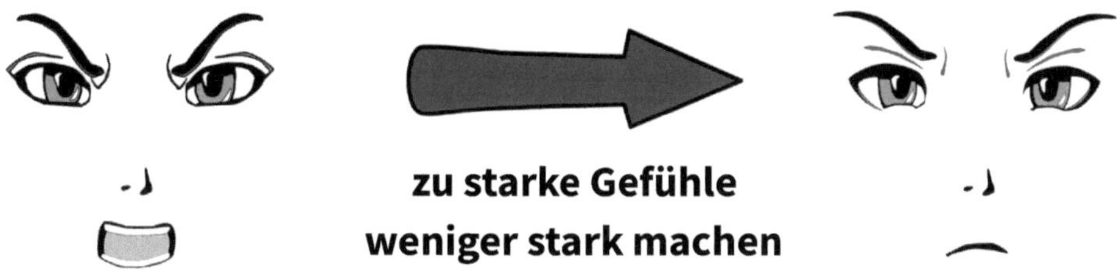

(1) Probleme lösen

Negative Gefühle entstehen oft durch Probleme.
Wenn man das Problem löst, werden die negativen Gefühle schwächer.

Das geht so:

(1) Nehmen Sie sich Zeit, über Lösungen nachzudenken.
(2) Schreiben Sie alle möglichen Lösungen auf, die Ihnen einfallen.
(3) Bewerten Sie, wie gut die Lösungen sind.
  - Geben Sie jeder Lösung eine Zahl.
  - Die beste Lösung bekommt die Zahl 1.
  - Die zweitbeste Lösung bekommt die Zahl 2.
  - Die Zahlenreihe setzen Sie fort bis alle Lösungen eine Zahl haben.
  - Wenn Sie 5 Lösungen gefunden haben, dann hat die schlechteste Lösung die Zahl 5.

(4) Setzen Sie die beste Lösung um. Sie hat die Zahl 1.
(5) Wenn die Lösung geholfen hat: Super!
(6) Wenn die Lösung fehlgeschlagen ist: Versuchen Sie es noch einmal mit der Lösung mit der Zahl 2.

Tipps zum Umgang mit starken Gefühlen

(2) Dinge akzeptieren

Manche Sachen im Leben kann man **nicht** ändern.
Zum Beispiel die Sachen, die in der Vergangenheit passiert sind.
Wenn wir Dinge **nicht** ändern können, ist es gut diese Dinge zu akzeptieren.

Das geht so:

(1) Wenn Sie Dinge nicht ändern können, sprechen Sie mit anderen über Ihre Gefühle.
Mit anderen über Gefühle zu sprechen, hilft dabei, Dinge zu verarbeiten.

(2) Beschäftigen Sie sich viel mit anderen Dingen.
Beschäftigen Sie sich mit Dingen, die Sie verändern können.

(3) Kümmern Sie sich gut um sich selbst.
Zum Beispiel: Essen Sie genug und machen Sie schöne Dinge.

(4) Sagen Sie zu sich selbst:
»Das ist jetzt so. Aber es kommen auch wieder bessere Zeiten.«

(3) Anspannung verringern

Diese Möglichkeit ist hilfreich, wenn Gefühle **viel zu stark** sind.
Dann muss man zuerst die Anspannung verringern.

Das geht so:

(1) Machen Sie Sport:
Machen Sie Kniebeugen oder gehen Sie laufen.

(2) Benutzen Sie einen Stressball:
Kneten Sie einen Stressball oder werfen Sie den Stressball gegen die Wand.

(3) Machen Sie Atemübungen:
- Legen Sie eine Hand auf Ihren Bauch.
- Legen Sie die andere Hand auf Ihre Brust.
- Atmen Sie so, dass sich die Hand auf der Brust wenig bewegt.
- Atmen Sie ganz langsam durch die Nase ein und aus.

2 Schlaf und Schlafprobleme

2.1 Funktionen des Schlafs

Qualitativ erholsamer und quantitativ ausreichender Schlaf ist bedeutsam für die psychische Gesundheit. Das liegt darin begründet, dass Schlaf viele Funktionen bei der Aufrechterhaltung eines adaptiven Erlebens und Verhaltens hat:

- **Gedächtniskonsolidierung:** Schlaf unterstützt die Konsolidierung und Generalisierung verhaltensrelevanter Gedächtnisinhalte. Schlaf ist sowohl für deklarative als auch prozedurale und emotionale Gedächtnisinhalte relevant (Diekelmann & Born, 2010). Hierbei führt Schlafen zu einer sukzessiven Abnahme der Intensität des emotionalen Gehalts der Erinnerungen und leistet dadurch einen bedeutsamen Beitrag zur Emotionsregulation (Walker & van der Helm, 2009).
- **Regulierung der synaptischen Homöostase:** Während im Wachzustand synaptische Verbindungen gestärkt werden, werden während des Tiefschlafs synaptische Verbindungen reduziert. Dadurch erfüllt der Tiefschlaf eine wichtige Aufgabe zur Aufrechterhaltung der neuronalen Plastizität (Tononi & Cirelli, 2006).
- **Erholungsfunktion:** Schlaf erfüllt eine – auf Prozessebene noch nicht abschließend verstandene – Erholungsfunktion (Chittora et al., 2015). Evidenz für die Erholungsfunktion des Schlafs stammt in großen Teilen aus der Forschung zur Schlafdeprivation. Diese legt nahe, dass Schlaf einen bedeutsamen Beitrag zur Regulation des endokrinen Systems sowie des Neurotransmittersystems leistet und sowohl an der Steuerung der Immunantwort als auch an der Aufrechterhaltung neurokognitiver Funktionen beteiligt ist.

Da Schlafprobleme (z. B. zu geringe Schlafdauer, gestörte Schlafkontinuität) zu einer Störung dieser Prozesse führen, wird Schlafproblemen eine bedeutsame Rolle bei der Entstehung und Aufrechterhaltung psychischer Störungen zugesprochen (Hertenstein et al., 2019).

Wichtig

Ein subjektiv und objektiv erholsamer Schlaf trägt bedeutsam zur Aufrechterhaltung der psychischen Gesundheit bei.

2.2 Aufbau eines gesunden Schlafs

Im Verlauf eines Schlafzyklus durchlaufen Menschen eine prototypische Abfolge an Schlafstadien. Die Schlafstadien können anhand von Elektroenzephalographie-(EEG)- und Elektromyogramm-(EMG)-Daten differenziert werden (Wilson & Nutt, 2013):

- **REM-Schlaf:** REM ist die Abkürzung für Rapid Eye Movement, d. h. schnelle Augenbewegungen. Das EEG-Signal ähnelt dem im Wachzustand. Der Muskeltonus ist erschlafft. Es zeigen sich schnelle horizontale Augenbewegungen. Der Großteil des Traumschlafs fällt in die REM-Schlafphasen.
- **Non-REM-Schlaf:** Der Non-REM-Schlaf lässt sich in vier Phasen aufteilen (N1, N2, N3, N4), wobei N3 und N4 als Tiefschlaf zusammengefasst werden können. Der Tiefschlaf ist im EEG durch Delta-Wellen charakterisiert. Es zeigen sich praktisch keine Augenbewegungen und der Muskeltonus ist gering. Der Tiefschlaf ist vermutlich für die Erholungsfunktion des Schlafs entscheidend.

Die Schlafstadien werden in circa 90- bis 120-minütigen Schlafzyklen durchlaufen. Der Anteil an Tiefschlaf ist in der ersten Nachthälfte besonders hoch und nimmt über die Nacht hinweg gen Morgen ab. Etwa 20 % des Nachtschlafs entfallen jeweils auf den REM-Schlaf sowie den Tiefschlaf und ca. 60 %

auf die Schlafstadien N1 und N2 (Boulos et al., 2019). Im Durchschnitt schlafen Menschen ca. 400 Minuten pro Nacht. Die durchschnittliche Zeit bis zum Einschlafen beträgt circa 15 bis 20 Minuten. Im Regelfall wachen Menschen mehrfach pro Nacht auf – die kumulierte Wachzeit nach dem erstmaligen Einschlafen beträgt bei gesunden Personen zwischen 30 und 60 Minuten. Dauert die Wachphase nur wenige Sekunden bis Minuten an, wird dies meist nicht erinnert.

Info

Expertengruppen empfehlen eine Schlafdauer von 7 bis 9 Stunden pro Nacht (Watson et al., 2015). Von regelmäßigen Schlafzeiten unter 6 Stunden geht vermutlich langfristig ein Gesundheitsrisiko aus.

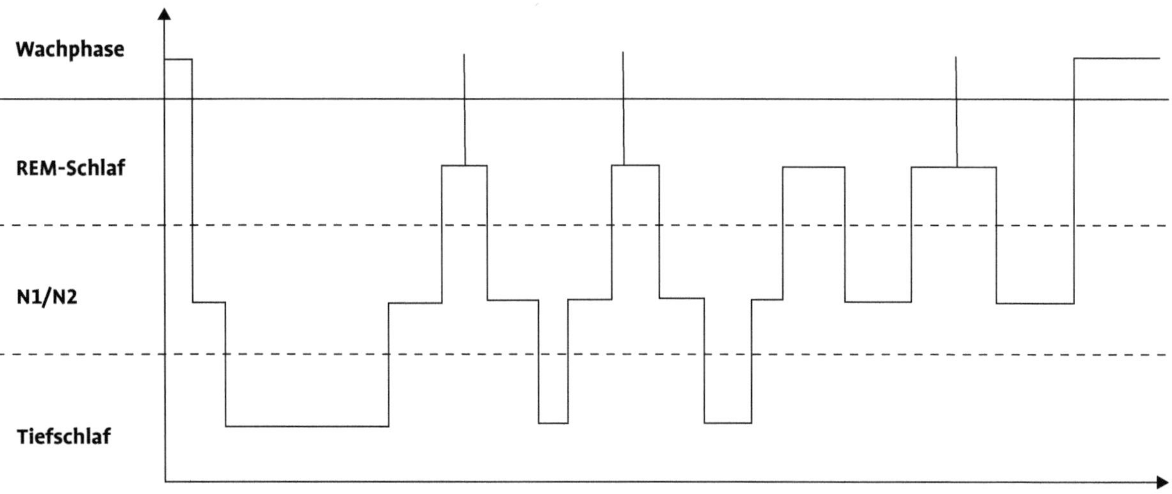

Abbildung 2.1 Schematische Darstellung der Schlafphasen im Verlauf des Nachtschlafs

Info

Die Funktion von Träumen ist noch nicht restlos verstanden. Als gesichert gilt jedoch, dass Träume sogenannte »Tagesreste« beinhalten (d. h. Erleben und Verhalten, dass im Wachzustand relevant war; Schredl, 2010).

2.3 Zwei-Prozess-Theorie der Schlafregulation

An der Schlafregulation sind zwei Prozesse beteiligt (Deboer, 2018):

- Der **Schlafdruck (Prozess S)** dient zur Aufrechterhaltung der neuronalen Homöostase. Er ist ein hypothetisches Konstrukt, das aus der Erholungsfunktion des Schlafs abgeleitet wird. Schlafdruck baut sich während der Wachzeiten auf und fällt während des (Tief-)Schlafs ab. Schlafdeprivation führt zu einem höheren Anteil an Tiefschlaf in den folgenden Schlafzyklen. Nichtsdestotrotz braucht es im Regelfall mehrere Nächte, um eine einmalige Schlafdeprivation zu kompensieren (Kitamura et al., 2016).
- Der **zirkadiane Rhythmus (Prozess C)** entspricht einer inneren Uhr, die Körperprozesse anhand eines circa 24 Stunden dauernden Kreislaufs reguliert und die optimale Schlaf-Wach-Zeit mitsteuert. Neben Schlaf werden bspw. auch Körpertemperatur und Nahrungsaufnahme von zirkadianen Rhythmen (mit)gesteuert.

Die Desynchronisation der beiden Prozesse fördert die Entstehung und Aufrechterhaltung von Schlafstörungen. Der zirkadiane Rhythmus kann durch verschiedene Reize gestört werden. Zu den bedeutsamsten zählen nächtliches Essen, die Verschiebung von Arbeitstätigkeit und sozialer Aktivitäten in die Nachtstunden (sog. social jetlag), Schichtarbeit und Beleuchtungsintensität, wie zu helle Beleuchtung in der Nacht oder zu geringe Beleuchtung am Tag (Escobar et al., 2011).

Info

Psychotherapeutische Interventionen zur Reduktion von Schlafstörungen sollen auf eine Resynchronisierung der an der Schlafregulation beteiligten Prozesse hinwirken.

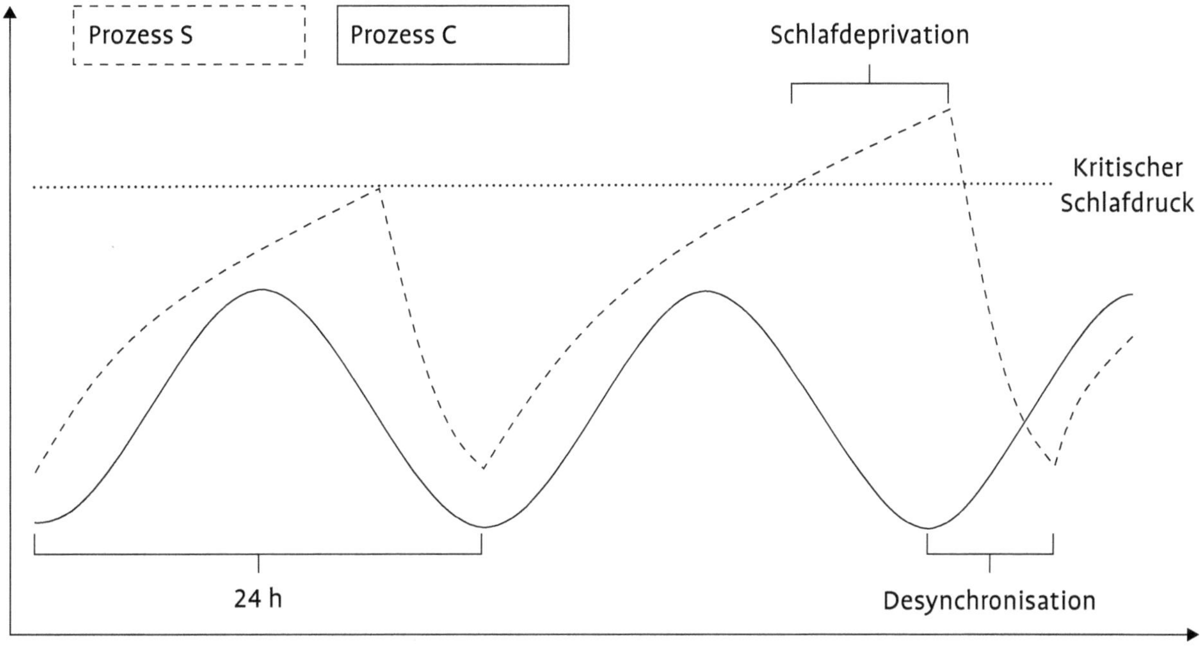

Abbildung 2.2 Zwei-Prozess-Modell der Schlafregulation

2.4 Schlaf und psychische Störungen

Relevanz schlafbezogener Interventionen. Schlaf ist ein transdiagnostisch relevanter Gesundheits- und Krankheitsfaktor mit bedeutsamen Implikationen für die Entstehung und Therapie psychischer Störungen:

- Störungen der Schlafkontinuität und der Schlaftiefe sind eine störungsübergreifende Begleiterscheinung psychischer Erkrankungen (Baglioni et al., 2016).
- Insomnie ist transdiagnostisch ein zentraler Risikofaktor für die Entstehung psychischer Störungen (Hertenstein et al., 2019).
- Nur bei etwa 50 % der Patient:innen normalisiert sich das Schlafverhalten unter Standardtherapie, weshalb die Anwendung schlafspezifischer Interventionen empfohlen wird (Schenach et al., 2019).
- Schlafspezifische Interventionen normalisieren nicht nur das Schlafverhalten, sondern führen zusätzlich zu einer Reduktion störungsspezifischer Symptomatik (Cunningham & Shapiro, 2018).

Einflussfaktoren auf die Schlafqualität. Mehrere Alltagsvariablen beeinflussen die Schlafqualität. Zu den für den therapeutischen Kontext bedeutsamsten zählen folgende:

- Personen mit Schlafproblemen zeigen eine bedeutsam erhöhte Variabilität in ihren Schlaf-Wach-Zeiten sowie in den Zeitpunkten ihrer Nahrungsaufnahme (Moss et al., 2015). Regelmäßige Tagesabläufe sind mit einer höheren Schlafqualität assoziiert.
- Regelmäßiger Sport verbessert die Schlafqualität (Ledermann, 2019). Da Sport jedoch kurzfristig zu einer körperlichen Aktivierung führt, sollten in der Stunde vor dem Zubettgehen keine intensiven Sportübungen durchgeführt werden (Stutz et al., 2019).

- Regelmäßiger Alkoholkonsum führt zu einer höheren Einschlaflatenz, einer verringerten Schlafkontinuität und einer verringerten Schlafdauer (Stein & Friedmann, 2006).
- Der zirkadiane Rhythmus wird u.a. durch den Kontakt mit Lichtquellen beeinflusst. Die Photorezeptoren des Auges reagieren dabei besonders stark auf sogenanntes »Blaues Licht« (im Wellenbereich zwischen 380 und 500 Nanometern), dass insbesondere von (Smartphone-, Laptop-, Fernseh-) Bildschirmen abgegeben wird. Daher hat die Dauer der Bildschirmnutzung in den Abendstunden vermutlich einen negativen Einfluss auf die Schlafqualität (Burkhart & Phelps, 2009; Janků et al., 2020).

Neben Aspekten der Lebensführung sind es vor allem dysfunktionale Einstellungen über die Kontrollierbarkeit des Schlafs und die Konsequenzen von Schlafdeprivation, die zur Aufrechterhaltung von Schlafproblemen beitragen (Schneider et al., 2019).

Wichtig

Schlafqualität, Schlafkontinuität und Einschlaflatenz können durch Modifikationen der Alltagsgestaltung und durch Kognitive Umstrukturierung beeinflusst werden.

2.5 Psychoedukation zu Schlaf und Schlafproblemen

Ziele der Psychoedukation zu Schlaf und Schlafproblemen sind eine direkte Reduktion der psychischen Belastung (u.a. durch Relativierung von Schlafmythen und Vermittlung von Regeln der Schlafhygiene) und die Vorbereitung weiterführender Interventionen (u.a. durch Vorstellung des Rationals von Stimuluskontrolltechniken). Zu diesem Zweck sollen die Patient:innen darüber aufgeklärt werden,
(1) welche Funktionen Schlaf erfüllt,
(2) durch welche Mechanismen das Schlafverhalten reguliert wird,
(3) wie Schlafprobleme entstehen und durch was sie aufrechterhalten werden, und
(4) wie Schlafprobleme behoben werden können.

Tabelle 2.1 stellt den Ablauf der Psychoedukation im Gruppensetting zu Schlaf und Schlafproblemen prototypisch dar.

Tabelle 2.1 Prototypischer Ablauf einer Psychoedukation zum Thema Schlaf

Erste Sitzung	(1) Ggf. Nachbesprechung der Hausaufgaben der vorangegangenen Sitzung und Klärung organisatorischer bzw. inhaltlicher Fragen (2) Was macht unser Gehirn im Schlaf? (INFO 16) (3) Die innere Uhr (INFO 17) (4) Schlafdruck (INFO 18) (5) Kontextfaktoren (INFO 19) (6) Aushändigen: INFO 22 bis INFO 23 (INFO 28, falls Informationen in einfacher Sprache benötigt werden)
Zweite Sitzung	(1) Klärung offener Fragen zur letzten Sitzung oder den Informationsmaterialien (2) Entstehung und Aufrechterhaltung von Schlafproblemen (INFO 20) (3) Interventionen zu Reduktion von Schlafproblemen (INFO 21) (4) Aushändigen: INFO 24 bis INFO 27 (INFO 29, falls Informationen in einfacher Sprache benötigt werden) (5) Hausaufgabe: AB 8 bis AB 10 (AB 11 sollte i.d.R. nur im Einzelsetting gegeben und gemeinsam vorbesprochen werden)

2.6 Weiterführende Methoden

Es liegen mehrere empirisch fundierte Behandlungsansätze zur Verbesserung der Schlafqualität und -kontinuität vor (Friedrich & Schlarb, 2018). Die stärkste empirische Evidenz besteht für kognitiv-verhaltenstherapeutische Schlafinterventionen, die Schlafrestriktion, Stimuluskontrolltechniken, Entspannungsverfahren (z. B. Progressive Muskelrelaxation) und Kognitive Therapie (z. B. zu dysfunktionalen Annahmen über das Schlafen) kombinieren (Taylor & Pruiksma, 2014). Die auf den Informationsblättern vorgestellten psychoedukativen Inhalte vermitteln das für die Durchführung dieser Methoden notwendige Grundwissen. Die in diesem Buch beschriebene Psychoedukation ist daher mit allen genannten Methoden kombinierbar. Ob bei Patient:innen bedeutsame Schlafprobleme vorliegen, kann unter anderem mithilfe des Pittsburgh Sleep Quality Index (PSQI; Buysse et al., 1989) festgestellt werden.

2.7 Arbeits- und Informationsmaterial

Durchführung der Sitzungen zu Schlaf und Schlafproblemen

Die folgenden Materialien unterstützen die Therapeut:innen bei der Vorbereitung und der Durchführung der Psychoedukation zu Schlaf und Schlafproblemen im Einzel- und Gruppensetting.

INFO 16 Was macht unser Gehirn im Schlaf?
Der erste Schritt bei der Psychoedukation zu Schlaf und Schlafproblemen besteht darin, den Patient:innen Informationen zum Aufbau und zu den Funktionen des »normalen« Schlafs zu vermitteln. Dieses Informationsblatt beschreibt die Erarbeitung dieser Inhalte, die die Basis zum Verständnis der nachfolgenden Informationen bilden.

INFO 17 Die innere Uhr
Das Zusammenspiel von zirkadianem Rhythmus und Schlafdruck ist entscheidend für einen gesunden und befriedigenden Schlaf. Dieses Informationsblatt beschreibt die Vermittlung des Grundwissens zum zirkadianen Rhythmus und seiner Beeinflussung durch Zeitgeber an die Patient:innen.

INFO 18 Schlafdruck
Schlafdruck baut sich in Wachphasen auf und in Schlafphasen ab. Viele Patient:innen zeigen Schonverhalten (z. B. Mittagsschlaf, verringerte körperliche Aktivität), das ihnen helfen soll, besser mit Schlafproblemen umzugehen, diese jedoch eigentlich aufrechterhält. Um die Erarbeitung dieser Inhalte zu unterstützen, werden Therapeut:innen auf diesem Informationsblatt entsprechende Formulierungshilfen sowie eine Vorlage zur Erstellung eines assoziierten Schaubildes zur Verfügung gestellt.

INFO 19 Kontextfaktoren
Neben der inneren Uhr und dem Schlafdruck hängt die Wahrscheinlichkeit, ein- und durchzuschlafen, auch von Kontextfaktoren ab. Die Variation von Kontextfaktoren stellt deswegen ein wichtiges Instrument der Schlafhygiene dar. Dieses Informationsblatt beschreibt, wie Therapeut:innen vorgehen können, um gemeinsam mit Patient:innen relevante Kontextfaktoren für einen guten Schlaf identifizieren können.

INFO 20 Die Entstehung und Aufrechterhaltung von Schlafproblemen
Nach ihrer Entstehung zeigen Schlafprobleme häufig eine funktionelle Autonomie, d. h., dass sie sich (in Interaktion mit dysfunktionalen Bewältigungsmechanismen) selbst aufrechterhalten. Das Verständnis dieses Teufelskreises der Schlafprobleme versetzt Patient:innen in die Lage, ihre Verhaltensstrategien zielgerichtet zu verändern. Dieses Informationsblatt gibt Therapeut:innen Formulierungshilfen sowie eine Vorlage für ein Schaubild zur Vermittlung der zentralen Zusammenhänge zur Hand.

INFO 21 Schlafbezogene Interventionen
Dieses Informationsblatt beschreibt die Herleitung und Vermittlung schlafbezogener Interventionen auf Basis der vorangegangenen Inhalte zur inneren Uhr, Schlafdruck und dem Teufelskreis des Schlafs.

Neben Formulierungshilfen unterstützt dieses Arbeitsblatt den Abschluss der Psychoedukation zu Schlaf und Schlafproblemen insbesondere durch eine Vorlage für die zusammenfassende Darstellung der schlafbezogenen Interventionen in einem Tafelbild.

Hausaufgaben für Patient:innen

Diese Arbeitsblätter dienen der Vertiefung der Inhalte aus den Einzel- bzw. Gruppensitzungen und dem Transfer der erlernten Strategien in den Alltag. Die Arbeitsblätter sollten detailliert nachbesprochen und die Umsetzung der geplanten Interventionen im Einzelsetting begleitet werden.

AB 8 Teufelskreis der Schlafprobleme

Dieses Arbeitsblatt kann entweder gemeinsam in einer Einzelsitzung oder als Hausaufgabe bei Einzel- oder Gruppensitzungen zur Individualisierung des allgemeinen Teufelskreises der Schlafprobleme eingesetzt werden. Die Anwendung des Arbeitsblattes erleichtert das Verständnis der individuellen dysfunktionalen Bewältigungsmechanismen und erlaubt die Ableitung fallspezifischer Interventionen.

AB 9 Regelmäßige Tagesabläufe

Dieses Arbeitsblatt hilft Patient:innen bei der Planung von Alltagsaktivitäten, die den Schlafdruck fördern und die zirkadiane Rhythmik stabilisieren. Darüber hinaus dient es der Einführung einer festen Aufstehzeit am Morgen und der Planung des Beginns der Zubettgeh-Routine am Abend.

AB 10 Zubettgeh-Routine

In Ergänzung zu **AB 9** »Regelmäßige Tagesabläufe« unterstützt dieses Arbeitsblatt die Planung einer Zubettgeh-Routine am Abend. Der Ablauf und die Komponenten der geplanten Zubettgeh-Routine sollten mit den Patient:innen (im einzeltherapeutischen Setting) nachbesprochen werden.

AB 11 Verkürzung der Bettliegezeit

Dieses Arbeitsblatt dient der Berechnung der gegenwärtigen Schlafeffizienz und der geplanten Bettliegezeit sowie der Bestimmung des Zeitpunkts für den Beginn der Abendroutine. Da dieses Arbeitsblatt im Vergleich zu den anderen Arbeitsblättern für viele Patient:innen komplex ist, sollte es in der Regel mit den Patient:innen im Einzelsetting vorbesprochen bzw. bearbeitet werden.

Informationsmaterial für Patient:innen

Die Informationsblätter für Patient:innen dienen als Gedächtnisstütze für die Informationen aus dem Psychoedukationsbereich Schlaf und Schlafprobleme und sollen den Transfer in den Alltag unterstützen. Alternativ können die Informationsblätter auch verwendet werden, wenn die Durchführung der Psychoedukation durch Therapeut:innen im Einzel- oder Gruppensetting organisatorisch nicht möglich ist (z. B. im stationären Setting). Im letztgenannten Fall sollte dennoch zumindest eine verkürzte Vor- und Nachbesprechung der Materialien erfolgen.

INFO 22 Basiswissen Schlaf

Dieses Informationsblatt stellt Grundwissen zum Verständnis der »normalen« Schlafphysiologie und der Funktionen des Schlafs zur Verfügung. Es vermittelt daher zentrale Informationen zum Verständnis der weiterführenden Materialien und erleichtert den Patient:innen darüber hinaus eine »realistische« Wahrnehmung ihrer Schlafprobleme.

INFO 23 Wann schlafen wir gut?

Die innere Uhr, Schlafdruck und Kontextfaktoren der Schlafsituation haben einen wesentlichen Einfluss auf die Einschlaflatenz, die Schlafqualität und die nächtlichen Wachzeiten. Dieses Informationsblatt fasst die wichtigsten Informationen zu diesen Einflussfaktoren anschaulich zusammen. Die genaue Kenntnis der Faktoren ist eine wichtige Voraussetzung für das Verständnis des Teufelskreises der Schlafprobleme und der schlafbezogenen Interventionen.

INFO 24 Schlafmythen
Viele Patient:innen berichten von vermeintlichen Fakten über gesunden bzw. gestörten Schlaf, die entweder nicht (ganz) korrekt oder sogar hinderlich für einen erholsamen Schlaf sind. Dieses Informationsblatt relativiert einige der häufigsten Schlafmythen. Dadurch unterstützt es Patient:innen dabei, ihren Schlaf und die möglichen Ziele von schlafbezogenen Interventionen »realistisch« wahrzunehmen.

INFO 25 Teufelskreis der Schlafprobleme
Schlafprobleme werden durch zwei miteinander verbundene Teufelskreise aufrechterhalten, deren treibende Faktoren dysfunktionale Gedanken sind, die in dysfunktionalen Verhaltensweisen und starken emotionalen Reaktionen resultieren. Dieses Informationsblatt stellt die beiden Teufelskreise der Schlafprobleme anhand von Beispielen dar und bildet somit (gemeinsam mit den Sitzungsinhalten von **INFO 19** »Kontextfaktoren«) die Grundlage für die Erarbeitung der individuellen Teufelskreise des Schlafverhaltens (**AB 8** »Teufelskreis der Schlafprobleme«).

INFO 26 Was tun, um gut zu schlafen?
Dieses Informationsblatt beschreibt Patient:innen anhand von vier »Regeln«, wie Interventionen zur Verbesserung des Schlafs im Alltag angewendet werden können. Durch die handliche Zusammenfassung wird den Patient:innen die Umsetzung der Interventionen erleichtert.

INFO 27 Weniger ist mehr – die Bettliegezeit verkürzen
Eine der wirksamsten Interventionen zur Reduktion von Schlafproblemen besteht in einer Schlafrestriktion in Form einer Verkürzung der Bettliegezeit. Die Verkürzung der Bettliegezeit ist jedoch für die Patient:innen in der Regel kontraintuitiv und anstrengend. Daher ist es von Bedeutung, die Patient:innen zunächst ausreichend für die Umsetzung der Intervention zu motivieren. Dieses Informationsblatt unterstützt diesen Prozess, indem es Patient:innen das Rational hinter dieser Intervention zusammenfasst.

INFO 28 Grundwissen Schlaf
In einfacher Sprache fasst dieses Informationsblatt Grundwissen zu Funktionen des Schlafs und dem Ablauf des normalen Schlafs zusammen. Dadurch wird Patient:innen ein »realistischer« und normalisierender Blick auf ihren Schlaf bzw. ihre Schlafprobleme ermöglicht.

INFO 29 Tipps, um gut zu schlafen
Um den Patient:innen die Umsetzung schlafbezogener Interventionen zu erleichtern, vermittelt dieses Informationsblatt in einfacher Sprache die wichtigsten »Regeln« zur Verbesserung der Schlafqualität.

Was macht unser Gehirn im Schlaf?

Ziele der Psychoedukation. Die Psychoedukation zum Thema Schlaf muss einen Spagat bewältigen: Zum einen soll die Relevanz des Schlafs für die psychische und körperliche Gesundheit verdeutlicht werden und zum anderen sollte es vermieden werden, die Angst vor schlaflosen Nächten weiter zu befeuern. Damit dieser Spagat gelingt, ist es wichtig, Patient:innen zunächst ein realistisches Bild des gesunden Schlafs zu vermitteln und mit Schlafmythen aufzuräumen. Ausgehend von diesem Verständnis können die vorhandenen Schlafprobleme als erklärbare Variationen eines normalen Schlafs eingeordnet werden (Normalisierung). Dies reduziert einerseits den Leidensdruck der Patient:innen und eröffnet andererseits Veränderungsspielräume (Kontrollierbarkeit).

Beispiel

»Für Menschen ist Schlaf ein ganz wichtiger Zustand. Doch ebenso wie jeder von uns seine täglichen Aktivitäten manchmal besser und manchmal schlechter bewältigt, ist es auch normal, manchmal besser und manchmal schlechter zu schlafen. In den kommenden Sitzungen wollen wir uns zunächst anschauen, wie Schlaf typischerweise abläuft, welche Funktionen er hat und wie wir sicherstellen können, dass die guten Nächte überwiegen.«

Psychoedukation zu den Schlafstadien. Die Darstellung des normalen Schlafs beginnt mit der Erläuterung der Schlafstadien im Verlauf des Nachtschlafs. Hierbei genügt es in der Regel, sich auf Informationen zum Tiefschlaf und REM-Schlaf zu beschränken. Das Verständnis der Patient:innen kann dabei durch eine (vereinfachte) Visualisierung der Schlafstadien unterstützt werden.

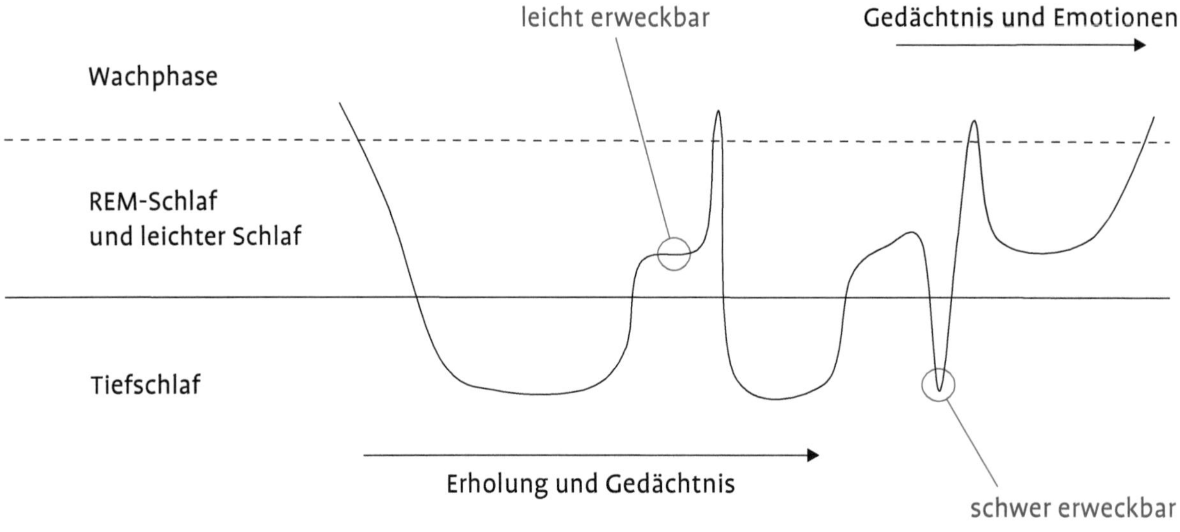

Schlafstadien

Was macht unser Gehirn im Schlaf?

Beispiel

»Anders als es vielleicht von außen aussieht, ist unser Gehirn im Schlaf aktiv und durchläuft wiederholt mehrere Schlafstadien. Haben Sie schon einmal etwas von Schlafstadien gehört?

[Antwort abwarten]

Genau, wir unterscheiden zwischen Tiefschlaf, leichtem Schlaf und sogenanntem REM-Schlaf. [Beschriftung am linken Rand im Schaubild vornehmen.] Der Tiefschlaf dominiert etwa die ersten vier Stunden unseres Nachschlafs [Linie ergänzen]; im Anschluss wird er zunehmend von leichterem Schlaf, inklusive REM-Schlaf, abgelöst.«

Funktionen des Schlafs. Die Einführung in das Thema Schlafstadien und die Unterscheidung nach Tief- und REM-Schlaf erlauben es, zu den weiterführenden Themen überzuleiten. Zunächst sollte auf die Funktionen des Schlafs eingegangen werden. Dabei reicht es zu betonen, dass der Tiefschlaf vor allem für die Erholungsfunktion des Schlafs verantwortlich ist und der REM-Schlaf mit der Emotionsregulation in Zusammenhang steht. Darüber hinaus sollte erläutert werden, dass beide Schlafstadien an Gedächtnisprozessen beteiligt sind. Diese Informationen sind relevant, da sie die Bedeutung von Schlaf vor dem Hintergrund einer bestimmten Symptomatik leichter verständlich machen (z. B. Energieverlust bei Depressionen).

Beispiel

»Schlaf hat mehrere Funktionen. Haben Sie schon einmal etwas über die Funktionen des Schlafs gehört?

[Antwort abwarten]

Schlaf ist sehr wichtig für unsere körperliche, aber auch psychische Erholung. Wesentlich für die Erholungsfunktion des Schlafs ist der Tiefschlaf. [Information in Abbildung ergänzen.] Hier finden sowohl in unserem Gehirn als auch im übrigen Körper Prozesse statt, die uns helfen, uns von den Anstrengungen des Tages zu regenerieren. Schlaf hat noch weitere Funktionen. Zu den wohl wichtigsten Funktionen gehört, dass Schlaf ganz wesentlich an unseren Gedächtnisprozessen beteiligt ist. Während wir im Wachzustand Informationen aufnehmen, werden diese im Schlaf sortiert und ggf. ins Langzeitgedächtnis überführt. Alle Schlafstadien sind an Gedächtnisprozessen beteiligt. Der REM-Schlaf ist für emotionale Gedächtnisinhalte besonders wichtig. [Informationen ergänzen.]«

Was macht unser Gehirn im Schlaf?

Schlafstörungen. Viele Patient:innen leiden unter nächtlichem Erwachen und/oder Problemen, morgens aufzustehen. Aufbauend auf Informationen zu den Schlafstadien können die Hintergründe beider Probleme gut thematisiert und normalisiert werden.

Beispiel

»Dem REM-Schlaf kommen wichtige gedächtnis- und emotionsbezogene Aufgaben zu. Das ist aber nicht der einzige Grund, warum unser Gehirn immer wieder vom Tiefschlaf in die leichteren Schlafstadien wechselt. Das tut unser Gehirn auch, um sowohl nächtliches Erwachen als auch das Erwachen am Morgen zu erleichtern. [Informationen im Schaubild ergänzen.] Was denken Sie, warum könnte nächtliches Erwachen wichtig sein?

[Antwort abwarten]

Hintergrund ist, dass unsere Schlafstadien schon mehrere Millionen Jahre alt sind. In der Urzeit war es sehr wichtig, dass unsere Vorfahren immer wieder nachts wach wurden, um überprüfen zu können, ob alles in Ordnung ist – ob alle in Sicherheit sind, das Feuer noch brennt, es bereits hell geworden ist. Daher ist nächtliches Erwachen etwas ganz Normales und Gesundes. Auch wenn sich nicht jeder Mensch daran erinnern kann, wachen wir alle mehrfach pro Nacht auf. Ist das für Sie nachvollziehbar?

[Antwort abwarten]

Die schwerere oder leichtere Erweckbarkeit am Morgen hat auch etwas mit den Schlafstadien zu tun. Wenn Ihr Wecker Sie aus dem Tiefschlaf reißt, werden Sie einige Minuten oder länger brauchen, um fit zu werden. Wenn Ihr Wecker klingelt, während Sie in einer leichten Schlafphase sind, fällt das Erwachen deutlich leichter. Das Gute ist: Wenn wir immer wieder zur gleichen Zeit aufstehen, stellt sich unser Körper darauf ein und ist zum richtigen Zeitpunkt in einer leichten Schlafphase oder wacht sogar bereits vor dem Klingeln des Weckers auf. Dafür verantwortlich ist der sogenannte zirkadiane Rhythmus.«

Die innere Uhr

Steigerung der Therapieadhärenz. Die meisten schlafbezogenen psychotherapeutischen Interventionen sind aufwendig (z. B. Tages- und Abendroutinen verändern, täglich zur gleichen Uhrzeit aufstehen, Schlafrestriktion), weshalb ihre Durchführung eine hohe Motivation aufseiten der Patient:innen voraussetzt. Bevor mit der Vermittlung konkreter Interventionsansätze begonnen werden kann, sollten daher die diesen Interventionen zugrundeliegenden Wirkmechanismen erklärt werden. Hierfür werden in diesem Teil der Psychoedukation die Konzepte »zirkadianer Rhythmus« und »Schlafdruck« erläutert.

Beispiel

»Alle Säugetiere haben eine innere Uhr. Diese innere Uhr regelt zum Beispiel die Körpertemperatur, den Hormonhaushalt, das Hungergefühl und den Schlaf-Wach-Rhythmus. Wie eine Armbanduhr folgt auch unsere innere Uhr einem 24 Stunden-Rhythmus. Die innere Uhr ist wichtig, denn sie sagt unserem Körper, wann es Zeit wird, sich auf bestimmte Aktivitäten vorzubereiten. Ein typisches Beispiel ist unser Insulinspiegel. Wissen Sie, wofür Insulin wichtig ist?

[Antwort abwarten]

Genau, der Insulinspiegel ist wichtig zur Regulation unseres Blutzuckers. Das heißt, er sollte ansteigen, wenn wir etwas gegessen haben. Hier zeigt die Forschung jedoch etwas Interessantes. Denn wenn wir eine Person untersuchen, die jeden Tag um 12 Uhr zu Mittag isst, dann sehen wir, dass deren Insulinspiegel bereits vor 12 Uhr anfängt anzusteigen. Das heißt, unser Körper bereitet die Nahrungsaufnahme vor – er hat sich darauf eingestellt, dass zu einer bestimmten Uhrzeit mit Nahrung zu rechnen ist.

[Sicherstellen, dass das für die Patient:innen nachvollziehbar ist.]

Ebenso ist es beim Schlafengehen: Wenn wir feste Routinen haben, hilft uns die innere Uhr, das Zubettgehen vorzubereiten.«

De- und Resynchronisation der inneren Uhr. Das Konzept der inneren Uhr ist den meisten Patient:innen leicht zugänglich, denn es korrespondiert häufig mit deren Eindruck, den »inneren Rhythmus« verloren zu haben. Um Veränderungsmöglichkeiten aufzuzeigen, ist es zielführend, zu illustrieren, durch welche Einflussfaktoren eine Desynchronisation des zirkadianen Rhythmus eintreten und wie eine Resynchronisation gelingen kann.

Beispiel

»Wie jede Uhr kann auch die innere Uhr manchmal aus dem Takt geraten. Ein typisches Beispiel dafür ist ein Jetlag – fliegt man in die USA, bringt die Zeitverschiebung unsere innere Uhr aus dem Takt und es braucht ein paar Tage, bis unsere innere Uhr mit der Ortszeit übereinstimmt. Kennen Sie dieses Phänomen bzw. haben Sie Bekannte, denen es so ging?

[Antwort abwarten]

Ich vermute, der Jetlag ging irgendwann vorüber. Wie haben Sie (bzw. Ihre Bekannten) es denn geschafft, Ihre (ihre) innere Uhr wieder richtig einzustellen?

Die innere Uhr

[Antwort abwarten]

Genau, man darf nicht einfach zu Bett gehen, wenn man müde ist, sondern muss sich zwingen, bis zum Anbruch der Nacht wachzubleiben und bei Anbruch des Tages wieder aufzustehen. Man muss dem Körper bewusst helfen, in den neuen Rhythmus hineinzufinden, indem man dem Körper durch Routinen, wie regelmäßiges Aufstehen, regelmäßiges Essen und körperliche Aktivität, signalisiert, wann eine Wach- und wann eine Schlafphase sinnvoll ist. Damit unser Rhythmus gut mit dem Rhythmus des täglichen Lebens und dem anderer Leute korrespondiert, sollten wir ihn am Tag-Nacht-Rhythmus ausrichten.«

»Jetlag« ist für die meisten Patient:innen ein sehr anschauliches Beispiel, um eine Verschiebung des zirkadianen Rhythmus zu illustrieren. Darüber hinaus sollten jedoch auch Alltagsbeispiele der Patient:innen erfragt bzw. mit ihnen besprochen werden.

Beispiel

»Am Beispiel Jetlag haben wir gesehen, dass Reisen in andere Zeitzonen den zirkadianen Rhythmus aus dem Gleichgewicht bringen können. Doch auch im Alltag gibt es eine Reihe von Störquellen, die den zirkadianen Rhythmus beeinflussen können. Haben Sie eine Idee, was potenzielle Störquellen sein könnten?« [Sammeln und besprechen]

Falls es Patient:innen schwerfällt, eigene Beispiele zu generieren, sollten (in Vorbereitung der späteren Interventionen) zumindest folgende Störquellen herausgearbeitet werden:

- **Starke Variationen im Tagesrhythmus**, z. B. durch variierende Aufstehzeiten und Aktivitätszeiträume, Schichtarbeit und Essenszeiten.
- **Übermäßige Verfügbarkeit von Lichtquellen.** Durch die Verfügbarkeit von elektrischem Licht fallen vormals vorhandene Übergänge (Dämmerung) zwischen Tag (Wachphase) und Nacht (Schlafphase) weitestgehend weg. Weitere relevante Lichtquellen sind Displays von Computern, Fernsehern oder Smartphones.

Bevor im Anschluss detailliert auf Interventionen zur Resynchronisation des zirkadianen Rhythmus eingegangen wird, ist es in der Regel hilfreich, das Konzept des Schlafdrucks einzuführen.

INFO 18 • T

Schlafdruck

Da vermutlich alle Patient:innen die Auswirkungen von Übernächtigung kennen, ist das Konzept des Schlafdrucks leicht zu vermitteln. Da zur Erläuterung des Schlafdrucks jedoch mehrere Schlaf-Wach-Zyklen nötig sind und dies schnell unübersichtlich wird, sollte die Vermittlung des Konzepts durch ein Schaubild unterstützt werden. Dies ist vor allem wichtig, um die Patient:innen zu motivieren, keinen Mittagsschlaf zu halten und tagsüber aktiv zu bleiben.

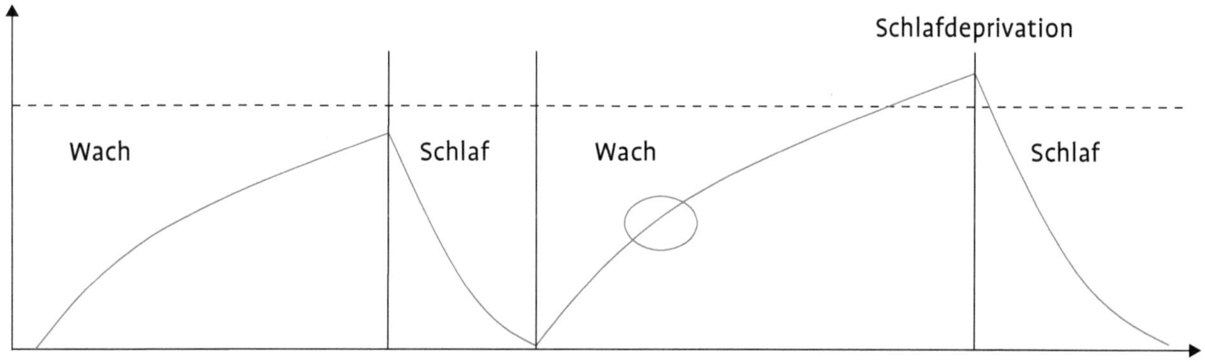

Schlafdruck

Beispiel

»Schlafdruck baut sich während der Wachphase auf. [Koordinatenkreuz und hellgraue Linie bis zum Ende der ersten Wachphase einzeichnen.] Zum einen durch das Wachsein an sich und zum anderen durch ›anstrengende‹ Aktivitäten. Mit zunehmendem Schlafdruck werden wir unkonzentriert, die Glieder werden schwer – kurz gesagt, wir werden müde. Irgendwann erreichen wir einen kritischen Bereich, in dem sich unser Körper gerne ausruhen und die Erholungsfunktion des Schlafs nutzen würde. [Gestrichelte Linie ergänzen.] Das ist ein guter Zeitpunkt, schlafen zu gehen [erste Schlafphase einzeichnen]. Während des Schlafs baut sich der Schlafdruck wieder ab. Wenn er niedrig genug ist, ist unser Körper gut für die nächste Wachphase vorbereitet. Wenn der Schlafdruck den kritischen Bereich überschreitet und wir dennoch nicht schlafen gehen, werden wir schlafdepriviert [hellgraue Linie bis zum Ende der zweiten Schlafphase zeichnen]. Kurzfristig ruft die Schlafdeprivation Konzentrationsprobleme und ein verstärktes Müdigkeitsgefühl in den kommenden Tagen hervor. Langfristig ist sie ungesund. Unser Körper erholt sich von der Schlafdeprivation, indem er in den darauffolgenden Nächten länger schläft oder den Anteil der Tiefschlafstadien erhöht [hellgraue Linie fertig zeichnen].

Wichtig ist, sich bewusst zu machen, dass nicht nur zu viel, sondern auch zu wenig Schlafdruck ein Problem sein kann [Markierung mit hellgrauem Kreis einfügen]. Nehmen wir an, Sie gehen zu Bett, wenn Sie kaum Schlafdruck haben. Was passiert dann?

[Antwort abwarten]

Genau, Sie werden entweder nicht einschlafen können oder bereits nach wenigen Stunden wieder erwachen. Das heißt, ein zu niedriger Schlafdruck kann zu längeren Einschlafphasen und längeren nächtlichen Wachphasen beitragen.«

Kontextfaktoren

Schlaffördernde und -hinderliche Kontextfaktoren. Als weiterer relevanter Faktor, der das Schlafen beeinflusst, sollte nun die Unterscheidung zwischen günstigen und ungünstigen Kontextfaktoren eingeführt werden. Dieser Einflussfaktor ist vor allem bei der Durchführung von Interventionen zur Steigerung der Schlafhygiene wesentlich. Den Patient:innen fällt es in der Regel leicht, Beispiele für günstige und ungünstige Umgebungsbedingungen zu generieren, die ihren Schlaf beeinflussen. Mindestens erarbeitet werden sollten folgende Einflussfaktoren:

- Helligkeit
- Umgebungsgeräusche
- Temperatur
- ggf. der Einfluss einer zu harten oder zu weichen Matratze
- ggf. der Einfluss von Personen, die im gleichen Bett schlafen

Darüber hinaus ist es zielführend, bereits an dieser Stelle den negativen Einfluss von im Schlafbereich sichtbaren Uhren anzusprechen.

Beispiel

Eine weitere häufige Störquelle im Schlafzimmer ist das Vorhandensein einer sichtbaren Uhr, zum Beispiel in Form eines Weckers oder eines Handys. Was würden Sie sagen, warum ist das störend?

[Antworten abwarten und besprechen]

Es ist normal, nachts ab und zu aufzuwachen. Was passiert nun, wenn wir wach werden und die Uhrzeit sehen, welche Emotionen löst das in der Regel aus?

[Antworten abwarten und besprechen]

Meistens führt es zu Ärger darüber, schon wieder wach zu sein oder zur Angst, zu wenig Schlaf zu bekommen. Sowohl Angst als auch Ärger führen zu Körperreaktionen, die das (Wieder-)Einschlafen erschweren. Das heißt, nachts auf die Uhr zu schauen, erschwert oftmals das (Wieder-) Einschlafen. Daher sollte keine sichtbare Uhr im Schlafzimmer sein.«

Wichtig ist, dass die Patient:innen das Zusammenspiel von innerer Uhr, Schlafdruck und Kontextfaktoren verstehen und verinnerlichen. Es muss deutlich werden, dass für ein gutes Ein- und Durchschlafen ein hoher Schlafdruck, günstige Kontextfaktoren und eine passende »innere Uhrzeit« zusammenkommen müssen.

Beispiel

»Für den gesunden Schlaf sind also drei Einflussfaktoren wesentlich: Die innere Uhr, der Schlafdruck und die Kontextfaktoren. Sind diese Prozesse synchronisiert, also bei hohem Schlafdruck, günstigen Kontextfaktoren und wenn die innere Uhr anzeigt, »es ist Schlafenszeit«, dann fällt das Ein- und Durchschlafen häufig leicht. Wenn die innere Uhr und der Schlafdruck desynchronisiert sind, also der Schlafdruck hoch ist, aber die innere Uhr auf Wachphase zeigt oder umgekehrt, dann fällt ein- und durchschlafen häufig schwer. Das gilt auch, wenn die Kontextfaktoren ungünstig sind.«

Die Entstehung und Aufrechterhaltung von Schlafproblemen

Exploration der Auslöser der Schlafstörungen. Die Erläuterung des Teufelskreises des Schlafverhaltens dient dazu, Patient:innen die Entstehungs- und aufrechterhaltenden Bedingungen von Schlafproblemen näherzubringen und so Grundwissen für die Einführung von schlafbezogenen Interventionen zu schaffen. Um den Teufelskreis des Schlafverhaltens zu erarbeiten, sollten die Patient:innen zunächst nach dem Beginn ihrer Schlafprobleme gefragt werden:

- Seit wann bestehen Ihre Schlafprobleme?
- Gab es vor oder während des Beginns der Schlafprobleme Stressfaktoren in Ihrem Leben?
- Wurden die Schlafprobleme seit ihrem Beginn wieder schwächer oder eher stärker?
- Hatten Sie schon einmal ähnliche Schlafprobleme? Wenn ja, wann haben diese begonnen? Gab es damals Auslöser? Wie sind diese verlaufen und wann sind sie wieder verschwunden?

Grübeln und Sorgen zum Schlaf. Nachdem die individuellen Erfahrungen der Patient:innen besprochen wurden, kann mit der Erstellung des Schaubilds begonnen werden [»Auslösendes Ereignis« und »Schlafprobleme« einzeichnen].

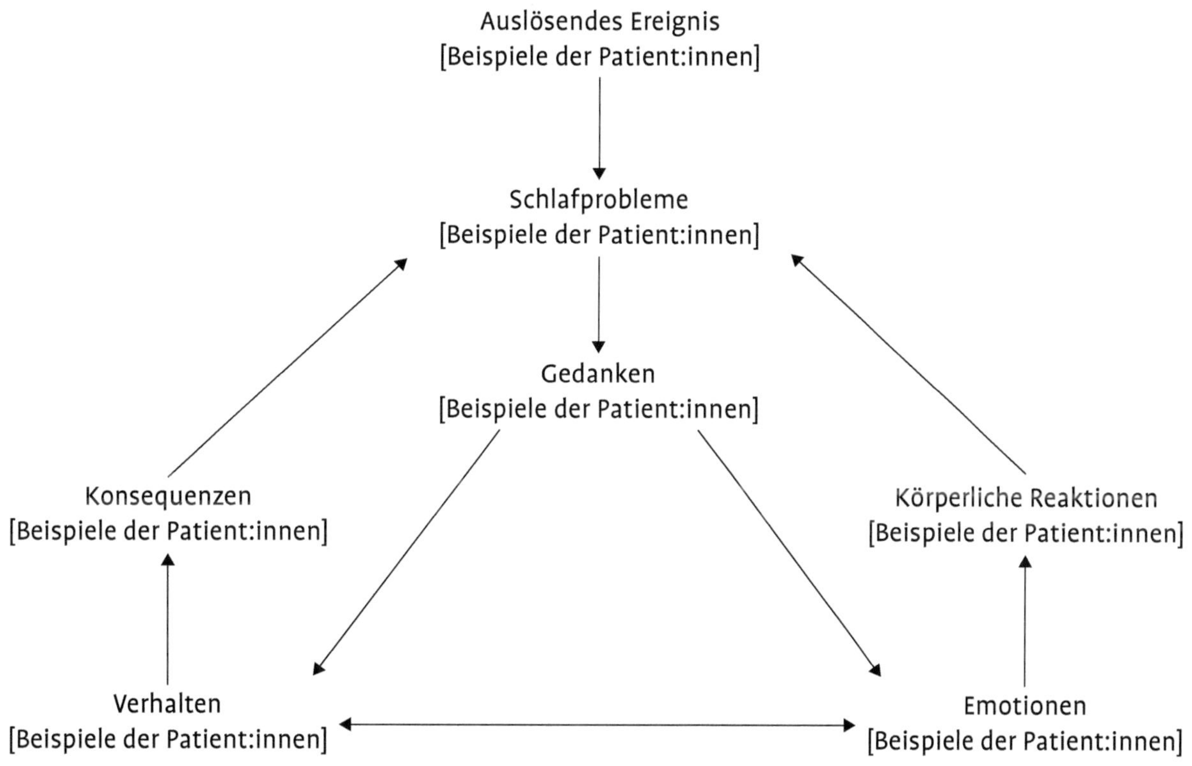

Teufelskreis der Schlafprobleme

Im Anschluss müssen die schlafbezogenen Kognitionen identifiziert werden. Der Fokus sollte hierbei zunächst auf den Gedanken liegen, die in der konkreten Einschlafsituation auftreten. Anschließend können allgemeine Gedanken hinsichtlich der gegenwärtigen Schlafsituation gesammelt werden.

Die Entstehung und Aufrechterhaltung von Schlafproblemen

Beispiel

»Vielleicht kennen Sie folgende Situation gut: Sie liegen nachts im Bett, entweder sind Sie gerade aufgewacht oder konnten noch gar nicht einschlafen und die Gedanken beginnen zu kreisen. Was geht Ihnen in diesen Momenten typischerweise durch den Kopf?

[Antworten sammeln]

Kommt es auch vor, dass Sie tagsüber über Ihre Schlafprobleme bzw. die Schlafsituation nachdenken? Was sind hier Ihre typischen Gedanken?«

[Antworten sammeln]

Wird nach Gedanken in der Schlafsituation gefragt, berichten Patient:innen meistens sowohl schlafbezogene Sorgen (z. B. »Ich schaffe es wieder nicht, einzuschlafen«) als auch allgemeine Grübelgedanken (z. B. über [vermeintliche] vergangene Fehler). Wird nach schlafbezogenen Gedanken am Tag gefragt, berichten Patient:innen häufig von Sorgen bzgl. des Zubettgehens bzw. dem Drang, den verpassten Schlaf aufzuholen. Das Schaubild sollte im Verlauf um den Punkt »Gedanken« und die Patientenbeispiele ergänzt werden. Ausgehend von den schlafbezogenen Gedanken und den Grübelinhalten können relevante Emotionen und assoziierte körperliche Reaktionen erfasst werden.

Beispiel

»Wenn Sie nachts wach liegen und Ihnen Gedanken wie diese kommen [auf die Notizen zu *Gedanken* zeigen], was für Emotionen löst das bei Ihnen aus?

[Antworten abwarten und im Schaubild unter dem Punkt *Emotionen* ergänzen.]

In Abhängigkeit ihrer Intensität führen Emotionen zu unterschiedlichen körperlichen Reaktionen. Zu welchen körperlichen Reaktionen führen [von den Patient:innen genannte Emotionen] bei Ihnen?

[Antworten abwarten und Beispiele unter *Körperliche Reaktionen* ergänzen]

Was würden Sie sagen, wie beeinflussen diese körperlichen Reaktionen [auf die Notizen zu *Körperliche Reaktionen* zeigen] die Wahrscheinlichkeit, ein- und durchzuschlafen?«

[Antworten abwarten]

Identifikation dysfunktionaler Verhaltensmuster und negativer Konsequenzen. Im Anschluss sollten relevante (dysfunktionale) Verhaltensmuster identifiziert werden. Hierbei können unter anderem folgende Fragen helfen:

- Haben Sie Strategien entwickelt, um Ihre Sorgen zu reduzieren bzw. um die von Ihnen häufig erlebten negativen Emotionen zu reduzieren?
- Wann gehen Sie zurzeit ins Bett und wann stehen Sie auf? Haben sich Ihre Zubettgeh- und Aufstehzeiten seit Beginn der Schlafprobleme verändert?
- Was tun Sie, wenn Sie wach im Bett liegen? Warum tun Sie das?

Die Entstehung und Aufrechterhaltung von Schlafproblemen

Relevante (dysfunktionale) Verhaltensweisen sollten im Schaubild ergänzt werden. Im Anschluss gilt es die Konsequenzen des Verhaltens zu erarbeiten, die zur Aufrechterhaltung der Schlafprobleme beitragen.

Zentrale negative Konsequenzen sind dabei vor allem:

- Eine Verschiebung des zirkadianen Rhythmus (Tag-Nacht-Umkehr) bzw. ein »Aufweichen« des zirkadianen Rhythmus durch das Fehlen einer klaren Tagesstruktur.
- Ein zu niedriger Schlafdruck zur gewünschten Schlafenszeit (z. B. durch Schlafen am Tag bzw. durch ein zu geringes Aktivitätsniveau am Tag).
- Eine zeitliche Ausdehnung der Bettliegezeit (z. B. frühes Zubettgehen oder verlängerte Liegezeiten am Morgen), die die Wahrscheinlichkeit von Grübeln im Bett erhöht und dazu beiträgt, dass die Assoziation zwischen »Bett« und »Schlaf« verlernt wird.

Schlafbezogene Interventionen

Adhärenz bei schlafbezogenen Interventionen. Aufbauend auf dem Vorwissen zum Schlafdruck, der inneren Uhr, den relevanten Kontextfaktoren eines guten Schlafs und dem Teufelskreis der Schlafprobleme kann mit der Vermittlung schlafbezogener Interventionen begonnen werden. Um mittel- und langfristige Veränderungen der Schlafqualität zu erreichen, müssen die jeweiligen schlafbezogenen Interventionen in der Regel für mehrere Wochen umgesetzt werden. Um eine entsprechende Adhärenz zu gewährleisten, muss sichergestellt werden, dass

- die Patient:innen das Rational der Interventionen nachvollziehen können,
- die Patient:innen Hoffnung in die Wirksamkeit der Interventionen setzen,
- die korrekte Umsetzung der Interventionen engmaschig begleitet wird.

Tipp

Aufbauend auf dieser Psychoedukation sollte (sofern indiziert) die Umsetzung entsprechender Maßnahmen einzeltherapeutisch begleitet werden. Falls Sie die Psychoedukation im Rahmen einer Gruppentherapie (z. B. im stationären Setting) durchführen, sollte mit den mitbehandelnden Kolleg:innen eine Absprache erfolgen.

Überblick zu schlafbezogenen Interventionen. Aus didaktischen Gründen bietet es sich an, den Patient:innen zunächst einen Überblick über unterschiedliche Maßnahmen zur Verbesserung des Schlafs zu geben. Die jeweiligen Interventionen sollten dabei auf Basis des vermittelten Vorwissens hergeleitet werden.

Beispiel

»Aufbauend auf dem, was wir in den vergangenen Sitzungen (bzw. am Anfang der Sitzung) besprochen haben – was können wir tun, um den Teufelskreis der Schlafprobleme zu durchbrechen und das Schlafverhalten zu normalisieren?

[Antworten abwarten]

Richtig, zwei wichtige Ansatzpunkte sind die Synchronisation der inneren Uhr und die Steigerung des Schlafdrucks [Eintrag unter *Interventionen* an der Tafel ergänzen]. Warum ist es wichtig, die innere Uhr wieder zu synchronisieren?

[Antworten abwarten]

Ganz genau, wie wir besprochen haben, hilft die innere Uhr unserem Körper, den Schlaf vorzubereiten [Eintrag unter *Logik* an der Tafel ergänzen]. Was würden Sie vorschlagen, wie können wir die innere Uhr wieder ›richtig‹ einstellen?«

Schlafbezogene Interventionen

Rational der Verkürzung der Bettliegezeit. Zumeist gelingt es den Patient:innen gut, Vorschläge zur Resynchronisation der inneren Uhr, zum Aufbau von Schlafdruck und zur Verbesserung der Schlafhygiene zu sammeln. Falls Patient:innen nicht alle relevanten Strategien benennen, sollten die Therapeut:innen die Liste entsprechend ergänzen. Auch die Maßnahmen zur Verbesserung der Schlafhygiene können von den Patient:innen in weiten Teilen gut benannt werden. Weniger intuitiv ist in der Regel die Verkürzung der Bettliegezeit. Um das Verständnis für diese Intervention und damit ihre Umsetzung zu erleichtern, wird das Rational auf INFO 27 »Weniger ist mehr – die Bettliegezeit verkürzen« und AB 10 »Zubettgeh-Routine« ausführlich beschrieben. Innerhalb der Sitzung kann die Logik hinter der Verkürzung der Bettliegezeit wie folgt erläutert werden.

Beispiel

»Eine häufige Verhaltensstrategie, mit der viele Patient:innen versuchen, ihre Schlafprobleme auszugleichen, ist die Verlängerung der Bettliegezeit. Diese Strategie geht mit einigen Problemen einher. Auf Basis dessen, was wir bislang zusammengetragen haben, welche Probleme könnten dies sein?

[Antworten sammeln]

Je länger wir wach im Bett liegen, desto höher ist die Wahrscheinlichkeit, dass wir anfangen, zu grübeln bzw. wir uns Sorgen über das Einschlafen machen. Darüber hinaus führen lange Bettliegezeiten häufig zu anderen dysfunktionalen Strategien, wie z. B. aus Langeweile auf dem Handy zu spielen. Ein weiteres Problem besteht darin, dass unser Gehirn durch lange Wachzeiten im Bett die gelernte Verknüpfung von Bett und Schlafen wieder verlernt. Normalerweise bereitet unser Gehirn durch diese Verknüpfung das Einschlafen automatisch vor, sobald wir im Bett liegen. Körperlich erfolgt dies etwa durch die Verringerung der Herzfrequenz und der Körpertemperatur. Eine Verkürzung der Bettliegezeit können wir dadurch erreichen, dass wir zwar zur gleichen Zeit aufstehen, aber deutlich später zu Bett gehen. Darüber hinaus ist es sinnvoll, das Bett zu verlassen, wenn man gefühlt länger als 20 Minuten nicht einschlafen kann. Das Bett sollte, mit Ausnahme sexueller Aktivitäten, nur zum Schlafen genutzt werden, nicht um zu lesen oder um fernzusehen [Tafelanschrieb parallel ergänzen].«

Schlafbezogene Interventionen

Tafelanschrieb zu schlafbezogenen Interventionen

Intervention	Logik	Umsetzung
Die innere Uhr (re)synchronisieren	Vorbereitung von Aktivität und Schlaf	▶ immer zur gleichen Zeit aufstehen ▶ regelmäßig essen ▶ Abendroutine aufbauen ▶ tagsüber Helligkeit und Sonnenlicht aufsuchen ▶ feste Aktivitätszeiten ▶ wenig blaues Licht am Abend
Schlafdruck aufbauen	Bedürfnis nach Schlaf steigern	▶ immer zur gleichen Zeit aufstehen ▶ am Abend ins Bett gehen, wenn Müdigkeit da ist ▶ kein Mittagsschlaf ▶ tagsüber körperliche Aktivität
Bettliegezeit verkürzen	Grübeln verhindern; Einsatz dysfunktionaler Strategien verhindern; Gehirn lernt, dass im Bett geschlafen wird	▶ zur gleichen Zeit aufstehen, aber später ins Bett gehen ▶ wieder aufstehen, wenn (gefühlte) 20 Minuten wach im Bett gelegen wird ▶ im Bett nur schlafen
Schlafhygiene	Kontextfaktoren für den Schlaf verbessern	▶ Abendroutine aufbauen ▶ Licht im Schlafzimmer ausschalten ▶ nicht hungrig ins Bett gehen ▶ weder zu viel Wärme noch Kälte im Schlafbereich ▶ Matratze weder zu hart noch zu weich wählen ▶ für Ruhe sorgen ▶ keine sichtbare Uhr ▶ kein Alkohol vor dem Zubettgehen ▶ kein Koffein am Abend

AB 8 • P

Teufelskreis der Schlafprobleme

Nutzen Sie dieses Arbeitsblatt, um einen individualisierten »Teufelskreis der Schlafprobleme« zu erstellen. Die Vergegenwärtigung der jeweiligen Zusammenhänge kann hilfreich sein, um Ansatzpunkte für eine Veränderung zu identifizieren.

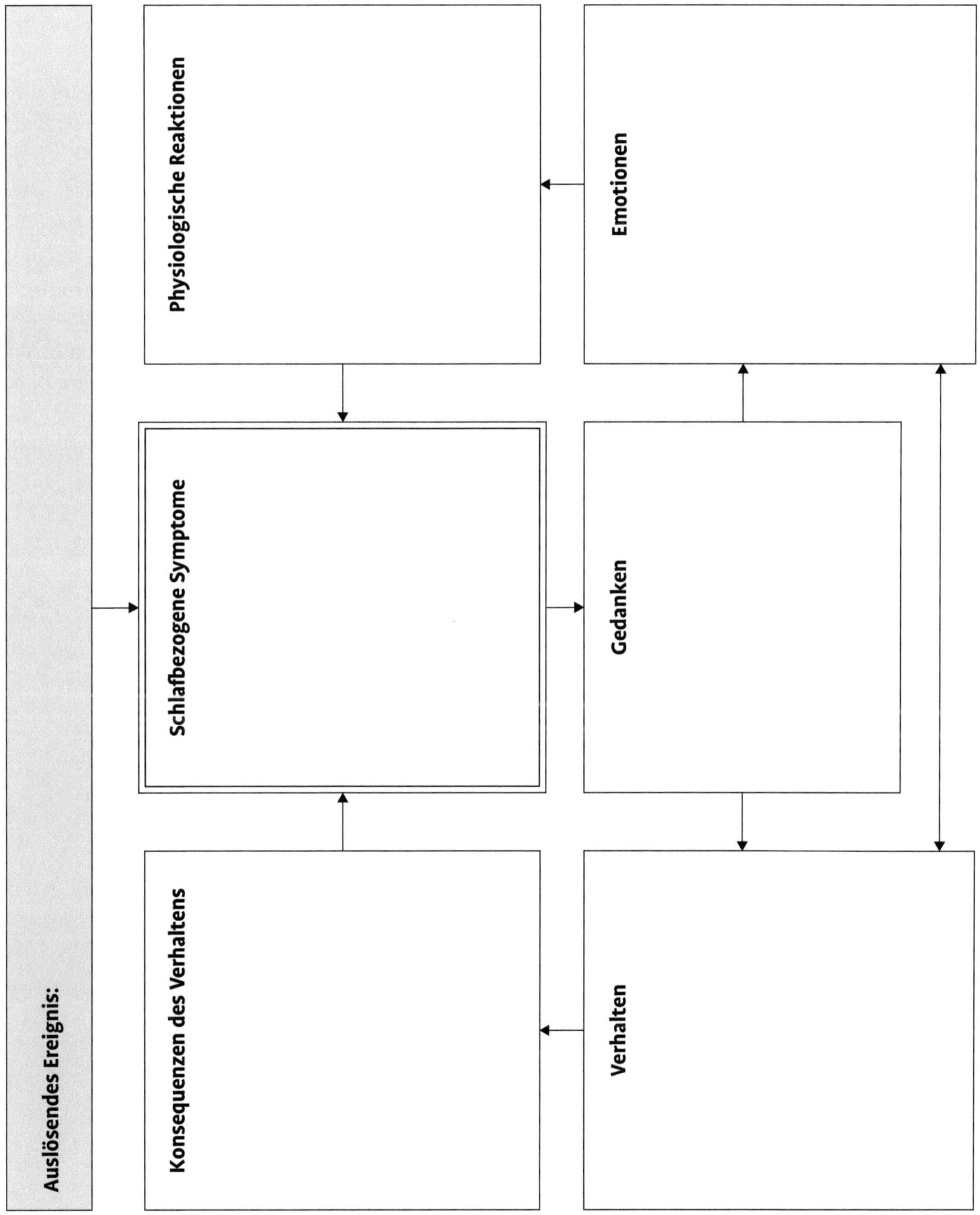

Regelmäßige Tagesabläufe

Regelmäßige Tagesabläufe und Routinen können Ihre »innere Uhr« neu synchronisieren. Nutzen Sie dieses Arbeitsblatt zur Planung regelmäßiger
(1) Aufstehzeiten,
(2) Aktivitäts- und Arbeitszeiten,
(3) Essenszeiten,
(4) Zubettgeh-Routinen.

Setzen Sie die geplanten Tagesabläufe in den kommenden vier Wochen möglichst konsequent um. Dies erleichtert es Ihrem Körper, sich an die neuen Routinen zu gewöhnen. Planen Sie gegebenenfalls seperate Routinen für die Wochenenden.

Beachten Sie bei der Planung Ihrer Tagesroutinen folgende Aspekte:

- Man kann sich zum Aufstehen, aber nicht zum Einschlafen zwingen. Planen Sie daher eine regelmäßige Aufstehzeit, beschränken Sie sich aber bezüglich der Abendstunden darauf, den Beginn Ihrer Abendroutine zu planen – die tatsächliche Zubettgehzeit sollte jedoch vom Grad Ihrer Müdigkeit abhängen.
- Achten Sie darauf, dass Ihre täglichen Aktivitäten nicht nur sitzende Tätigkeiten und nicht nur Aktivitäten in Innenräumen umfassen. Planen Sie stattdessen auch Aktivitäten, die stehend und/oder gehend sind und einen ausreichenden Kontakt zu Tageslicht gewährleisten.
- Im Regelfall sollten Sie drei größere (Frühstück, Mittagessen, Abendessen) und zwei kleinere (d. h. Snacks) Mahlzeiten einplanen. Verzichten Sie auf nächtliches Essen.

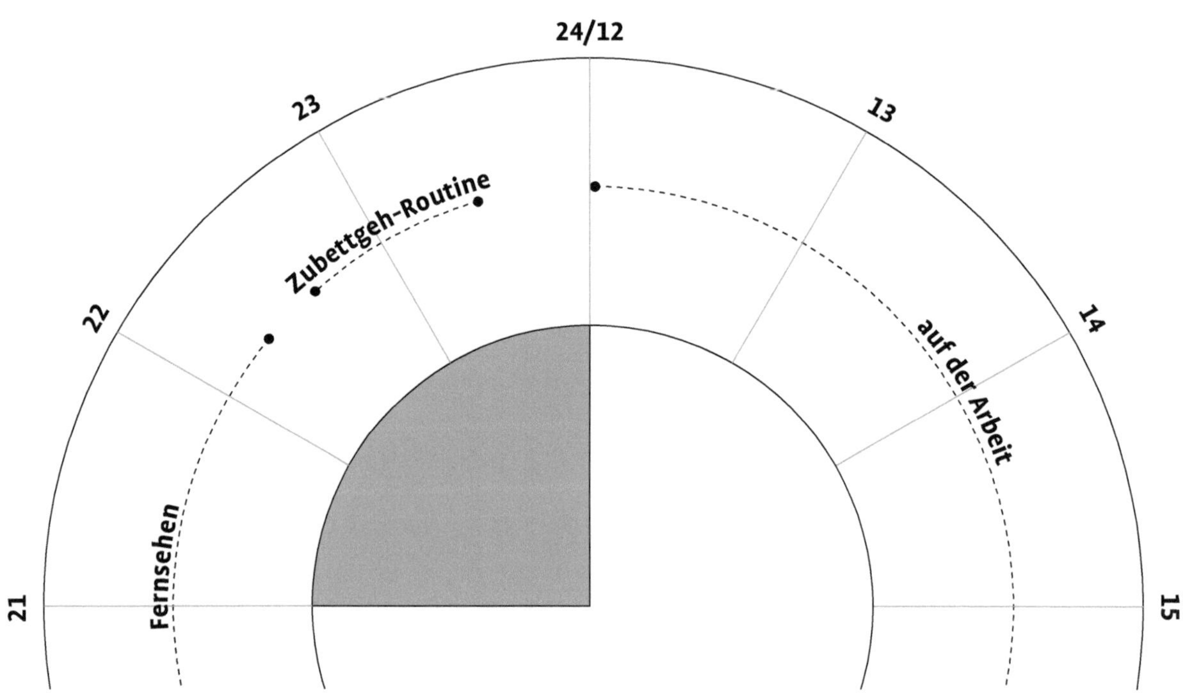

Beispiel zur Planung regelmäßiger Tagesabläufe

Regelmäßige Tagesabläufe

Erste Tageshälfte

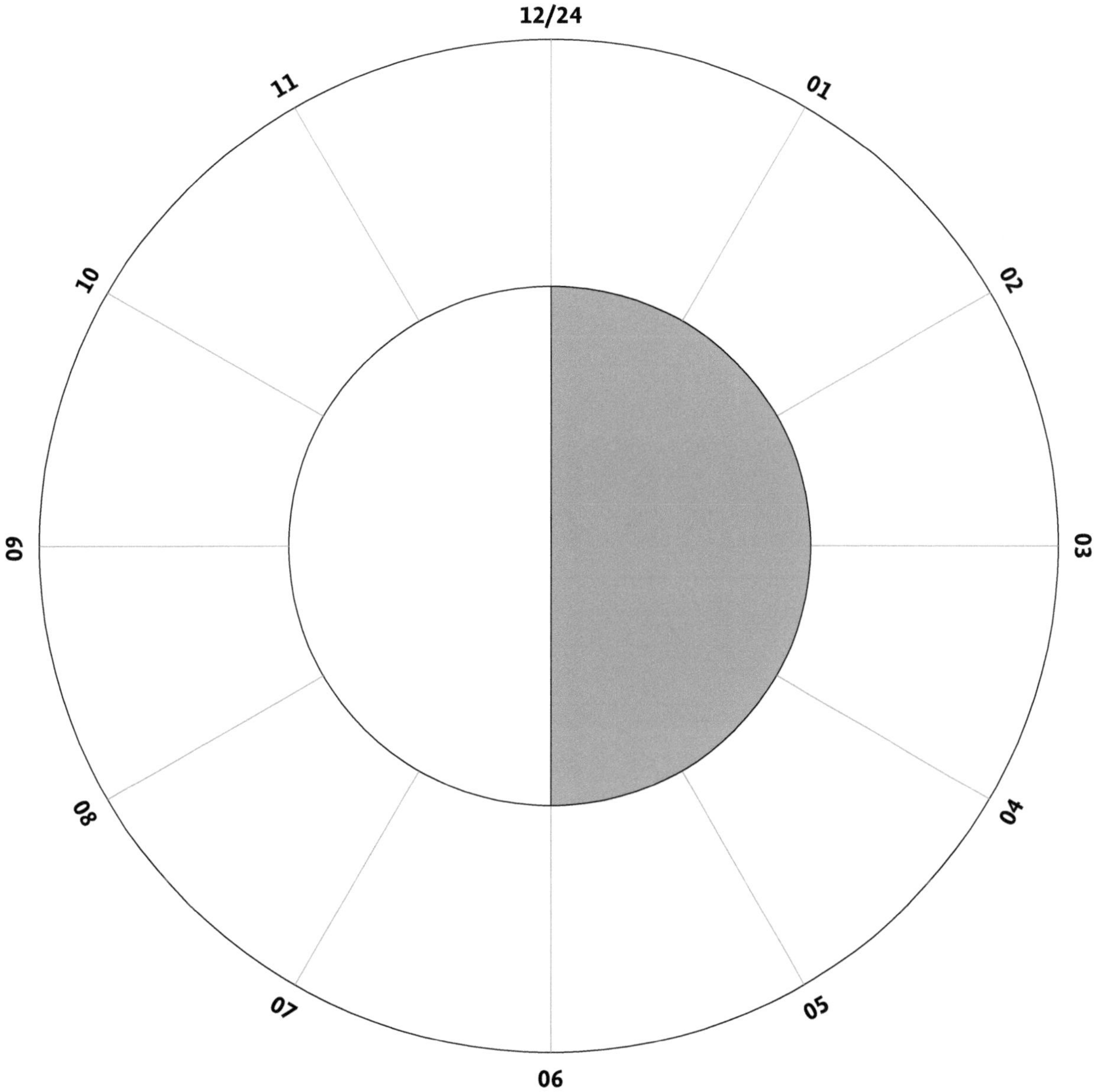

Notizen: ....

....

....

....

....

Regelmäßige Tagesabläufe

Zweite Tageshälfte

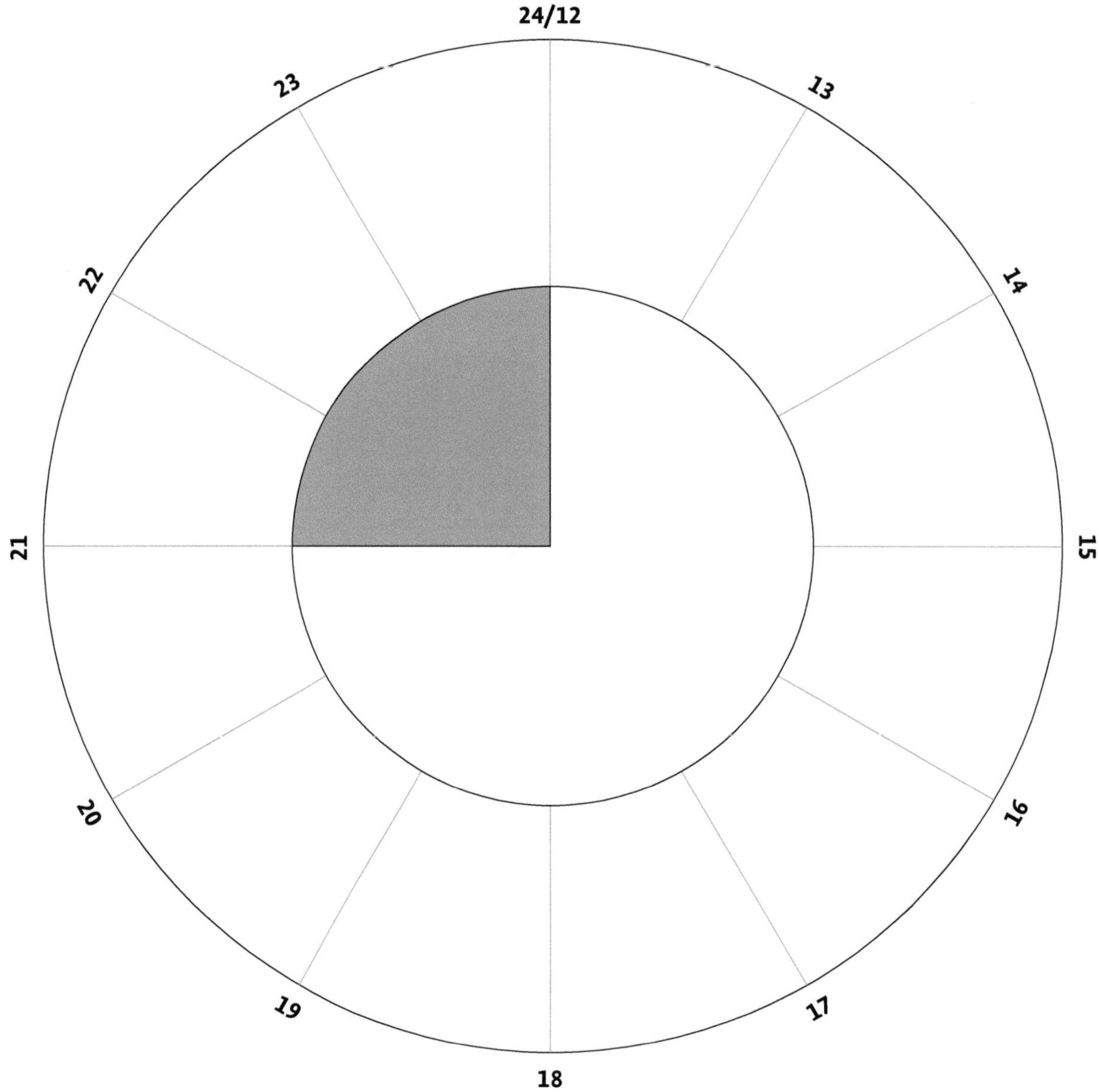

Notizen: ....

....

....

....

....

AB 10 • P

Zubettgeh-Routine

Planen Sie die Zubettgeh-Routine, die Sie in den kommenden vier Wochen aufbauen und aufrechterhalten möchten. Ihre Zubettgeh-Routine sollte mindesten 30 Minuten dauern. Die Aktivität, die bis zum Erreichen einer ausreichenden Müdigkeit fortgesetzt wird, sollte eine für Sie angenehme Aktivität darstellen, die höchstens mit einem moderaten Erregungsniveau einhergeht (z. B. ein Buch lesen, einen Podcast hören, Mandalas malen) – diese Aktivität sollte nicht im Bett ausgeübt werden (Ausnahme: sexuelle Aktivitäten).

Uhrzeit	Aktivität	Hinweise
		mind. 30 Minuten vor gewünschter Zubettgehzeit
		Arbeitsaktivitäten einstellen
		keine Freizeitaktivitäten an Bildschirmen
		zunehmend gedimmtes Licht
		Reduktion der Umgebungslautstärke
		keine Hausarbeit
		Abendhygiene
		Aktivität, die bis zum Erreichen einer ausreichenden Müdigkeit fortgesetzt wird
		Zubettgehen

Verkürzung der Bettliegezeit

Schlafeffizienz bezeichnet den Anteil der Gesamtschlafdauer an der Bettliegezeit. Die Bettliegezeit zu reduzieren, ist eine effektive Methode zur Reduktion von Schlafproblemen.

Um Ihre Schlafeffizienz zu berechnen, notieren Sie sich bitte an sieben aufeinanderfolgenden Tagen die Uhrzeit, zu der Sie ins Bett gegangen und zu der Sie aufgestanden sind. Schätzen Sie an allen Tagen die Zeitdauer, die Sie zum Einschlafen gebraucht haben und die Zeitdauer, die Sie nach dem ersten Einschlafen in der Nacht wachgelegen haben. Sehen Sie bitte hierzu nicht auf die Uhr, sondern schätzen Sie die Zeiten. Notieren Sie Ihre Schätzungen in den nachfolgenden Tabellen.

	Zubettgehzeit	**Aufstehzeit**	**Bettliegezeit in Minuten (= Differenz zwischen Zubettgeh- und Aufstehzeit)**
Tag 1			
Tag 2			
Tag 3			
Tag 4			
Tag 5			
Tag 6			
Tag 7			
		Durchschnitt:	

	Einschlafzeit	**Wachliegezeit**	**Schlafdauer in Minuten (= Bettliegezeit – Einschlafzeit – Wachliegezeit)**
Tag 1			
Tag 2			
Tag 3			
Tag 4			
Tag 5			
Tag 6			
Tag 7			
		Durchschnitt:	

Verkürzung der Bettliegezeit

Berechnen Sie im Anschluss jeweils die durchschnittliche Schlafdauer und die durchschnittliche Bettliegezeit.
Die durchschnittliche Schlafeffizienz errechnet sich dann wie folgt:

Berechnung Schlafeffizienz

Formel: $\frac{\text{durchschnittliche Schlafdauer}}{\text{durchschnittliche Bettliegezeit}}$ = Schlafeffizienz

Ihre Berechnung: ―――――――――――― = ...

Wenn Ihre Schlafeffizienz kleiner als 0,80 ist, sollten Sie Ihre Bettliegezeit reduzieren. Dies können Sie tun, indem Sie bei gleichbleibender Aufstehzeit Ihre Zubettgehzeit nach hinten verschieben. Hierzu berechnen Sie zunächst die neue Bettliegezeit. Diese erhalten Sie, indem Sie Ihre durchschnittliche Schlafdauer mit dem Faktor 1,1 multiplizieren:

Berechnung neue Bettliegezeit

Beispiel (300 Minuten Schlafdauer): 300 Minuten * 1,1 = 330 Minuten (neue Bettliegezeit)

Ihre Berechnung: Schlafdauer .... Minuten * 1,1 = ... Minuten (neue Bettliegezeit)

Ausgehend von Ihrer durchschnittlichen Aufstehzeit und Ihrer Bettliegezeit errechnen Sie nun Ihre neue Zubettgehzeit.

Berechnung der neuen Zubettgehzeit

Beispiel (Aufstehzeit 6:00 Uhr)**:** 6:00 Uhr – 330 Minuten (Bettliegezeit) = 0:30 Uhr (neue Zubettgehzeit)

Ihre Berechnung: Aufstehzeit .... Uhr – .... Minuten (Bettliegezeit) = ... Uhr (neue Zubettgehzeit)

Die neue Schlafdauer sollte dabei nie unter 300 Minuten (5 Stunden) liegen. Erproben Sie die neue Zubettgehzeit für drei Tage und notieren Sie erneut Ihre subjektive Schlafdauer. Errechnen Sie im Anschluss erneut Ihre neue Schlafeffizienz. Wenn Ihre Schlafeffizienz auf mindestens 0,85 gestiegen ist, verlängern Sie Ihre Bettliegezeit, indem Sie die Zubettgehzeit um eine halbe Stunde nach vorne verlegen (z. B. von 0:30 Uhr auf 0:00 Uhr).

Wichtig

Die hier vorgestellte Interventionsmethode basiert auf dem Prinzip der Schlafrestriktion. Schlafrestriktion ist eine sehr bewährte Therapiemethode, die die Müdigkeit am Tag jedoch vorübergehend erhöhen kann. Wenn Sie sich während der Intervention sehr müde fühlen, sollten Sie auf das Fahren eines Autos und auf andere Aktivitäten mit erhöhtem Verletzungsrisiko verzichten. Die Intervention sollte nur in Rücksprache mit Therapeut:innen oder Ärzt:innen durchgeführt werden.

INFO 22 • P

Basiswissen Schlaf

Schlaf ist ein wichtiger Bestandteil des Lebens. Menschen, wie auch alle anderen Säugetiere, müssen schlafen, um ihre psychische und körperliche Gesundheit aufrechtzuerhalten. Dies liegt vor allem an drei zentralen Funktionen des Schlafs:

(1) Erholungsfunktion: Der Schlaf ist ein Zustand, in dem sich unser Körper regeneriert und sich von den Anstrengungen des Tages erholt.

(2) Gedächtnisfunktion: Im Schlaf finden Gedächtnisprozesse statt, die dazu führen, dass neue Gedächtnisinhalte vom Kurzzeit- ins Langzeitgedächtnis übertragen werden.

(3) Verarbeitung von Emotionen: Der Schlaf trägt dazu bei, emotionale Gedächtnisinhalte zu verarbeiten, sodass die emotionale Intensität von (belastenden) Ereignissen über die Zeit hinweg geringer wird.

Wie diese Funktionen des Schlafs nahelegen, ist unser Gehirn im Schlaf sehr aktiv. Aus Laboruntersuchungen wissen wir, dass wir nachts mehrere Schlafstadien durchlaufen, hierbei wird zwischen REM-Schlaf und Non-REM-Schlaf unterschieden.

(1) REM-Schlaf: Der Name »REM-Schlaf« basiert auf seinem nach außen hin am besten sichtbaren Merkmal – schnellen horizontale Augenbewegungen (REM = Rapid Eye Movements = schnelle Augenbewegungen). Dem REM-Schlaf wird vor allem eine Funktion für das emotionale Gedächtnis zugesprochen. Darüber hinaus findet im REM-Schlaf der Großteil des Träumens statt.

(2) Non-REM-Schlaf: Der Non-REM-Schlaf unterteilt sich in den »leichten Schlaf« (N1/N2) und »Tiefschlaf«. Während sich der leichte Schlaf dadurch auszeichnet, dass wir in dieser Schlafphase leicht durch Umweltreize erweckbar sind, zeichnet sich der Tiefschlaf durch eine schwere Erweckbarkeit aus. Tiefschlaf spielt eine wichtige Rolle für Gedächtnisprozesse und ist zentral für die Erholungsfunktion des Schlafs.

Die Schlafstadien werden in sogenannten »Schlafzyklen« durchlaufen, die zwischen 90 und 120 Minuten andauern. Etwa 20 % des Nachtschlafs entfallen jeweils auf den REM-Schlaf sowie den Tiefschlaf und ca. 60 % auf den leichten Schlaf. Darüber hinaus ist es normal, mehrmals pro Nacht zu erwachen – in den meisten Fällen können wir uns jedoch nicht an diese Wachphasen erinnern. Die Einschlafzeit einer gesunden Person mit durchschnittlichem Schlaf beträgt ca. 15 bis 20 Minuten.

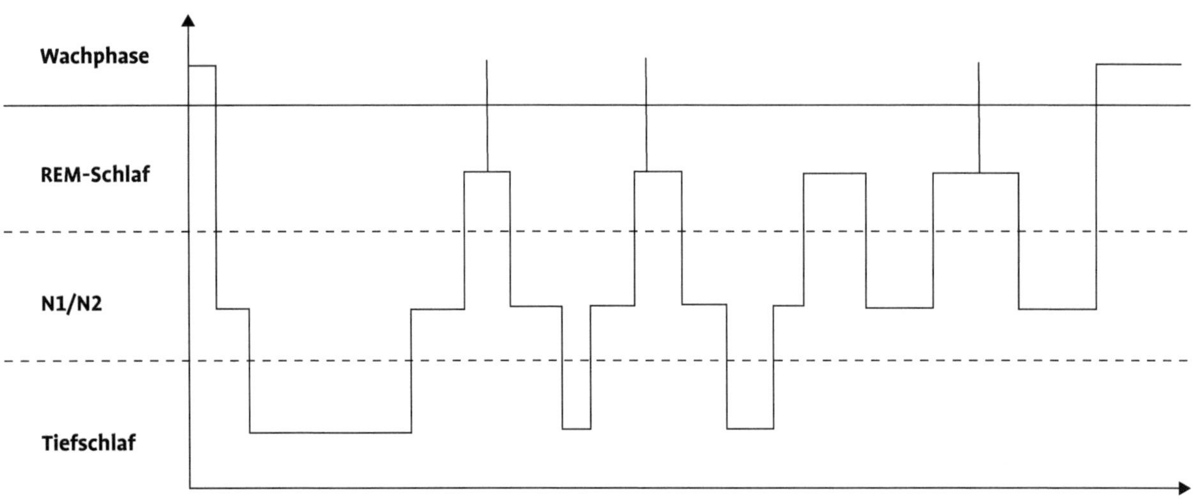

Erklärung: Das Schaubild stellt den Ablauf der Schlafstadien im Nachtschlaf schematisch dar.

INFO 23 • P

Wann schlafen wir gut?

Schlaf kann man weder erzwingen noch beliebig lange verhindern. Wir schlafen, wenn die Bedingungen dafür stimmen. Wann wir schlafen, ist primär von drei Dingen abhängig.

(1) Hat sich genug Schlafdruck aufgebaut?

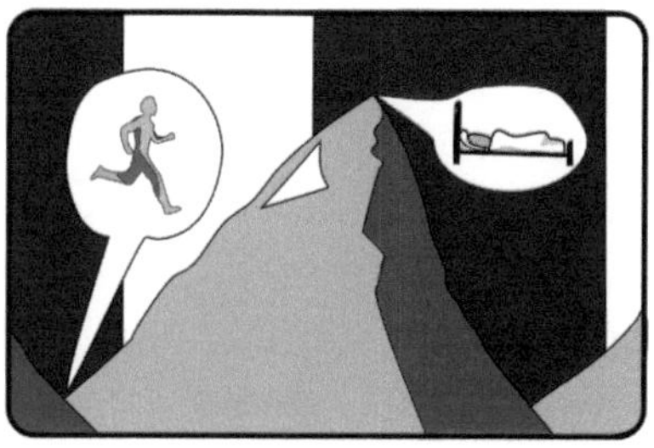

Wachsein ist anstrengend. Je länger wir wach sind, desto mehr drängt der Körper darauf, wieder eine Pause machen zu können, um sich zu erholen und Kraft zu tanken. In der Wissenschaft spricht man davon, dass sich »Schlafdruck« aufbaut. Je stärker der Schlafdruck, desto leichter schlafen wir ein. Schlafdruck kann daher sowohl viel zu groß sein, um im wachen Zustand Leistung zu erbringen, als auch viel zu niedrig, um einzuschlafen.

(2) Was sagt die innere Uhr?

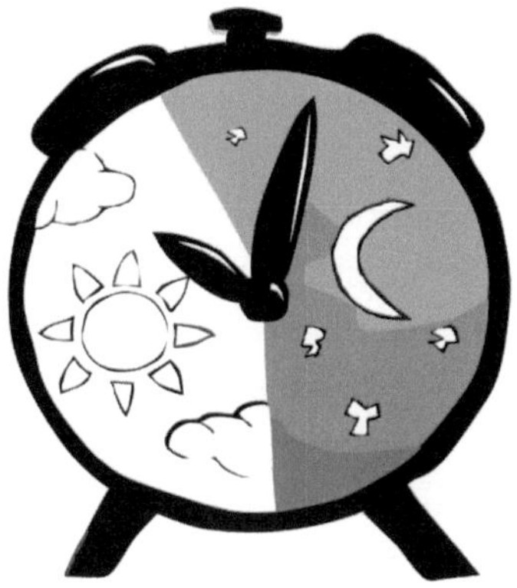

Alle Säugetiere haben einen sogenannten »zirkadianen Rhythmus«. Das ist eine innere Uhr, die unserem Körper sagt, wann er was machen soll. Zum Beispiel, wann er sich auf körperliche Arbeit vorbereiten soll, wann es Zeit für eine Nahrungsaufnahme ist und wann es Zeit wird zu schlafen. Die Einstellung unserer inneren Uhr ist vor allem von zwei Dingen abhängig – zum einen von der verfügbaren Lichtmenge und zum anderen von der Tagesroutine (d. h. wann wird typischerweise gearbeitet, typischerweise gegessen und typischerweise geschlafen). Das heißt, wir können unsere innere Uhr durch Veränderungen unserer Tagesroutinen und durch die Variation der verfügbaren Lichtmenge selbst einstellen.

(3) Sind die Umgebungsbedingungen geeignet?

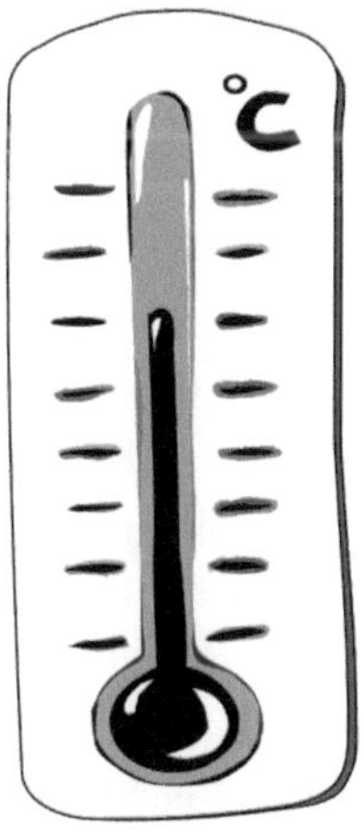

Es ist überlebensnotwendig, dass uns bestimmte Umgebungsbedingungen wachhalten bzw. aufwecken können. Ein »leichter Schlaf« konnte unseren Vorfahren in der Urzeit das Leben retten, denn er hat verhindert, dass diese in einer kalten Nacht erfrieren oder von Raubtieren überrascht werden konnten. Daher ist unsere Fähigkeit einzuschlafen nicht nur von der Helligkeit (siehe Punkt 2), sondern auch von Umgebungsgeräuschen und der Temperatur abhängig.

Schlafmythen

Viele Menschen machen sich über ihr Schlafverhalten Sorgen und sind sich nicht sicher, ob sie »normal« schlafen oder ob ihr Schlafverhalten gesundheitsschädlich sein könnte. Viele dieser Sorgen basieren auf sogenannten »Schlafmythen«, d. h. auf Annahmen über den Schlaf, die nicht oder nicht ganz korrekt sind. Dieses Informationsblatt soll mit einigen Schlafmythen aufräumen.

Mythos 1: Nächtliches Erwachen ist nicht normal und gesundheitlich bedenklich.
Nächtliches Erwachen ist etwas vollkommen Normales. Jeder Mensch wacht nachts hin und wieder auf, auch wenn sich nicht alle Personen im Anschluss daran erinnern können. Das nächtliche Erwachen war vor allem in der Urzeit wichtig. Hier diente es dazu, festzustellen, ob es bereits hell geworden ist (als Wecker-Ersatz) oder ob sich das Umfeld des Schlafenden ansonsten in relevanter Weise verändert hat (z. B. ob das Feuer ausgegangen ist). Nächtliches Erwachen ist daher vielleicht heutzutage nicht mehr so wichtig wie in der Urzeit, dennoch ist es etwas ganz Normales und nicht gesundheitlich bedenklich. Relevant wird nächtliches Erwachen erst, wenn es oftmals länger als 30 Minuten andauert und den Erholungseffekt des Schlafs beeinträchtigt.

Mythos 2: Jeder Mensch braucht acht Stunden Schlaf pro Nacht.
Das ist so nicht richtig, denn Menschen unterscheiden sich ganz erheblich in ihrem Schlafbedarf. Für manche Personen sind 6,5 Stunden Schlaf vollkommen ausreichend, andere brauchen hingegen 9,5 Stunden Schlaf – und beides kann gleichermaßen gesund sein. Welche Menge Schlaf normal ist, hängt zudem ganz wesentlich vom Alter eines Menschen ab. Zum Beispiel ist eine Schlafdauer von 12 Stunden für ein Kleinkind vollkommen normal. Für einen 80-jährigen Menschen wäre das hingegen viel zu viel – hier beträgt die durchschnittliche Schlafdauer nur noch 6 Stunden. Männer schlafen zudem generell etwas kürzer als Frauen. Relevant wird eine kurze Schlafdauer vor allem dann, wenn über längere Zeit unter 6 Stunden geschlafen wird oder der Schlaf keinen ausreichenden Erholungseffekt für den kommenden Tag hat.

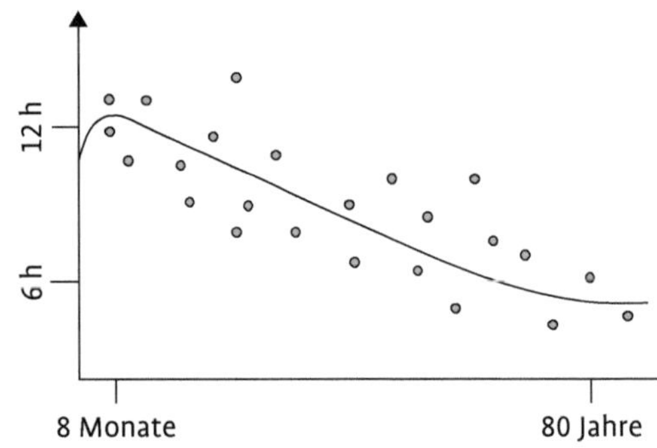

Die Schlafdauer sinkt über die Lebensspanne.

Mythos 3: Alkohol ist schlaffördernd.
Diese Aussage stimmt nicht. Korrekt ist, dass Alkohol bei Personen, die sehr wenig Alkohol trinken, die Einschlafdauer verkürzen kann – doch der nachfolgende Schlaf ist weniger erholsam. Darüber hinaus verliert Alkohol bereits nach mehrmaligem Gebrauch seine schlafanstoßende Wirkung. Regelmäßiger Alkoholkonsum führt sogar zu einer Verlängerung der Einschlafdauer, zu häufigerem nächtlichen Erwachen und einer insgesamt verkürzten Schlafdauer. Alkohol ist daher nicht als Mittel gegen Schlafstörungen geeignet. Ebenso führen andere Drogen, denen manchmal eine schlaffördernde Wirkung zugeschrieben wird, zumindest langfristig zu einer Zunahme an Schlafproblemen (z. B. Nikotin oder Cannabis).

Schlafmythen

Mythos 4: Bereits kurzfristiger Schlafmangel hat langfristige negative Folgen.
Das ist in den meisten Fällen nicht korrekt. Der Körper kann sich von kurzfristigem Schlafmangel erholen – es dauert nur eine Weile. Die physiologischen Folgen einer Stunde Schlafmangel sind nach circa vier Tagen nicht mehr nachweisbar. Das subjektive Befinden normalisiert sich teilweise sogar bereits nach einer einzigen Nacht. Unser Körper gleicht den Schlafmangel dabei durch zwei Mechanismen aus: Zum einen schlafen wir in den Nächten nach dem Schlafmangel häufig etwas länger. Zum anderen wird die Erholungsfunktion des Schlafs intensiviert, indem der Tiefschlafanteil in den Nächten nach dem Schlafmangel zunimmt. Schlafprobleme werden daher erst dann gesundheitlich relevant, wenn sie längere Zeit andauern.

Mythos 5: Der Körper kann sich an wenig Schlaf gewöhnen.
Das ist nicht richtig. Schlafmangel führt mittel- und langfristig zu kognitiven und physiologischen Einbußen, an die sich der Körper nicht gewöhnen kann. Das Gefühl einer Gewöhnung kann dadurch auftreten, dass die subjektive Schläfrigkeit nach einigen Tagen Schlafmangel nicht mehr weiter zunimmt. Sie sinkt jedoch auch nicht ab, sondern bleibt auf einem erhöhten Niveau stabil. Objektive Einschränkungen des Funktionsniveaus nehmen hingegen sogar mit andauerndem Schlafmangel immer weiter zu. Je stärker der Schlafmangel ausgeprägt ist (z. B. vier Stunden Schlaf statt sechs Stunden Schlaf), desto stärker sind die objektiven Einschränkungen. An Schlafmangel kann man sich nicht gewöhnen: Er führt langfristig zu negativen gesundheitlichen Konsequenzen, subjektivem Unwohlsein und Leistungseinbußen im Alltag.

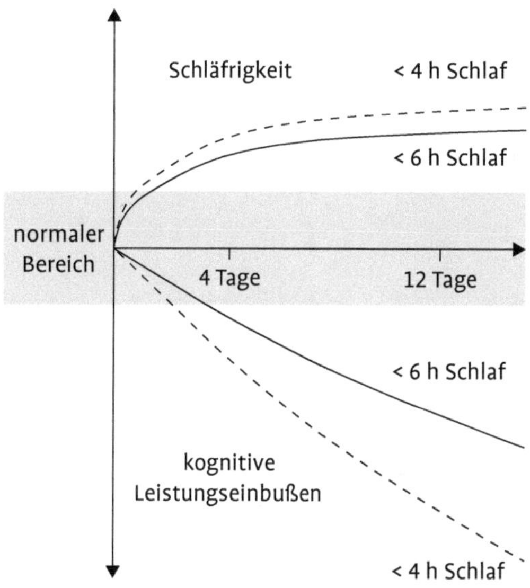

Mythos 6: Gegen Schlafprobleme kann man nur Medikamente nehmen.
Es gibt Medikamente, die dabei helfen können, einzuschlafen. Das ist jedoch nicht die einzige Möglichkeit, den Schlaf zu verbessern – ganz im Gegenteil, Sie können einiges ohne den Einsatz von Medikamenten tun. Zu den wichtigsten Schritten hierbei zählt der Aufbau eines regelmäßigen Tagesablaufs mit regelmäßigen Schlafens- und Essenszeiten. Ebenfalls hilfreich sind Ausdauersport und der Verzicht auf Alkohol sowie Koffein, letzteres insbesondere in den Abendstunden. Zudem sollte die Situation des Zubettgehens so gestaltet sein, dass sie schlafförderlich ist, d. h. es sollte dunkel, leise und weder zu warm noch zu kalt sein. Auf die Nutzung von Fernsehen oder Smartphone sollte vor dem Schlafengehen verzichtet werden.

INFO 25 • P

Teufelskreis der Schlafprobleme

Nach ihrem Entstehen werden Schlafprobleme durch zwei miteinander verbundene Teufelskreise aufrechterhalten. Im ersten Teufelskreis führen negative schlafbezogene Gedanken zu emotionalen Reaktionen, deren physiologische Auswirkungen den Schlaf beeinträchtigen. Im zweiten Teufelskreis führen negative schlafbezogene Gedanken zu kompensatorischen Verhaltensweisen, die ihrerseits Konsequenzen haben, die nicht mit einem guten Schlaf vereinbar sind. Emotionale Reaktionen und kompensatorische Verhaltensweisen beeinflussen sich dabei gegenseitig.

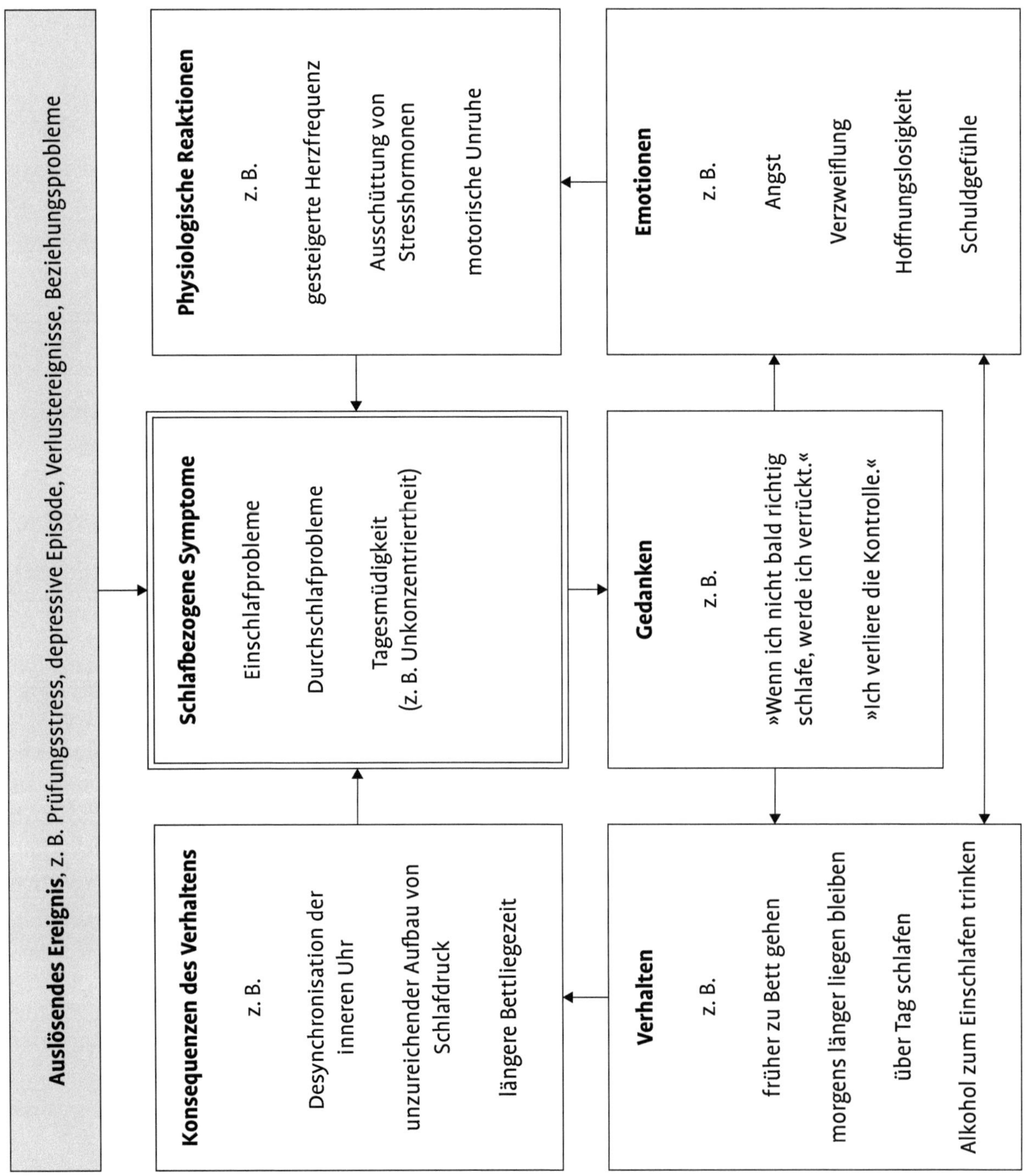

Was tun, um gut zu schlafen?

Wir können uns nicht aktiv zwingen einzuschlafen, aber wir können einiges dafür tun, um optimale Schlafbedingungen zu schaffen.

Regel 1: Der Schlafdruck muss hoch genug sein.

- Um den Schlafdruck zu erhöhen, sollten Sie tagsüber möglichst aktiv sein. Arbeiten Sie, gehen Sie Freizeitaktivitäten nach, treiben Sie Sport, verbringen Sie Zeit mit anderen Menschen. Das füllt Ihr Leben aus und macht Spaß. Ganz nebenbei beanspruchen Sie Ihre Muskeln und Ihr Gehirn auch ausreichend, sodass diese das Schlafangebot dankend annehmen.
- Vermeiden Sie es, tagsüber Schlafdruck zu reduzieren, d. h. machen Sie keinen Mittagsschlaf. Viele Menschen empfinden einen Mittagsschlaf zwar als angenehm, aber insbesondere Menschen, die in der Nacht unter Schlafproblemen leiden, sollten zumindest vorübergehend auf einen Mittagsschlaf verzichten.
- Gehen Sie erst schlafen, wenn Sie müde sind. Viele Menschen, die unter Schlafproblemen leiden, versuchen möglichst viel Zeit im Bett zu verbringen. Das ist nachvollziehbar, aber leider nicht hilfreich. Stattdessen sollten Sie erst zu Bett gehen, wenn Ihr Körper auch wirklich bereit dafür ist (d. h. wenn Sie gähnen, Ihr Körper schwer wird und Sie sich schläfrig fühlen).

Fazit

Aktiv sein, kein Mittagsschlaf und erst ins Bett, wenn Sie müde sind.

Regel 2: Die innere Uhr muss richtig eingestellt sein.

- Um die innere Uhr richtig einzustellen, sollten wir jeden Tag etwa zur gleichen Zeit aufstehen. Manchen Menschen fällt das am Anfang schwer, aber es wird mit der Zeit immer leichter. Hat Ihr Körper sich erst an den Rhythmus gewöhnt, beginnt er bereits vor dem Klingeln des Weckers, das Aufwachen vorzubereiten.
- Ein weiterer wichtiger Taktgeber für die innere Uhr sind die Essenszeiten und die täglichen Aktivitäten. Sie sollten jeden Tag etwa zur gleichen Zeit essen und auch die anstrengenden Aktivitäten des Tages sollten immer ungefähr in den gleichen Zeitfenstern liegen. Das hilft Ihrem Körper, sich auf die Aktivitäten vorzubereiten.
- In Wachphasen sollte es hell sein und Schlafphasen sollten durch zunehmende Dunkelheit eingeleitet werden. Das heißt, Sie sollten tagsüber ausreichend Kontakt zu Tageslicht haben und in den Stunden vor dem Schlafengehen intensive Lichtquellen vermeiden. Lichtquellen, die insbesondere das Einschlafen behindern können, sind Fernseh- bzw. Computerbildschirme und Smartphone-Displays. Das liegt daran, dass diese viele Lichtstrahlen im Wellenbereich von 380 bis 500 Nanometern ausstrahlen. Dieses sogenannte »blaue Licht« wirkt sich besonders stark auf die Photorezeptoren der Augen aus. Das heißt, dass zwischen der Benutzung von Fernsehern, Computern und Smartphone und dem Zubettgehen mindestens 30 Minuten liegen sollten.

Fazit

Tagesroutine aufbauen und »blaues Licht« am Abend meiden.

Was tun, um gut zu schlafen?

Regel 3: Die Schlafsituation muss gut gestaltet sein.

- Die Schlafsituation sollte ritualisiert eingeleitet werden. Das heißt, es sollte wiederkehrende Abendabläufe geben, z. B. nach dem Lesen in einem Buch noch einmal mit dem Hund raus gehen, die Rollläden herunterlassen, ins Bad zum Zähneputzen und zur Toilette gehen, den Wecker stellen und sich bei gelöschtem Licht ins Bett legen. Zwischen dem Zubettgehen und Arbeitstätigkeiten, Sport und dem Benutzen von elektronischen Geräten mit Bildschirmlicht sollte mindestens eine halbe Stunde liegen. Verbringen Sie die Zeit entweder mit Ihrer Abendroutine oder gehen Sie einer entspannenden Tätigkeit bei gedämpftem Licht nach (z. B. Lesen).
- Die Schlafzimmertemperatur sollte zwischen 17 und 25 Grad Celsius liegen. Das Schlafzimmer sollte dunkel und geräuscharm sein.
- Wenn Sie für gewöhnlich mit einem/einer Partner:in zusammen schlafen und unter Schlafproblemen leiden, kann es hilfreich sein, vorübergehend getrennt zu schlafen. Das ist dann hilfreich, wenn Sie sehr unterschiedliche Präferenzen haben, was die Schlafsituation angeht (z. B. Helligkeit, Fenster geöffnet oder geschlossen) oder wenn Ihr:e Partner:in den Schlaf auf andere Weise stören könnte (z. B. durch Schnarchen oder einen unruhigen Schlaf mit vielen Bewegungen). Falls Sie für gewöhnlich eine gemeinsame Matratze benutzen, kann es hilfreich sein zu erproben, ob Sie auf getrennten Matratzen besser schlafen, z. B. weil Bewegungen des/der Partner:in dann weniger störend werden und Sie den Härtegrad der Matratze frei wählen können.
- Es sollte im Schlafbereich keine sichtbare Uhr verfügbar sein. Nachts auf die Uhr zu schauen, ist nicht hilfreich, sondern erschwert das (Wieder-)Einschlafen (z. B. weil darüber gegrübelt wird, wie viele Stunden Schlaf noch bis zum Klingeln des Weckers bleiben). Weder das (stummgeschaltete) Handy noch der Wecker sollten vom Bett aus erreichbar sein.

Fazit

Den Abend in ritualisierter Weise entspannt ausklingen lassen und die Schlafsituation Ihren Bedürfnissen anpassen.

Regel 4: Die Bettliegezeit kurzhalten

- Das Bett ist nur zum Schlafen und ggf. für sexuelle Handlungen da. Insbesondere wenn Sie unter Schlafproblemen leiden, sollten Sie im Bett weder lesen, telefonieren noch das Smartphone nutzen. Forschungsbefunde zeigen, dass der Körper sich am besten im Bett entspannen kann, wenn er »weiß«, Zubettgehen bedeutet, es ist Zeit zu schlafen.
- Eine geringere Bettliegezeit führt indirekt zumeist auch zu einem höheren Schlafdruck und unterstützt die innere Uhr dabei, ihren Rhythmus zu finden.
- Längere Bettliegezeiten führen häufig nicht zu mehr Schlaf, sondern zu mehr Zeit in der wachliegend gegrübelt wird.

Fazit

Mindestens 85 % der Zeit im Bett sollten Sie schlafend verbringen.

Weniger ist mehr – die Bettliegezeit verkürzen

Viele Personen, die unter Schlafproblemen leiden, versuchen ihre Schlafdauer zu steigern, indem sie besonders viel Zeit im Bett verbringen. Das ist eine nachvollziehbare, aber leider häufig kontraproduktive Strategie, denn eine zu lange Bettliegezeit geht mit weiteren Problemen einher:

(1) Der Körper verlernt, dass das Bett zum Schlafen da ist

Bei Personen, die das Bett nur zum Schlafen nutzen, hat das Gehirn gelernt: »Das Bett ist ein besonderer Ort – das Bett ist zum Schlafen da.« Wenn wir ins Bett gehen, beginnt sich der Körper auf das Schlafen vorzubereiten, d. h. es wird das Schlafhormon Melatonin ausgeschüttet, es senken sich die Herz- und die Atmungsfrequenz und die Muskeln entspannen sich.

Bei Menschen, die viel Zeit im Bett verbringen, ohne zu schlafen, hat das Gehirn gelernt: »Das Bett ist ein Ort wie viele andere – wie auf der Couch im Wohnzimmer oder einem Stuhl am Schreibtisch, man denkt hier über viele Dinge nach, spielt auf dem Handy oder liest noch etwas.« Deswegen bereitet sich der Körper darauf vor, weiter Informationen aufzunehmen und aktiv zu sein, und hält dafür die Herz- und Atmungsfrequenz sowie die Muskelspannung auf einem mittleren bis hohem Niveau.

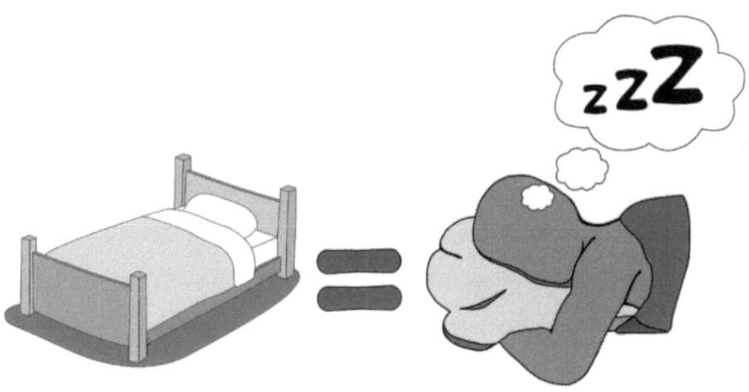

Das Gute ist: Ihr Gehirn kann auch wieder etwas anderes lernen. Wir müssen ihm nur beibringen, dass das Zubettgehen wieder Schlafenszeit bedeutet.

(2) Grübeln wird wahrscheinlicher

Grübeln ist eine häufige Begleiterscheinung von Schlafstörungen und kann maßgeblich dazu beitragen, Schlafprobleme aufrechtzuerhalten. Das liegt daran, dass Grübeln in der Regel mit intensiven Emotionen verbunden ist (z. B. Angst, Ärger oder Schuldgefühle). Diese Emotionen wiederum führen zu körperlichen Reaktionen (z. B. Anstieg der Herzfrequenz, Beschleunigung der Atmung, Ausschüttung von Stresshormonen) und diese körperlichen Reaktionen sind es, die das Einschlafen erschweren. Denn wie zuvor beschrieben, braucht es zum Einschlafen eine niedrige Herzfrequenz, eine entspannte Atmung und die Ausschüttung von Schlafhormonen.

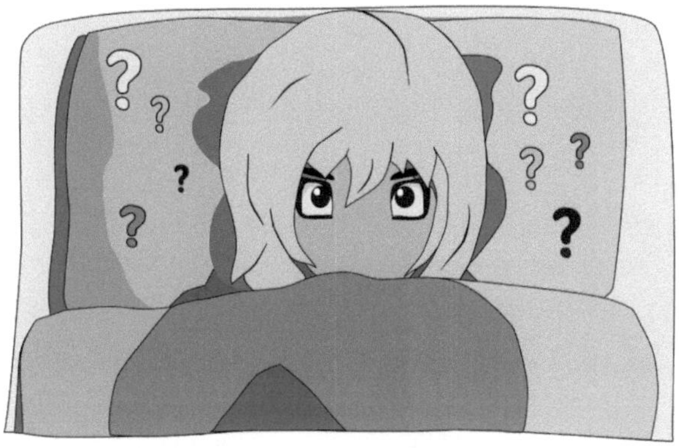

Im Bett zu liegen, ohne einschlafen zu können, macht Grübeln zudem besonders wahrscheinlich. Das liegt daran, dass es in dieser Situation kaum externe Reize gibt, die uns ablenken. Stattdessen treten unsere eigenen Körperempfindungen und Gedanken in den Vordergrund, wodurch die Wahrscheinlichkeit zu grübeln steigt.

Weniger ist mehr – die Bettliegezeit verkürzen

Viele Menschen versuchen sich vom Grübeln dadurch abzulenken, dass sie anderen Aktivitäten nachgehen, z. B. lesen oder sich mit dem Smartphone beschäftigen. Wird dieses Verhalten im Bett ausgeübt, führt es zu der zuvor beschriebenen Entkopplung von »Bett« und schlafassoziierten Körperreaktionen.

Wichtig

Es kann zur Normalisierung des Schlafs beitragen, die insgesamt im Bett verbrachte Zeit zu reduzieren.

Um Ein- und Durchschlafen neu zu lernen, ist es wichtig, dass ein großer Teil der Zeit im Bett schlafend verbracht wird. Bedenken Sie dabei, dass es normal ist, 15 bis 20 Minuten zum Einschlafen zu brauchen, und dass es ebenfalls normal ist, in der Nacht mehrere Male aufzuwachen. Um zu überprüfen, ob Ihre Bettliegezeit zu hoch ist, können Sie AB 10 »Verkürzung der Bettliegezeit« nutzen und gegebenenfalls die dort aufgelisteten Methoden gemeinsam mit Ihrem/Ihrer Therapeut:in besprechen und durchführen. Unabhängig davon sollten Sie Folgendes beachten:

- Wenn Sie nach dem Zubettgehen für eine Dauer von ungefähr 20 Minuten nicht einschlafen können (schätzen Sie die Zeit, schauen Sie nicht auf die Uhr), stehen Sie noch einmal auf und gehen Sie bei gedämpftem Licht einer entspannten Tätigkeit nach. Wenn Sie merken, dass Sie müde werden, gehen Sie nach einer Weile erneut ins Bett.
- Wenn Sie nach dem Einschlafen erneut wach werden und für eine Dauer von ungefähr 20 Minuten nicht einschlafen können (schätzen Sie die Zeit, schauen Sie nicht auf die Uhr) stehen Sie ebenfalls noch einmal auf und gehen Sie bei gedämpftem Licht einer entspannten Tätigkeit nach. Wenn Sie merken, dass Sie müde werden, gehen Sie nach einer Weile erneut ins Bett.
- Verbringen Sie tagsüber keine Zeit im Bett und benutzen Sie das Bett ausschließlich zum Schlafen und für sexuelle Aktivitäten.

Grundwissen Schlaf

(1) Schlaf ist ein normaler Zustand

Jeder Mensch muss schlafen.
Es ist normal, am Tag wach zu sein und in der Nacht zu schlafen.

(2) Schlaf ist wichtig

Im Schlaf erholt sich der Körper.
Im Schlaf werden Gefühle verarbeitet.
Im Schlaf werden Erinnerungen gespeichert.

(3) Die normale Dauer des Schlafs

In der Nacht schlafen Menschen normalerweise 6 bis 9 Stunden.
Wenn wir kürzer schlafen, sind wir weniger leistungsfähig.
Wenn wir häufig kürzer schlafen, kann das krank machen.

(4) Die normale Dauer zum Einschlafen

Menschen brauchen normalerweise 15 bis 20 Minuten zum Einschlafen.

(5) Normales Aufwachen in der Nacht

Alle Menschen wachen oft nachts auf.
Aufwachen in der Nacht ist nichts Schlimmes.
Normalerweise schläft man nach wenigen Minuten wieder ein.

Tipps, um gut zu schlafen

(1) Stehen Sie jeden Morgen zur selben Uhrzeit auf.

Stellen Sie einen Wecker.

Wenn der Wecker klingelt, stehen Sie auf.

Bleiben Sie nach dem Klingeln des Weckers **nicht** im Bett liegen.

Drücken Sie nach dem Klingeln des Weckers **nicht** die Snooze-Taste.

(2) Schlafen Sie nur bei Nacht.

Halten Sie **keinen** Mittagsschlaf.

Bleiben Sie den ganzen Tag über wach.

(3) Gehen Sie <u>nicht</u> zu einer festen Uhrzeit in das Bett.

Gehen Sie am Abend erst ins Bett, wenn Sie müde sind.

(4) Im Bett soll man nur schlafen.

Das Bett ist nur zum Schlafen da.

Wenn Sie **nicht** einschlafen können, stehen Sie nach 20 Minuten wieder auf.

Hier einige Dinge, die Sie **nicht** im Bett tun sollen:

- Schauen Sie im Bett **kein** Fernsehen.
- Benutzen Sie im Bett **nicht** Ihr Handy.
- Essen Sie **nicht** im Bett.

(5) Essen Sie jeden Tag zur selben Zeit.

Frühstücken Sie jeden Tag zur selben Zeit.

Essen Sie jeden Tag zur selben Zeit zu Mittag.

Essen Sie jeden Tag zur selben Zeit zu Abend.

Gehen Sie **nicht** hungrig schlafen.

Essen Sie **nicht** bei Nacht.

Tipps, um gut zu schlafen

(6) Machen Sie tagsüber körperlich anstrengende Aktivitäten.

Machen Sie die körperlich anstrengenden Aktivitäten jeden Tag zur selben Zeit.

Beispiele für körperlich anstrengende Aktivitäten:

- Machen Sie Gartenarbeit.
- Machen Sie regelmäßig Sport.
- Gehen Sie regelmäßig spazieren.

(7) Bei Tag soll es hell sein und bei Nacht soll es dunkel sein.

Machen Sie bei Tag Aktivitäten draußen.
Wenn Sie bei Tag Aktivitäten draußen machen, dann sehen Sie genug Tageslicht.
Wenn Sie bei Tag in Gebäuden sind, sollen die Räume gut beleuchtet sein.
Bei Nacht soll es in Räumen dunkel sein.
Schlafen Sie in einem dunklen Raum.

3 Aufmerksamkeit und Aufmerksamkeitsverzerrungen

3.1 Aufmerksamkeit

Aufmerksamkeit bezeichnet die Fokussierung der kognitiven Ressourcen auf einen oder mehrere externale, internale oder mentale Stimuli (VandenBos, 2007). Mit der Fokussierung auf die jeweiligen Stimuli geht in der Regel eine kognitive, emotionale, behaviorale und/oder physiologische Reaktionsbereitschaft einher. Die Ausrichtung des Aufmerksamkeitsfokus kann entweder zielgeleitet (d. h. »goal driven« und »top-down«) oder reizgeleitet (d. h. »stimulus driven« und »bottom-up«) erfolgen. Die Kompetenz, die eigene Aufmerksamkeit (auch bei Ablenkungen) zielgerichtet auszurichten und damit die stimulus-geleitete Informationsverarbeitung zu hemmen, wird als Aufmerksamkeitskontrolle bezeichnet. Komponenten der Aufmerksamkeit können nach Stimulusmodalität (z. B. visuell vs. auditiv), Stimulushäufigkeit (z. B. Vigilanz vs. Daueraufmerksamkeit) und Anzahl der fokussierten Stimuli (z. B. selektive vs. geteilte Aufmerksamkeit) differenziert werden.

Info

Die Inhalte und Materialien dieses Kapitels beziehen sich auf Aufmerksamkeitsverzerrungen als transdiagnostischer Krankheitsfaktor bei psychischen Störungen. Die Materialien sind nicht für die Behandlung hyperkinetischer Störungen oder neurologisch verursachter Aufmerksamkeitsprobleme geeignet.

3.2 Aufmerksamkeitsprobleme bei psychischen Störungen

Aufmerksamkeitsverzerrungen sind ein transdiagnostischer Krankheitsfaktor, der an der Entstehung und Aufrechterhaltung einer Vielzahl psychischer Störungen beteiligt ist (Mansell et al., 2008). Aufmerksamkeitsverzerrungen können dabei auf verschiedenen Prozessebenen auftreten (d. h. Bottom-up- oder Top-down-Verarbeitung) und unterschiedliche Aufmerksamkeitsfunktionen betreffen (z. B. selektive Aufmerksamkeit oder Verschiebung des Aufmerksamkeitsfokus):

- **Erleichterte Aufmerksamkeitslenkung:** Die erleichterte Aufmerksamkeitslenkung umschreibt eine Verzerrung in der Bottom-up- und (in geringerem Maße) in der Top-down-Verarbeitung, die dazu führt, dass bestimmte Stimulusarten mit höherer Wahrscheinlichkeit Aufmerksamkeit auf sich ziehen als andere (z. B. ist die Bottom-up gesteuerte Aufmerksamkeitsausrichtung auf Spinnen bei Personen mit Arachnophobie im Vergleich zu gesunden Personen erleichtert). Erleichterte Aufmerksamkeitslenkung auf negative Stimuli bzw. Gefahrenreize zeigt sich bspw. bei depressiven Störungen (Mennen et al., 2019), Generalisierter Angststörung (Cabrera et al., 2020), Borderline-Persönlichkeitsstörung (Kaiser et al., 2016) und Posttraumatischer Belastungsstörung (PTBS; Kimble et al., 2010).
- **Vermeidende Aufmerksamkeitslenkung:** Unter einer vermeidenden Aufmerksamkeitslenkung wird die top-down- oder (in geringerem Maße) bottom-up-gesteuerte Vermeidung der Aufmerksamkeitslenkung auf bestimmte Stimuli verstanden (z. B. vermeidet ein bedeutsamer Teil von Patient:innen mit Essstörung die Ausrichtung der Aufmerksamkeit auf spezifische Arten von Lebensmitteln oder spezifische Körperregionen). Eine vermeidende Aufmerksamkeitslenkung wurde bei einer Reihe von psychischen Erkrankungen nachgewiesen, so etwa für Krankheitsängste (Zhang et al., 2021), spezifische Phobien (Armstrong et al., 2013) und Zwangsstörungen (Zhang et al., 2017).

- **Defizite der Aufmerksamkeitskontrolle:** Defizite der Aufmerksamkeitskontrolle zeigen sich vor allem in einer mangelnden Fähigkeit, den Aufmerksamkeitsfokus von Stimuli zu lösen (Disengagement) und ihn auf andere Stimuli zu lenken (Attentional Shift; z. B. ist der Aufmerksamkeitsfokus bei Personen die unter depressiven Störungen leiden häufig auf negative, vergangene Ereignisse gerichtet, ohne dass sie sich in der Lage sehen, die Aufmerksamkeit auf die gegenwärtige Situation oder alternative Perspektiven auszurichten). Zusammenhänge mit Defiziten beim Lösen der Aufmerksamkeit von spezifischen Stimuli und/oder der Verschiebung des Aufmerksamkeitsfokus finden sich bspw. bei PTBS (Schoorl et al., 2014), depressiven Störungen (Stange et al., 2016) und Angstsymptomen (Shi et al., 2019).

Info

Aufmerksamkeitssteuerung und Emotionsregulation interagieren miteinander. Während Aufmerksamkeitskontrolle die Fähigkeit zur zielgerichteten Lenkung von Aufmerksamkeit beschreibt (z. B. auf emotionsbesetzte Stimuli), bezieht sich Emotionsregulation auf die gewählten Verarbeitungsstrategien (Cisler & Koster, 2010).

3.3 Psychoedukation zu Aufmerksamkeit und Aufmerksamkeitsverzerrungen

Ziele der Psychoedukation sind die Sensibilisierung der Patient:innen für den Zusammenhang zwischen Aufmerksamkeitsverzerrungen und vorhandenen Symptomen (z. B. durch das Bewusstmachen von automatischen und zielgerichteten Aufmerksamkeitsprozessen) sowie die Vorbereitung weiterführender Interventionen (z. B. zur Förderung einer funktionalen Aufmerksamkeitslenkung). Zu diesem Zweck sollen die Patient:innen darüber aufgeklärt werden,
(1) welche Formen der Aufmerksamkeitslenkung es gibt,
(2) auf welche Informationsquellen Aufmerksamkeit ausgerichtet werden kann,
(3) welche Aufmerksamkeitsverzerrungen bei psychischen Störungen auftreten können, und
(4) wie Aufmerksamkeitsverzerrungen verändert werden können.

Tabelle 3.1 stellt den Ablauf einer Psychoedukation zu Aufmerksamkeit und Aufmerksamkeitsverzerrungen im Gruppensetting prototypisch dar.

Tabelle 3.1 Prototypischer Ablauf der Psychoedukation

Erste Sitzung	(1) Ggf. Nachbesprechung der Hausaufgaben der vorangegangenen Sitzung und Klärung organisatorischer bzw. inhaltlicher Fragen (2) Informationsquellen und Aufmerksamkeitssteuerung (INFO 30) (3) Aufmerksamkeitsprobleme (INFO 31) (4) Aushändigen der INFOs 35 bis 38 (INFO 41, falls Informationen in einfacher Sprache benötigt werden)
Zweite Sitzung	(1) Training der Aufmerksamkeitssteuerung (INFO 32) (2) Selbstinstruktionen (INFO 33) (3) Achtsamkeit (INFO 34) (4) Hausaufgabe: ABs 11 bis 15 (je nach individuellem Bedarf der Patient:innen; es müssen nicht alle Arbeitsblätter in einer Woche eingesetzt werden) (5) Aushändigen der Informationsblätter INFO 39 und INFO 40 (INFO 42, falls Information in einfacher Sprache benötigt werden)

3.4 Weiterführende Methoden

Aufmerksamkeitsbezogene Interventionen sind in der achtsamkeitsbasierten Psychotherapie (Juchmann, 2020), der Metakognitiven Therapie (Wells, 2011) und der Dialektisch Behavioralen Therapie (Linehan, 1993) essenzielle Behandlungselemente. Darüber hinaus mehrt sich in den vergangenen Jahren die Evidenz für einen (kleinen, aber bedeutsamen) Effekt computergestützter Interventionen zur Reduktion von Aufmerksamkeitsverzerrungen (Fodor et al., 2020). Mit all diesen Interventionen sind die im Folgenden vorgestellten Materialien kombinierbar. Die größte Überschneidung besteht dabei mit Methoden der Metakognitiven Therapie (Wells, 2011) und der achtsamkeitsbasierten Psychotherapie (Juchmann, 2020). Verzerrungen der Aufmerksamkeitslenkung können im klinischen Setting am zielführendsten über Verhaltensanalysen, Selbstbeobachtung in Expositionssituationen oder Imagination aufgedeckt werden. Zur Erfassung assoziierter Problembereiche (z. B. Grübeln, z. B. Ruminative Response Scale, Kühner et al., 2007) und relevanter Bewältigungsressourcen (z. B. Achtsamkeit, z. B. Mindful Attention and Awareness Scale, Michalak et al., 2008) liegen psychometrisch evaluierte Fragebögen vor.

3.5 Arbeits- und Informationsmaterial

Durchführung der Sitzungen zu Aufmerksamkeit und Aufmerksamkeitsproblemen

Die folgenden Materialien dienen zur Vorbereitung der Therapeut:innen auf die Durchführung der Psychoedukation zu Aufmerksamkeit und Aufmerksamkeitsproblemen im Einzel- und Gruppensetting.

INFO 30 Informationsquellen und Aufmerksamkeitssteuerung

Dieses Informationsblatt gibt Therapeut:innen eine Struktur, Formulierungshilfen und ein Schaubild für den Einstieg in die Psychoedukation zu Aufmerksamkeit und Aufmerksamkeitsverzerrungen an die Hand. Zu Beginn der Psychoedukation wird der Begriff »Aufmerksamkeit« eingeführt und der Zusammenhang zwischen Aufmerksamkeitsverzerrungen und psychischen Erkrankungen hergestellt. Um eine Basis für die Besprechung von Aufmerksamkeitsverzerrungen mit den Patient:innen zu schaffen, werden die Funktionen von Aufmerksamkeitsprozessen dargestellt (z. B. die Begrenztheit höherer Verarbeitungsprozesse, Arten der Aufmerksamkeitssteuerung).

INFO 31 Aufmerksamkeitsprobleme

Das Sitzungsprotokoll beschreibt die gemeinsame Erarbeitung der Inhalte zu Aufmerksamkeitsverzerrungen im Einzel- oder Gruppensetting. Hierbei stehen einerseits erleichterte Aufmerksamkeitslenkung und Vermeidung (Schwierigkeiten bei der Wahl des Aufmerksamkeitsfokus) und andererseits Störeinflüsse und Probleme der Aufmerksamkeitssteuerung (Schwierigkeiten bei der Aufrechterhaltung des Aufmerksamkeitsfokus) im Vordergrund.

INFO 32 Training der Aufmerksamkeitskontrolle

Das Informationsblatt beschreibt das Vorgehen bei der Erläuterung und gemeinsamen Erprobung einer adaptierten Variante der Attention Training Technique (Wells, 2011). Dabei stellt es auch Formulierungshilfen zur Einführung des Trainings sowie einen QR-Code zum Abrufen der Übung zur Verfügung. Das Training dient dazu, den Patient:innen zunehmend eine zielgerichtete Steuerung ihrer Aufmerksamkeit zu ermöglichen.

INFO 33 Planung der Steuerung der Aufmerksamkeit

Dieses Informationsblatt stellt Formulierungshilfen sowie ein Patient:innenbeispiel zur Verfügung, die von Therapeut:innen genutzt werden können um Patient:innen das Rational und das Vorgehen bei der Planung einer (veränderten) Steuerung der Aufmerksamkeit zu erläutern. Insbesondere im Einzelsetting bietet es sich an die Psychoedukation um eine Diagnostikphase zu ergänzen, in der die (dysfunktionale) Aufmerksamkeitslenkung in relevanten Situationen wahrgenommen und beschrieben wird.

Im Anschluss kann die bewusste Neuausrichtung der Aufmerksamkeit in Problemsituationen durch das Formulieren von Plänen zur Steuerung der Aufmerksamkeit unterstützt werden.

INFO 34 Achtsamkeit

Achtsamkeit beschreibt die absichtsvolle, nicht-wertende Betrachtung des gegenwärtigen Augenblicks und somit eine spezifische Form der Aufmerksamkeitssteuerung. Achtsamkeitsübungen können dabei helfen, sowohl die Vermeidung von Stimuli (durch die Steigerung von Akzeptanz) als auch die erleichterte Aufmerksamkeitslenkung auf Stimuli (durch Förderung von Defusion) zu reduzieren. Darüber hinaus schulen Achtsamkeitsübungen die bewusste Aufmerksamkeitssteuerung. Dieses Informationsblatt beschreibt wie Therapeut:innen das Konzept der Achtsamkeit einführen und eine erste Übung zur Förderung von Achtsamkeit anleiten können.

Hausaufgaben für Patient:innen

Diese Arbeitsblätter dienen der Unterstützung des Transfers der Sitzungsinhalte in den Alltag der Patient:innen. Darüber hinaus sollen sie dabei helfen, eine regelmäßige Übungspraxis in Hinblick auf Aufmerksamkeitssteuerung und Achtsamkeit zu etablieren. Alltagstransfer und Übungspraxis sollten engmaschig im Einzelsetting begleitet werden.

AB 12 Training der Aufmerksamkeitskontrolle

Unterstützt durch Audio-Dateien werden die Patient:innen mithilfe dieses Arbeitsblattes dazu angeleitet, ein an die Attention Training Technique (Wells, 2011) angelehntes Training zur Aufmerksamkeitssteuerung durchzuführen.

AB 13 Training der Aufmerksamkeitskontrolle: Protokollbogen

Um eine regelmäßige Übungspraxis zu unterstützen und Fortschritte sichtbar zu machen, kann dieser Protokollbogen zur Dokumentation der Trainingseinheiten von **AB 12** »Training der Aufmerksamkeitskontrolle« genutzt werden.

AB 14 Achtsamkeitsübungen

Dieses Arbeitsblatt führt in die Praxis formeller und informeller Achtsamkeitsübungen ein und beschreibt deren Anwendung im Alltag. Patient:innen werden dadurch in die Lage versetzt, Achtsamkeitsübungen selbstständig durchzuführen.

AB 15 Achtsamkeitstagebuch

Das Achtsamkeitstagebuch dient zur Unterstützung der regelmäßigen Durchführung formeller und informeller Achtsamkeitsübungen (s. **AB 14** »Achtsamkeitsübungen«). Die Patient:innen werden angeleitet, am Morgen ein Vorhaben für eine achtsame Tagesgestaltung bzw. die Durchführung einer Achtsamkeitsübung zu planen und am Abend in nicht wertender Weise über ihre Wahrnehmung bei der Umsetzung (oder Nicht-Umsetzung) dieses Vorhabens zu reflektieren.

AB 16 Planung der Steuerung der Aufmerksamkeit

Pläne zur Steuerung der Aufmerksamkeit können dabei helfen, neue Erlebens- und Verhaltensweisen in den Alltag zu übertragen und so neue Gewohnheiten zu schaffen. Unterstützt durch vorstrukturierte Fragen (u. a. zur Wahrnehmung der Problemsituation und zum gegenwärtigen Aufmerksamkeitsfokus in der Problemsituation) werden die Patient:innen auf diesem Arbeitsblatt angeleitet, aufmerksamkeitsbezogene Pläne zu formulieren.

Informationsblätter für Patient:innen

Die Informationsblätter für Patient:innen dienen als Gedächtnisstützen für die Informationen aus den Einzel- und Gruppensitzungen und sollen den Transfer der Informationen in den Alltag unterstützen. Alternativ können die Informationsblätter auch verwendet werden, wenn die Durchführung der Psychoedukation durch Therapeut:innen im Einzel- oder Gruppensetting organisatorisch nicht möglich ist (z. B. im stationären Setting). Im letztgenannten Fall sollte dennoch zumindest eine verkürzte Vor- und Nachbesprechung der Materialien erfolgen.

INFO 35 Was ist Aufmerksamkeit?
Anhand der Scheinwerfer-Metapher bringt dieses Informationsblatt Patient:innen das Konstrukt Aufmerksamkeit näher und bereitet damit die Themen der weiterführenden Informationsblätter vor.

INFO 36 Aufmerksamkeitssteuerung
Dieses Informationsblatt gibt Patient:innen einen Überblick über unterschiedliche Arten der Aufmerksamkeitssteuerung (d. h. automatische und gezielte Aufmerksamkeitssteuerung). Dieses Grundwissen ist als Vorbereitung aller aufmerksamkeitsbezogenen Interventionen essenziell.

INFO 37 Aufmerksamkeit und Wahrnehmungsebenen
Häufig verbinden Patient:innen mit dem Begriff »Aufmerksamkeit« ausschließlich die Fokussierung auf externe Informationsquellen. Da bei vielen psychischen Problemen eine erleichterte Aufmerksamkeitslenkung auf bzw. Vermeidung von interozeptiven und mentalen Prozessen vorliegt, ist es zielführend, die Patient:innen auch für die Aufmerksamkeitssteuerung in Bezug auf diese Informationsquellen zu sensibilisieren. Ebenso spielt bei einigen Erkrankungen (z. B. Panikstörungen oder psychosomatischen Beschwerden) eine Überfokussierung auf interozeptive Reize eine große Rolle. Um den Patient:innen ein besseres Verständnis des Konstrukts Aufmerksamkeit zu erleichtern, fasst dieses Informationsblatt Inhalte zu diesen unterschiedlichen Informationsquellen zusammen.

INFO 38 Arten von Aufmerksamkeitsproblemen
Aufbauend auf den Informationen zur Aufmerksamkeitssteuerung sowie interozeptiven, exterozeptiven und mentalen Informationsquellen vermittelt dieses Arbeitsblatt den Patient:innen Wissen zu unterschiedlichen Formen von Aufmerksamkeitsverzerrungen (z. B. erleichterte Aufmerksamkeitslenkung und Vermeidung).

INFO 39 Aufmerksamkeitslenkung planen
Um das Verständnis der Anwendung von Plänen zur Steuerung der Aufmerksamkeit zu stärken, illustriert das Informationsblatt das Erstellen von entsprechenden Plänen anhand zweier Beispiele. Dadurch steht den Patient:innen eine Vorlage zur Ausgestaltung ihrer eigenen Pläne (**AB 16** »Planung der Steuerung der Aufmerksamkeit«) zur Verfügung.

INFO 40 Was ist Achtsamkeit?
In Nachbereitung der Sitzungsinhalte von **INFO 34** »Achtsamkeit« und in Vorbereitung auf die Achtsamkeitsübungen von **AB 14** »Achtsamkeitsübungen« fasst dieses Informationsblatt grundlegende Informationen zum Verständnis und zum Nutzen achtsamen Wahrnehmens und Handelns zusammen. Dadurch wird Patient:innen der Einstieg in eine regelmäßige Übungspraxis erleichtert.

INFO 41 Grundwissen Aufmerksamkeit
Dieses Informationsblatt in einfacher Sprache fasst grundlegende Informationen zu Aufmerksamkeit und Aufmerksamkeitsproblemen zusammen. Dadurch bereitet dieses Informationsblatt die Umsetzung der Tipps von **INFO 42** »Tipps zum Verbessern der Aufmerksamkeit« vor.

INFO 42 Tipps zum Verbessern der Aufmerksamkeit
In einfacher Sprache beschreibt dieses Informationsblatt vier Wege zur Verbesserung der Aufmerksamkeitslenkung. Diese Wege sind »Störquellen reduzieren«, »Selbstinstruktionen«, »Training der Aufmerksamkeitslenkung« sowie »Achtsamkeit«. Patient:innen wird dadurch die Modifikation ihrer Aufmerksamkeitslenkung erleichtert.

Informationsquellen und Aufmerksamkeitssteuerung

Definition von Aufmerksamkeit. »Aufmerksamkeit« ist für viele Patient:innen ein vages Konzept. Die Relevanz für die Entstehung und Aufrechterhaltung psychischer Störungen ist für viele Menschen meist weniger offensichtlich als bei anderen transdiagnostischen Krankheitsfaktoren (z. B. Schlaf oder Emotionsregulation). Daher gilt es im ersten Schritt der Psychoedukation das Konstrukt Aufmerksamkeit zu definieren und ihre Relevanz für Alltagsfunktionen sowie psychische Probleme herauszuarbeiten.

Beispiel

»Unter ›Aufmerksamkeit‹ versteht man die Ausrichtung unserer kognitiven Ressourcen auf bestimmte Informationsquellen. Gerade jetzt zum Beispiel werden die meisten von Ihnen Ihre Aufmerksamkeit auf meine Stimme gerichtet haben oder aber auf etwas ganz anderes, z. B. auf Gedanken darüber, was Sie heute bereits getan haben oder noch tun werden, oder auf [einen gut sichtbaren oder hörbaren Reiz im Raum benennen]. Der menschliche Aufmerksamkeitsfokus ist wie ein Scheinwerfer. Alles, was im Lichtkegel des Scheinwerfers ist, erhält Zugang zu unserer bewussten Verarbeitung. Verzerrungen der Aufmerksamkeit und Probleme bei der Aufmerksamkeitskontrolle spielen bei fast allen psychischen Erkrankungen eine wichtige Rolle. Daher wollen wir uns nun zunächst einige Grundlagen zur Aufmerksamkeitssteuerung ansehen und im Anschluss auf verschiedene Arten von Aufmerksamkeitsverzerrungen detaillierter eingehen. In der nächsten Sitzung besprechen wir dann, wie Verzerrungen bei der Ausrichtung der Aufmerksamkeit und Probleme der Aufmerksamkeitskontrolle reduziert werden können.«

Informationsquellen und Arten der Aufmerksamkeitslenkung. Bevor Strategien zur Veränderung von Aufmerksamkeitsverzerrungen und Problemen der Aufmerksamkeitskontrolle zielgerichtet besprochen werden können, müssen Patient:innen weitere Informationen zum Verständnis von Aufmerksamkeitsprozessen erhalten. Wichtig ist hierbei, einerseits die Unterscheidung zwischen verschiedenen Informationsquellen (d. h. mentale Prozesse, Informationen aus dem Inneren des Körpers, Informationen aus der Umwelt) und andererseits die Unterscheidung zwischen einer zielgerichteten und automatischen Aufmerksamkeitsausrichtung.

Beispiel

»Warum ist es überhaupt wichtig, dass wir unsere Aufmerksamkeit gezielt ausrichten und Informationen filtern können? In jeder Situation sind wir von unendlich vielen Sinnesreizen aus der Umwelt umgeben – tausende Hörhärchen verarbeiten akustische Signale, hunderttausende Tastzellen in unserer Haut erfühlen die Umwelt und Millionen von Sehzellen verarbeiten Lichtreize in unseren Augen. Hinzu kommen Informationen aus unserem Körperinneren (z. B. von unserem Gleichgewichtsinn oder unserem Bewegungssinn) und unserer Psyche (z. B. Emotionen, Erinnerungen, Zielsetzungen). [Unterscheidung der Informationsquellen in das Schaubild eintragen.] All diese Informationen werden nur oberflächlich verarbeitet, da für ihre vertiefte Verarbeitung unserem Gehirn die Kapazität fehlt. [Stufe 1 und Stufe 3 des linken Teils des Schaubilds einzeichnen.]. Wir müssen daher viele Informationen filtern und können nur das bewusst und vertieft verarbeiten, worauf wir unsere Aufmerksamkeit ausrichten. [Stufe 2 und die Pfeile im linken Teil des Schaubilds einzeichnen.] Unser Aufmerksamkeitsfokus ist also das Eingangstor zu unserer bewussten Wahrnehmung.«

Informationsquellen und Aufmerksamkeitssteuerung

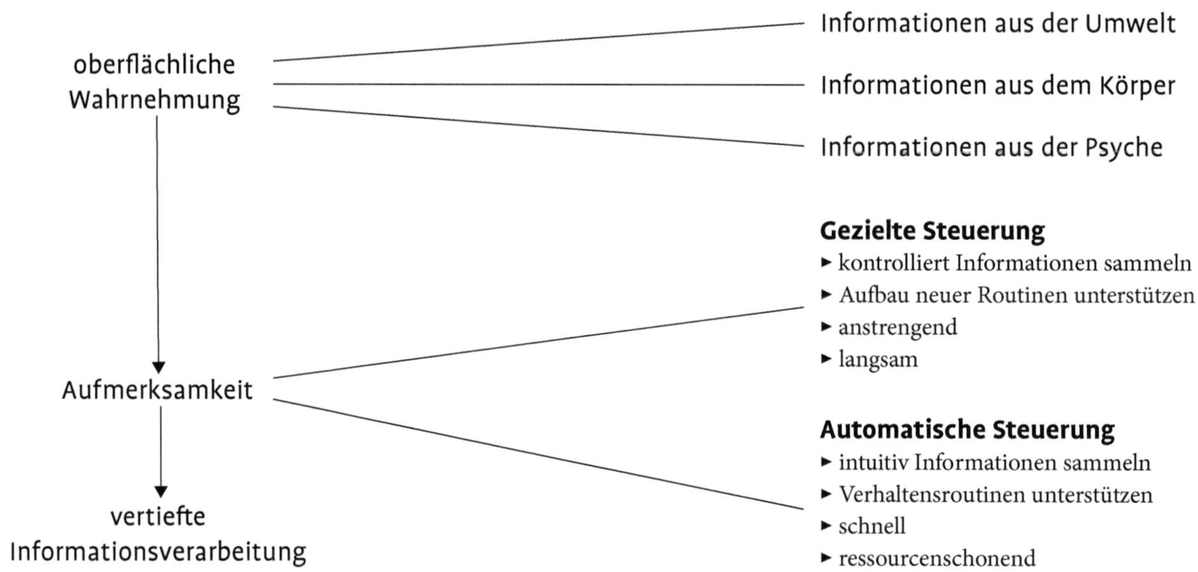

Informationsquellen und Aufmerksamkeitssteuerung

Nachdem Rückfragen zu den Verarbeitungsstufen geklärt worden sind, gilt es im nächsten Schritt die Grundlagen der Aufmerksamkeitssteuerung zu vermitteln. Dabei ist es wichtig, zum einen zu differenzieren, wann welche Form der Aufmerksamkeitslenkung zielführend ist, und zum anderen zu verdeutlichen, dass es normal ist, dass der gezielten Aufmerksamkeitssteuerung Grenzen gesetzt sind.

Beispiel

»Einerseits können wir unsere Aufmerksamkeit bewusst und zielgerichtet steuern – wie einen Scheinwerfer, den wir auf die Dinge richten, die wir vertieft verarbeiten wollen. Andererseits gibt es auch Dinge, die unsere Aufmerksamkeit ganz unwillkürlich auf sich ziehen – wie Magneten [Linien und Überschriften des rechten Teils des Schaubilds ergänzen]. Beide Arten der Aufmerksamkeitslenkung – die gezielte und die automatische – sind ungemein wichtig, um im Alltag gut zurechtzukommen. Was würden Sie sagen, wann braucht es eine gezielte Aufmerksamkeitslenkung und wann ist die automatische Aufmerksamkeitslenkung deutlich besser?

[Antworten abwarten und bei der folgenden Zusammenfassung die Antworten nutzen]

Sehr gut, ich versuche das nochmal zusammenzufassen. Automatische Aufmerksamkeitslenkung ist immer dann hilfreich, wenn man etwas schon oft gemacht hat und Informationen routiniert sammeln kann, z. B. wenn man nach jahrelangem Autofahren automatisch beim Spurwechsel auf andere Verkehrsteilnehmer:innen achtet. Außerdem ist sie hilfreich, wenn unsere bewusste Wahrnehmung instinktiv bzw. intuitiv ausgerichtet werden soll (z. B. bei Gefahrenreizen) oder auch bei positiven Erlebnissen (z. B. beim Sex). Automatische Aufmerksamkeitssteuerung ist schnell und kostet keine Mühe. Gezielte Aufmerksamkeitssteuerung ist dagegen langsamer und anstrengend. Sie ist immer dann sinnvoll, wenn es darum geht, nicht intuitiv, sondern kontrolliert Informationen zu sammeln bzw. neue Routinen zu etablieren (z. B. in der Fahrschule).«

[Rechte Seite des Schaubilds parallel zu den Erläuterungen fertigstellen.]

Aufmerksamkeitsprobleme

Arten von Aufmerksamkeitsproblemen. Nachdem die Grundbegriffe zum Verständnis von Aufmerksamkeitsprozessen eingeführt worden sind, können die Implikationen einer erleichterten und einer vermeidenden Aufmerksamkeitslenkung sowie die Relevanz der Schulung der Aufmerksamkeitskontrolle besprochen werden.

Beispiel

»Es sind vor allem drei Arten von Aufmerksamkeitsproblemen für die Entstehung und Aufrechterhaltung psychischer Störungen relevant. Das erste Problem besteht darin, dass unser Aufmerksamkeitsfokus immer wieder von bestimmten Informationen automatisch angezogen wird. Man könnte hier von einer erleichterten Aufmerksamkeitslenkung oder einer Überfokussierung der Aufmerksamkeit auf bestimmte Informationen sprechen.

[*Überfokussierte Aufmerksamkeitslenkung* als Gedächtnishilfe an das Flipchart schreiben.]

Das Problem dabei ist, dass eine Überfokussierung bestimmter Informationen zu einer verzerrten Wahrnehmung der Wirklichkeit beiträgt. Nehmen wir zum Beispiel eine Person, die beim Zeitungslesen eine Überfokussierung auf negative Schlagzeilen zeigt. Diese Person wird vermutlich die Vorstellung entwickeln, dass die Welt gefährlich ist. Eine ausgewogene Betrachtung positiver und negativer Schlagzeilen hätte vermutlich ein ausgewogeneres Weltbild zur Folge. Kennen Sie Ähnliches von sich selbst? Gibt es Informationen, auf die Sie stärker fokussiert sind, als die meisten anderen Personen? Welche Vor- und Nachteile hat das?«

[Antworten abwarten und besprechen]

Behaviorale und kognitive Vermeidung. Bei der Erarbeitung der Inhalte zur vermeidenden Aufmerksamkeitslenkung ist es relevant, die Unterscheidung zwischen einer behavioralen und einer kognitiven Vermeidung vorzunehmen. Dies wird insbesondere bei der Durchführung von Expositionsübungen im Einzelsetting relevant.

Beispiel

»Das Gegenteil einer überfokussierten Aufmerksamkeitslenkung ist eine vermeidende Aufmerksamkeitslenkung.

[*Vermeidende Aufmerksamkeitslenkung* als Gedächtnishilfe an das Flipchart schreiben.]

Bei einer vermeidenden Aufmerksamkeitslenkung vermeiden wir die Auseinandersetzung mit bestimmten Informationen. Das Problem ist auch hier, dass das Auslassen bestimmter Informationen die Wahrnehmung verzerren und zu Folgeproblemen führen kann. Ein gutes Beispiel hierfür ist ein ehemaliger Patient von mir, der starke soziale Ängste hatte. Er traf sich zwar hin und wieder mit anderen Personen und ging ab und zu auf eine Geburtstagsfeier, vermied es dabei aber, Leute direkt anzusehen und darauf zu achten, wie diese auf sein Verhalten reagieren. Stattdessen war er mit seiner Aufmerksamkeit ganz bei sich. Das heißt, obwohl er vor Ort war, vermied er die Auseinandersetzung mit seiner Umwelt. Das hatte einerseits zur Folge, dass ihm die sozialen Aktivitäten kein Vergnügen bereiten konnten und er anderseits keine Erfahrungen machen konnte, die seine Ängste widerlegt hätten. Kennen Sie Ähnliches von sich selbst? Gibt es Informationen, mit denen Sie die Auseinandersetzung immer wieder vermeiden? Welche Vor- und Nachteile hat das?«

[Antworten abwarten und besprechen]

Die Besprechung der Vor- und Nachteile der erleichterten (oder überfokussierten) und vermeidenden Aufmerksamkeitslenkung ist vor allem relevant, um die Motivation zur Modifikation von Aufmerksamkeitsverzerrungen zu steigern.

Aufmerksamkeitskontrolle. Als dritter Aspekt sollten Defizite der Aufmerksamkeitskontrolle besprochen werden. Diese Komponente ist von besonderer Bedeutung, da die Stärkung der Aufmerksamkeitskontrolle oftmals eine wesentliche Voraussetzung für die Korrektur der zuvor genannten Aufmerksamkeitsverzerrungen darstellt.

Beispiel

»Wenn wir unsere überfokussierte oder vermeidende Aufmerksamkeitslenkung verändern wollen, ist eine gezielte Neuausrichtung unserer Aufmerksamkeit erforderlich. Die Fähigkeit, unsere Aufmerksamkeit gezielt von Informationen zu lösen und neu auszurichten, bezeichnen wir als Aufmerksamkeitskontrolle.

[*Defizite der Aufmerksamkeitskontrolle* als Gedächtnishilfe an das Flipchart schreiben.]

Defizite der Aufmerksamkeitskontrolle tragen daher bedeutsam zur Aufrechterhaltung einer überfokussierten und vermeidenden Aufmerksamkeitslenkung bei. Wie ist das bei Ihnen? Fällt es Ihnen schwer, Ihre Aufmerksamkeit von Dingen zu lösen und sie neu auszurichten? Gibt es Situationen, in denen Ihnen das leichter oder schwerer fällt?«

[Antworten abwarten und besprechen]

INFO 32 • T

Training der Aufmerksamkeitskontrolle

Rational des Trainings der Aufmerksamkeitskontrolle. Die erste Interventionsmethode, die den Patient:innen vorgestellt wird, dient dem Training der Aufmerksamkeitskontrolle. Das bekannteste Aufmerksamkeitstraining dieser Art ist die »Attention Training Technique« von Wells (2011), deren Wirksamkeit insbesondere bei der Behandlung von Depression bestätigt wurde. Bei der hier vorgestellten Übung handelt es sich um eine adaptierte Variante dieses Vorgehens. Der erste Schritt der Psychoedukation zum Training der Aufmerksamkeitskontrolle besteht in der Erläuterung des Interventionsrationals.

Beispiel

»Ein häufiges Problem besteht darin, dass unsere Fähigkeit zur Aufmerksamkeitskontrolle zu gering ausgeprägt ist, um die Aufmerksamkeit von bestimmten Informationen zu lösen oder unsere Aufmerksamkeit auf andere, vermiedene Informationen zu lenken. Bei der ersten Übungsmethode geht es uns deshalb darum, selektive Aufmerksamkeit, geteilte Aufmerksamkeit und das Wechseln des Aufmerksamkeitsfokus zu trainieren. Als Übungsmaterial bieten sich hierfür insbesondere Umgebungsgeräusche, wie [Beispiele für Umgebungsgeräusche, die aktuell vorhanden sind, einsetzen] und Video- bzw. Audiodateien mit entsprechenden Geräuschen an. Reale Umgebungsgeräusche haben den Vorteil, dass der Unterschied zwischen der Übungs- und der Alltagssituation gering ist und der Transfer somit besonders leichtfällt. Audiodateien haben den Vorteil, dass wir sie beliebig laut abspielen können und sie unabhängig von Umgebungsfaktoren nutzen können. Außerdem können wir uns die Übungen mit Audiodateien beliebig schwer oder einfach machen – je nachdem, wie komplex die Audiodatei ist, die wir nutzen.«

Übung zur Aufmerksamkeitskontrolle. Im zweiten Schritt sollte eine gemeinsame Erprobung des Aufmerksamkeitstrainings stattfinden. Zu diesem Zwecke empfehlen wir eine Bluetooth-Box oder ein vergleichbares Wiedergabegerät bereitzuhalten, um die zum Training gehörende Audiodatei abspielen zu können. Die Audiodatei, die zu diesem Buch gehört, können Sie über den nebenstehenden QR-Code abrufen. Falls es die Umgebungsbedingungen erlauben, können auch Umgebungsgeräusche (z. B. Vogelzwitschern oder Straßengeräusche) für die Übung genutzt werden.

Beispiel

»Um das Prinzip der Übung zu verdeutlichen, hören wir uns nun ein Beispiel an. Dieses sowie ein weiteres Beispiel finden Sie auch auf dem Arbeitsblatt, dass ich Ihnen am Ende der Sitzung mitgeben werde. Im Rahmen dieser Übung wird es Ihre Aufgabe sein, Ihre Aufmerksamkeit auf die verschiedenen Geräuschquellen auszurichten. Die Übung beginnt mit einer kurzen Instruktion und dauert circa zehn Minuten. Suchen Sie sich jetzt bitte eine bequeme Sitzposition und schließen Sie nach Möglichkeit die Augen.«

Nach Abschluss der Übung sollten die Erfahrungen der Patient:innen nachbesprochen und ggf. auftauchende Fragen geklärt werden. Falls die Patient:innen den Eindruck haben, von dieser Übung profitieren zu können, kann ihnen empfohlen werden, die Übungen von AB 12 »Training der Aufmerksamkeitskontrolle« in den nächsten Wochen regelmäßig durchzuführen.

Planung der Steuerung der Aufmerksamkeit

Rational der Planung der Steuerung der Aufmerksamkeitskontrolle. Bei erleichterter bzw. überfokussierter und vermeidender Aufmerksamkeitslenkung ist es zielführend, die Aufmerksamkeit für Problemsituationen bewusst vorauszuplanen. Das bedeutet, gemeinsam mit den Patient:innen einen Plan zu verfassen, der beschreibt, auf welche Informationsquellen bei einer spezifischen Problemsituation die Aufmerksamkeit in Zukunft gerichtet werden soll und von welchen Informationsquellen der Fokus gelöst werden soll. Dadurch sollen gewohnheitsmäßige, automatisch ablaufende Reaktionsmuster unterbrochen werden.

Beispiel

»Wie wir bereits festgestellt haben, spielt bei den meisten psychischen Problemen eine dysfunktionale Aufmerksamkeitslenkung eine große Rolle. Entweder werden Informationen vermieden, die eigentlich verarbeitet werden sollten, oder Informationen werden übermäßig fokussiert, die einem funktionalem Umgang mit den Dingen im Weg stehen. In diesen Fällen ist es zielführend, die gewohnheitsmäßige, automatische Aufmerksamkeitslenkung durch eine bewusste Aufmerksamkeitssteuerung zu ersetzen, die dann schrittweise eine neue Gewohnheit werden kann. Um diesen Vorgang zu unterstützen, bedienen wir uns häufig einem gut bewährten Mittel: Selbstinstruktionen. Haben Sie eine Idee, was damit gemeint sein könnte und wo man Selbstinstruktionen häufig beobachten kann?

[Antworten abwarten]

Absolut richtig, bei Selbstinstruktionen gibt man sich selbst verbale Anweisungen, was Schritt für Schritt zu tun ist, um ein Ziel zu erreichen. Häufig beobachten können wir das bei Kindern, die vor einem neuen Problem stehen oder sich besonders konzentrieren müssen. Konnten Sie das bei Ihren Kindern oder bei Kindern von Freunden schon einmal beobachten?

[Antworten abwarten]

Erwachsene tun das ebenfalls sehr häufig. Da die Selbstinstruktion bei Erwachsenen jedoch häufig nur gedanklich erfolgt, ist sie viel seltener zu beobachten. Wenn es um Aufmerksamkeitssteuerung geht, können uns Selbstinstruktionen helfen, unsere Gewohnheiten zu durchbrechen und uns auf die Dinge zu fokussieren, die zur Problemlösung wirklich wichtig sind.«

Folgende Schritte werden bei der Planung der Aufmerksamkeitssteuerung in der Regel durchlaufen:
(1) Problemsituation identifizieren
(2) Ziel für die spezifische Problemsituation formulieren
(3) Ist-Zustand der Aufmerksamkeitslenkung beobachten
(4) Vor- und Nachteile des Ist-Zustands abwägen
(5) zielführenderen Aufmerksamkeitsfokus formulieren
(6) Plan verschriftlichen
(7) Plan in der Problemsituation erproben
(8) ggf. Anpassungen des Plans vornehmen

Planung der Steuerung der Aufmerksamkeit

Diese Abfolge wird mit den Patient:innen besprochen und an einem Beispiel illustriert. Idealerweise geschieht dies an einem Beispiel das ein:e Patient:in eingebracht hat, anderenfalls an einem (verfremdeten) Beispiel früherer Patient:innen.

Beispiel

»Das Erstellen eines Plans zur Aufmerksamkeitslenkung würde ich gerne an einem Beispiel erklären. Einer meiner früheren Patienten – er war Mitte vierzig und übte eine Bürotätigkeit aus – litt an einer Sozialen Phobie. Besonders schwer fiel es ihm, sich in Teambesprechungen oder auf Geburtstagsfeiern an Gruppengesprächen zu beteiligen. [*Schritt 1* an der Tafel anschreiben; s. o.] Als ich ihn fragte, was sein Ziel in diesen Situationen sei, d. h. was er in diesen Situationen erreichen wolle, sagte er, er wolle Teil der Gruppe sein, sich zugehörig fühlen und einen guten Eindruck machen. [*Schritt 2* an der Tafel anschreiben.] Als Hausaufgabe gab ich ihm auf, in den nächsten Teambesprechungen wahrzunehmen, auf welche Informationsquellen er seine Aufmerksamkeit gewohnheitsmäßig ausrichtet und diese zu notieren. [*Schritt 3* an der Tafel anschreiben.] Mein Patient und ich haben seine Notizen im Anschluss gemeinsam analysiert und festgestellt, dass seine gesamte Aufmerksamkeit auf seine körperlichen Veränderungen und seine eigenen mentalen Prozesse gerichtet war. Von den Gesprächen um sich herum, der Stimmung seines Gegenübers und Gelegenheiten, sich einzubringen bekam er kaum etwas mit. Wir reflektierten, inwiefern dieser Aufmerksamkeitsfokus für das Erreichen seiner Ziele nützlich ist und stellten fest, dass eine hohe Selbstaufmerksamkeit die Wahrscheinlichkeit, sich zur Gruppe zugehörig zu fühlen und Teil der Gruppe zu sein, stark reduziert [*Schritt 4* an der Tafel anschreiben]. Um seine Ziele zu erreichen, wäre es hingegen zielführend, seine Aufmerksamkeit auf die Interaktion mit den anderen Personen zu richten, wahrzunehmen, was diese sagen und sich am Gespräch zu beteiligen. [*Schritt 5* an der Tafel anschreiben] Im Rollenspiel haben wir dann geübt, den Aufmerksamkeitsfokus zu wechseln – von seinen körperlichen Empfindungen weg, hin zur Interaktion und wieder zurück. Wir haben festgestellt, dass die Ausrichtung der Aufmerksamkeit auf den eigenen Körper die Symptome verschlimmerte und die Konzentration auf das Gespräch und die Gesprächspartner:innen das soziale Kompetenzgefühl bedeutsam steigerte. Ich habe dem Patienten empfohlen, seine Feststellungen aufzuschreiben und für sich Ziele zu formulieren, wie er in Zukunft in solchen Situationen seine Aufmerksamkeit ausrichten wolle. [*Schritt 6* an der Tafel anschreiben] Hierzu notierte er: ›Aufmerksamkeit nach außen, nicht nach innen. Achte darauf, was gesagt wird und wie es gesagt wird. Äußere dich spontan, ohne zu lange zu überlegen. Wenn du merkst, dass du abdriftest, kehre mit der Aufmerksamkeit zurück zum Gespräch. Bring dich aktiv ein.‹ Das hat mein Patient über einige Wochen in verschiedenen Situationen geübt – auch wenn es anfangs schwierig war, hat er bald festgestellt, dass er die sozialen Situationen als befriedigender erlebt, wenn seine Aufmerksamkeit nicht mehr bei ihm selbst, sondern auf der Situation und den Gesprächspartner:innen liegt. [*Schritt 7* an der Tafel anschreiben] Falls die Erfahrung für einen Patienten nicht befriedigend gewesen wäre, hätten wir in einem achten Schritt Anpassungen an unserem Plan vorgenommen und ihn dann erneut getestet [*Schritt 8* an der Tafel anschreiben].

Planung der Steuerung der Aufmerksamkeit

Strategien zu Analyse des Ist-Zustandes. Bei vielen Patient:innen kann Schritt 3 (»Ist-Zustand der Aufmerksamkeitslenkung beobachten«) retrospektiv innerhalb der Sitzung durchgeführt werden, z. B. mittels einer Imagination der Situation. Sollten Patient:innen sich nicht sicher sein, wo ihr Aufmerksamkeitsfokus in den jeweiligen Situationen liegt, oder sollten Zweifel daran bestehen, wie funktional bzw. dysfunktional dieser Aufmerksamkeitsfokus ist, sollten die Patient:innen dazu angeregt werden, ihren Aufmerksamkeitsfokus in den Problemsituationen bewusst wahrzunehmen bzw. im Nachhinein zu reflektieren. Darauf aufbauend kann in der folgenden (Einzel-)Sitzung mit der Erarbeitung des Plans fortgefahren werden.

Tipp

Häufig ist es hilfreich, dass die Patient:innen für mehrere Problemsituationen eigene Pläne formulieren. Um Überforderung und Frustration zu vermeiden, sollte dabei in der Regel schrittweise vorgegangen werden (z. B. alle zwei Sitzungen die Betrachtung einer neuen Situation).

Achtsamkeit

Achtsam zu sein bedeutet seine Aufmerksamkeit in absichtsvoller, nicht wertender Weise auf den gegenwärtigen Augenblick zu richten. Das heißt, Achtsamkeit umfasst sowohl eine spezielle Form der Aufmerksamkeitslenkung als auch eine innere Haltung gegenüber Informationen, die im Aufmerksamkeitsfokus stehen.

Achtsamkeit entstammt der buddhistischen Tradition. Die Anwendung im therapeutischen Kontext basiert primär auf der Pionierarbeit von Jon Kabat-Zinn und dessen Einfluss auf die Entwicklung einer achtsamkeitsbasierten kognitiven Therapie sowie auf den achtsamkeitsbasierten Techniken der Akzeptanz- und Commitmenttherapie und der Dialektisch-Behavioralen Therapie. Achtsamkeit kann daher sowohl als eine besondere Form der Aufmerksamkeit, als spirituelle Haltung als auch als therapeutische Methode begriffen werden. Im Kontext der transdiagnostischen Psychoedukation, deren Ziel es ist, möglichst vielen Patient:innen einen anwenderfreundlichen Zugang zu hilfreichem Wissen zur Verfügung zu stellen, stehen Achtsamkeitsübungen als Instrument der Aufmerksamkeitssteuerung im Fokus. Ungeachtet dessen können einige Patient:innen von einer Erweiterung des Themenbereichs auf ein umfassenderes Achtsamkeitskonzept profitieren.

Rational von Achtsamkeitsübungen. Die Psychoedukation zu Achtsamkeitsübungen beginnt mit einer kurzen Definition und einer Einbindung des Gegenstands in das Themenfeld Aufmerksamkeit. Die meisten Patient:innen haben bereits von Achtsamkeit als spirituellem Konzept oder von Achtsamkeitsübungen gehört. Daher kann hier in der Regel an Vorwissen angeknüpft werden. Es geht vor allem darum, den Patient:innen die Möglichkeit zu geben, klärende Fragen zu stellen, die therapeutische Wirkung einer achtsamen Haltung bei Aufmerksamkeitsproblemen herauszuarbeiten und die Motivation zur Durchführung von Achtsamkeitsübungen zu steigern. Der große Nutzen von Achtsamkeit basiert darauf, dass ihr Einüben sowohl die Akzeptanz der Gegenwart (Reduktion von Vermeidung), Defusion (Reduktion von erleichterter Aufmerksamkeit und Überfixierung) als auch die gezielte Aufmerksamkeitssteuerung fördern kann.

Beispiel

»Eine weitere Möglichkeit, Aufmerksamkeitsprobleme zu reduzieren, ist das Einüben und Anwenden von Achtsamkeit. Wissen Sie, was man unter Achtsamkeit versteht? Haben Sie schon einmal Achtsamkeitsübungen durchgeführt?

[Antworten abwarten]

Ganz genau, achtsam zu sein bedeutet, dass wir mit unserer Aufmerksamkeit im gegenwärtigen Augenblick sind und diesen wertfrei betrachten. Wertfrei bedeutet, dass wir den Augenblick als Realität akzeptieren – unabhängig davon, ob die Realität mit unseren Wünschen übereinstimmt oder nicht. Auf Basis dieser Realitätswahrnehmung planen wir unsere absichtsvollen Handlungen. Ist für Sie nachvollziehbar, was wir unter Achtsamkeit verstehen oder gibt es hierzu irgendwelche Fragen?

[Antworten abwarten und offene Fragen klären]

Was würden Sie sagen, was könnten für uns die Vorteile einer achtsamen Haltung sein, wie könnte Ihre Therapie davon profitieren?

Achtsamkeit

[Antworten abwarten]

Wir versprechen uns vom Üben von Achtsamkeit vor allem drei Dinge: Erstens eine Steigerung der Fähigkeit, unsere Aufmerksamkeit auf die für uns relevanten Dinge zu richten. Zweitens, die Realität anzunehmen und zu akzeptieren, dass es Dinge gibt, die wir nicht verändern können. Drittens, bei den Dingen, die wir verändern können, unser Handeln zu reflektieren und absichtsvoll zu steuern.«

Achtsames Atmen. Um das Verständnis von Achtsamkeit zu vertiefen und den Einstieg in ein regelmäßiges Üben und Anwenden zu erleichtern, sollte im Anschluss eine kurze Achtsamkeitsübung durchgeführt werden. Da Atemübungen besonders einfach und immer verfügbar sind, eignen sich diese für diesen Einstieg besonders gut.

Wichtig

Falls Sie Patient:innen mit Panikstörung behandeln und nicht wissen, wie diese in der Vergangenheit auf Achtsamkeits- und Entspannungsübungen reagiert haben, sollten Sie unter Umständen für die erste Übung einen alternativen Aufmerksamkeitsfokus wählen (z. B. einen gustatorischen oder akustischen Reiz). Hintergrund ist, dass manche Patient:innen mit Panikstörung bei der Fokussierung von Körperzuständen Paniksymptome entwickeln.

Übung • Anleitung zum achtsamen Atmen

»Nehmen Sie eine bequeme Körperhaltung ein, in der Sie einige Minuten angenehm verharren können. Wenn möglich, schließen Sie die Augen, fixieren Sie ansonsten einen beliebigen Punkt im Raum. Nehmen Sie Ihre Gedanken, Ihren Körper, Ihre Emotionen zunächst einfach nur wahr – nehmen Sie sie wahr, ohne etwas daran ändern zu wollen … Lenken Sie Ihre Aufmerksamkeit dann auf Ihre Atmung … atmen Sie ein, atmen Sie aus und nehmen Sie diesen Vorgang wahr … nichts Anderes … nur Ihre Atmung … Nehmen Sie wahr, wie sich Ihre Bauchdecke hebt und senkt … Nehmen Sie wahr, wie sich die Atemluft in Ihrer Nase … Ihrem Rachen … Ihrer Lunge anfühlt … Wenn Ihre Aufmerksamkeit abschweift … zu Ihren Gedanken … Ihrer Vergangenheit … Ihrer Zukunft … nehmen Sie dies einfach nur wahr, ohne es zu bewerten … kehren Sie anschließend mit Ihrer Aufmerksamkeit zu Ihrer Atmung zurück … zurück zum Ein- … und zum Ausatmen … Sie müssen nicht auf besondere Weise atmen … weder besonders langsam noch besonders schnell … weder besonders tief noch besonders flach … So wie Sie atmen, ist es in Ordnung … Nehmen Sie wahr, wie sich Ihre Nasenlöcher beim Einatmen weiten … und beim Ausatmen entspannen … Nehmen Sie wahr, wie sich Ihre Brust … Ihre Schulter … Ihre Bauchdecke beim Einatmen heben … und beim Ausatmen senken … Nehmen Sie wahr, wie die Atemluft beim Einatmen kühler und beim Ausatmen wärmer ist … Atmen Sie so noch ein paar Atemzüge weiter … und wenn Sie so weit sind … richten Sie Ihre Aufmerksamkeit wieder auf Ihre Umwelt und den aktuellen Augenblick.«

Achtsamkeit

Nach Abschluss der Übung sollten die Erfahrungen der Patient:innen nachbesprochen und ggf. auftauchende Fragen geklärt werden. Falls die Patient:innen den Eindruck haben, von dieser Übung profitieren zu können, kann ihnen empfohlen werden, die Übungen von AB 14 »Achtsamkeitsübungen« für vier Wochen täglich mit steigendem Schwierigkeitsgrad umzusetzen. Insofern möglich, sollte der Übungsfortschritt sowie der Transfer in den Alltag regelmäßig besprochen und begleitet werden.

AB 12 • P

Training der Aufmerksamkeitskontrolle

Seine Aufmerksamkeit kontrollieren zu können, bedeutet, den Fokus der eigenen Aufmerksamkeit bewusst zu beeinflussen. Dies umfasst folgende Fertigkeiten:

- Seine Aufmerksamkeit gezielt auf eine Sache auszurichten und dabei andere Dinge auszublenden (**selektive Aufmerksamkeit**).
- Seine Aufmerksamkeit auf mehrere Dinge gleichzeitig auszurichten (**geteilte Aufmerksamkeit**).
- Seine Aufmerksamkeit von Dingen zu lösen und auf einen neuen Reiz auszurichten (**Verschiebung der Aufmerksamkeit**).

Diese Fertigkeiten kann man nur erwerben, indem man sie trainiert. Hierzu können verschiedene Übungen genutzt werden.

Tipp

Um Aufmerksamkeitskontrolle zu trainieren, sollten Sie eine beliebige der folgenden Übungen für zehn Minuten täglich durchführen. Um regelmäßiges Üben zu gewährleisten, können Sie AB 13 »Training der Aufmerksamkeitskontrolle: Protokollbogen« nutzen.

Zum Üben können Sie die Audiodateien nutzen, die über die untenstehenden QR-Codes verlinkt sind. Spielen Sie die Audiodateien am besten über eine Bluetooth-Box oder über Kopfhörer ab. Bei beiden Übungen ist es das Ziel, Ihre Aufmerksamkeit auf Geräusche bzw. Ihre Atmung auszurichten.

Übung 1 – Stadtspaziergang: In dieser Übung richten Sie Ihre Aufmerksamkeit abwechselnd auf Geräusche von Gesprächen, Schritten auf dem Gehweg, vom Straßenverkehr, einem Fußballstadion, fließendem Wasser und Kirchenglocken. Darüber hinaus sind weitere Geräusche zu hören (z. B. eine Fahrradklingel).

Übung 2 – Waldspaziergang: In dieser Übung richten Sie Ihre Aufmerksamkeit abwechselnd auf Geräusche von Vögeln, Schritten auf dem Waldboden und Regen. Zusätzlich werden Sie angeleitet Ihre Aufmerksamkeit auf Ihren Atem und mehrere Geräusche gleichzeitig auszurichten. Darüber hinaus sind weitere Geräusche zu hören (z. B. von einem Hund).

Tipp

Den Trainingsfortschritt können Sie unterstützen, indem Sie auch in Alltagssituationen Ihre Aufmerksamkeit immer wieder bewusst auf Umgebungsgeräusche oder andere Informationsquellen ausrichten. Üben Sie dabei gegebenenfalls auch die Verschiebung der Aufmerksamkeit von einer Informationsquelle zur nächsten.

AB 13 • P

Training der Aufmerksamkeitskontrolle: Protokollbogen

Benutzen Sie dieses Arbeitsblatt gemeinsam mit AB 9 »Regelmäßige Tagesabläufe«, um das Training der Aufmerksamkeitskontrolle regelmäßig anzuwenden. Füllen Sie die Tabelle am besten jeden Abend aus – egal, ob Sie das Training an dem jeweiligen Tag umsetzen konnten oder nicht. Versuchen Sie zunächst für vier Wochen regelmäßig zu üben – falls Sie das Gefühl haben, von dem Training zu profitieren, setzen Sie es gerne im Anschluss fort.

Beispiel:

Woche	**24.01. bis 30.01.20XX**						
Tag	**Mo**	**Di**	**Mi**	**Do**	**Fr**	**Sa**	**So**
Übung	1	1	X	2	Umgebungs-geräusche	1 & 2	2
Dauer	10 min	5 min	X	10 min	15 min	20 min	10 min

Woche							
Tag	**Mo**	**Di**	**Mi**	**Do**	**Fr**	**Sa**	**So**
Übung							
Dauer							
Woche							
Tag	**Mo**	**Di**	**Mi**	**Do**	**Fr**	**Sa**	**So**
Übung							
Dauer							
Woche							
Tag	**Mo**	**Di**	**Mi**	**Do**	**Fr**	**Sa**	**So**
Übung							
Dauer							
Woche							
Tag	**Mo**	**Di**	**Mi**	**Do**	**Fr**	**Sa**	**So**
Übung							
Dauer							

Achtsamkeitsübungen

Typen von Achtsamkeitsübungen. Man kann »formelle« von »informellen« Achtsamkeitsübungen unterscheiden:

- Bei formellen Achtsamkeitsübungen unterbricht man den Alltag und tut etwas, dessen Hauptzweck das Üben von Achtsamkeit ist, z. B. man macht eine Achtsamkeitsmeditation, man macht eine Atemübung usw.
- Bei informellen Achtsamkeitsübungen geht man den alltäglichen Dingen nach, nimmt sich dabei jedoch vor, die Tätigkeiten achtsam auszuüben, z. B. achtsam Geschirr spülen, achtsam mit dem Hund Gassi gehen.

Im Regelfall bietet es sich an, das Üben von Achtsamkeit mit formellen Achtsamkeitsübungen zu beginnen. Beherrscht man die Grundlagen, kann man beginnen, Achtsamkeit in informeller Weise mit alltäglichen Dingen zu praktizieren. Hierbei geht die eigentliche Übung zunehmend in einen achtsamen Alltag über. Wenn Sie möchten, können Sie Ihre Achtsamkeitsübungen in Form eines Tagebuchs festhalten wie auf AB 15 »Achtsamkeitstagebuch« beschrieben.

Formelle Achtsamkeitsübungen

Die folgenden Übungen sollten anfangs circa fünf Minuten am Tag durchgeführt werden. Später kann die Durchführung länger oder kürzer, seltener oder häufiger sein.

- **Achtsames Betrachten der Atmung.** Setzen Sie sich auf einen Stuhl oder ein Kissen und nehmen Sie eine bequeme Körperhaltung ein, in der Sie einige Minuten ungestört verharren können. Schließen Sie, wenn möglich, die Augen, fixieren Sie andernfalls einen Punkt im Raum. Lenken Sie Ihre Aufmerksamkeit auf Ihre Atmung. Sie müssen nicht auf besondere Weise atmen – weder besonders langsam noch besonders schnell, weder besonders tief noch besonders flach. Nehmen Sie wahr, wie sich Ihre Nasenlöcher beim Einatmen weiten und Ihre Brust bzw. Ihre Bauchdecke sich beim Einatmen hebt. Nehmen Sie wahr, wie sich Ihre Nasenlöcher beim Ausatmen entspannen und Ihre Brust bzw. Ihre Bauchdecke sich beim Ausatmen senkt. Nehmen Sie einfach wahr, wie sich die Atemluft in Ihrer Nase, Ihrem Rachen und Ihrer Lunge anfühlt. Nehmen Sie wahr, wie die Atemluft beim Einatmen kühler und beim Ausatmen wärmer ist. Wenn Ihre Aufmerksamkeit abschweift, z. B. zu Ihren Gedanken, Ihrer Vergangenheit, Ihrer Zukunft oder zu anderen Körpergefühlen, nehmen Sie dies einfach wahr, ohne es zu bewerten.

- **Achtsames Betrachten äußerer Dinge.** Betrachten Sie einen beliebigen Gegenstand, z. B. eine Pflanze, ein Möbelstück oder ein Gemälde. Nehmen Sie diesen Gegenstand sowohl insgesamt als auch in allen Einzelheiten wahr. Betrachten Sie die Beschaffenheit der Oberfläche, die Reflexion des Lichts, die Farben, die Kontraste, gegebenenfalls die Bewegungen. Anfangs kann es die Übung erleichtern, wenn Sie sich die Details innerlich beschreiben (z. B. »Hier ist das Gemälde heller und hier ist es dunkler«) – achten Sie dabei darauf, nur wahrzunehmen, und versuchen Sie, das Wahrgenommene nicht zu bewerten. Falls Sie feststellen, dass Sie anfangen, den Gegenstand oder seine Details zu bewerten, nehmen Sie das einfach nur wahr – dann lassen Sie den Gedanken weiterziehen und richten Sie Ihre gesamte Aufmerksamkeit wieder auf die (nicht wertende) Wahrnehmung des Gegenstands.

Achtsamkeitsübungen

▶ **Achtsames Betrachten von Gedanken.** Setzen Sie sich auf einen Stuhl oder ein Kissen und nehmen Sie eine bequeme Körperhaltung ein, in der Sie einige Minuten ungestört verharren können. Wenn möglich, schließen Sie die Augen, fixieren Sie andernfalls einen Punkt im Raum. Richten Sie Ihre Aufmerksamkeit auf Ihre Gedanken. Sie müssen nichts Spezielles denken. Was Sie denken muss keinerlei Anforderungen erfüllen. Sie müssen Ihre Gedanken nicht lenken, Sie dürfen mehrmals das Gleiche denken, sie müssen weder lustige noch ernste, weder ausgefallene noch gewöhnliche Gedanken haben. Es ist egal, ob Ihre Gedanken rasen oder in Ihrem Kopf Leere herrscht. Versuchen Sie, Ihre Gedanken einfach wahrzunehmen, ohne sie zu bewerten. Falls Ihre Gedanken wertend werden, dann nehmen Sie auch das einfach wahr. Betrachten Sie jeden Gedanken kurz und lassen Sie ihn dann vorüberziehen. Wie Boote auf einem Fluss oder Wolken am Himmel.

Informelle Achtsamkeitsübungen

Informelle Achtsamkeitsübungen dienen der Überführung der Achtsamkeitspraxis in den Alltag. Dabei bleibt der »normale« Tagesablauf unverändert – verändert wird nur die innere Haltung mit der (größer werdende) Teile des Alltags betrachtet werden. Hier einige Beispiele:

Achtsames Zuhören. Achten Sie bei Gesprächen bewusst auf die Aussagen Ihres Gegenübers und nehmen Sie Ihre Reaktionen auf das Gesagte wahr, ohne diese Reaktionen zu bewerten. Beobachten Sie Ihre initialen Emotionen, Gedanken und Verhaltensimpulse zunächst ohne diese (automatisch) auszuleben. Wenn Sie reagieren, machen Sie das bewusst und absichtsvoll.

Achtsames Geschirrspülen. Achten Sie bei Ihrer Geschirrspülroutine bewusst auf Ihre gegenwärtigen Wahrnehmungen, bspw. Die Temperatur des Wassers, die Empfindung der unterschiedlichen Oberflächen des Geschirrs, das Gewicht des Bestecks. Bleiben Sie mit Ihrer Wahrnehmung ganz bei Ihrer Tätigkeit. Falls Ihre Gedanken abschweifen, nehmen Sie das einfach nur wahr und kehren Sie dann mit Ihrer Aufmerksamkeit zu Ihrer Tätigkeit zurück.

Achtsames gehen. Häufig hetzt man im Alltag von A nach B. Manchmal eilt man dabei in seinen Gedanken schon zum nächsten Programmpunkt voraus oder grübelt noch über vergangenes nach. Dadurch bleiben wir auch in Pausen gestresst und nehmen die Welt nur in Teilen wahr. Versuchen Sie stattdessen Ihre Wegstrecken achtsam wahrzunehmen. Achten Sie bspw. auf das Anspannen und Entspannen Ihrer Beinmuskulatur, die Geräusche Ihrer Schritte auf dem Gehweg oder Wahrnehmungen in Ihrer Umgebung.

Umgang mit Schwierigkeiten. Ein Vorteil von informellen gegenüber formellen Achtsamkeitsübungen ist, dass sie jederzeit durchführbar sind und keinerlei Mehraufwand im Tagesablauf bedeuten. Im Gegenzug fallen Sie den Übenden häufig schwerer als formelle Achtsamkeitsübungen, denn je näher die Übung dem Alltag ist, desto eher verfallen wir in unachtsame Gewohnheiten, nehmen Bewertungen vor und handeln automatisch anstatt planvoll. Darüber hinaus verführt der informelle Ablauf manchmal dazu, die Übung vorzeitig zu beenden oder sie unregelmäßiger durchzuführen. Folgende Hinweise können das Üben erleichtern:

Achtsamkeitsübungen

- Gerade zu Beginn fällt es den meisten Personen deutlich leichter, achtsam zu sein, wenn sie dabei allein sind. Daher bietet es sich an, für die ersten informellen Achtsamkeitsübungen Tätigkeiten zu wählen, die Sie allein durchführen. Im weiteren Verlauf können Sie dann auch mit Tätigkeiten üben, bei denen andere Personen anwesend oder (oft noch etwas schwieriger) auch beteiligt sind.
- Üben Sie zu Beginn nur die achtsame Durchführung einer einzigen Tätigkeit. Es sollte eine Tätigkeit sein, die jeden Tag in Ihrem Alltag vorkommt, aber nur wenige Augenblicke bis wenige Minuten in Anspruch nimmt. Beispiele wären, das Essen des Müslis am Morgen, Zähneputzen, der Weg zur Bushaltestelle oder zum Auto, das Schneiden der Zutaten für das Abendessen, das Richten der Kleidung für den nächsten Tag. Wenn Sie die entsprechende Tätigkeit einige Tage achtsam durchgeführt haben, können Sie die Tätigkeit wechseln oder eine weitere hinzunehmen.
- Anfangs kann es die Übung erleichtern, wenn Sie Ihre Wahrnehmung und absichtsvollen Handlungen gedanklich beschreiben. Dadurch wird es leichter, Bewertungen zu entdecken und die Aufmerksamkeit weiter gezielt auszurichten. Wenn Ihnen Bewertungen auffallen oder Ihre Aufmerksamkeit sich auf andere Dinge richtet, nehmen Sie dies einfach wahr, ohne es zu bewerten – kehren Sie anschließend mit Ihrer Aufmerksamkeit zu Ihrer eigentlichen Tätigkeit zurück.

Wenn Sie möchten, können Sie die informellen Übungen dazu nutzen, um das Üben von Achtsamkeit Stück für Stück in eine achtsame Lebensführung übergehen zu lassen.

Wichtig

Es ist vollkommen Ihnen überlassen, ob Sie Achtsamkeit als spirituelle Reise, als Methode zur Stressreduktion oder als Aufmerksamkeitstraining begreifen. Achtsamkeit folgt nicht einem »Alles-oder-Nichts«-Prinzip. Sie darf in dem Maße in Ihren Alltag Einzug halten, wie es derzeit für Sie passend ist.

Achtsamkeitstagebuch

Dieses Achtsamkeitstagebuch soll Ihnen helfen, regelmäßig formelle oder informelle Achtsamkeitsübungen in Ihren Alltag zu integrieren. Unserer Erfahrung nach gelingt die Übung am besten, wenn Sie sich bereits morgens vornehmen, welche Übung Sie an diesem Tag durchführen bzw. in welchen Situationen oder bei welchen Handlungen Sie achtsam sein möchten. Wenn Sie möchten, können Sie Ihre Erfahrungen am Abend festhalten. Die Eintragung am Abend dient nicht dazu, die Ausführung der Übung zu bewerten oder sich selbst zu kontrollieren – sie ist eine Einladung, die Wahrnehmungen während der Übungen (nicht wertend) zu reflektieren.

Beispiel: Eintrag zu einer formellen Achtsamkeitsübung

Datum	20.03.XX
Planung: Wie möchte ich heute Achtsamkeit üben?	Achtsames Betrachten der Atmung.
Reflektion: Was habe ich bei meiner heutigen Übung wahrgenommen?	Ich habe wahrgenommen, wie die Luft beim Einatmen kühl und beim Ausatmen warm war. Ich habe wahrgenommen, dass meine Atmung tiefer und langsamer wird, wenn ich auf sie achte. Ab und zu sind meine Gedanken gewandert.

Beispiel: Eintrag zu einer informellen Achtsamkeitsübung

Datum	22.03.XX
Planung: Wie möchte ich heute Achtsamkeit üben?	Immer wenn ich heute einen Raum betrete, bleibe ich kurz stehen und nehme den Raum einfach nur wahr.
Reflektion: Was habe ich bei meiner heutigen Übung wahrgenommen?	Ich eile oft von einer Sache zur nächsten. Die Übung hat mich ein wenig entschleunigt. Bevor ich ziellos hin- und hergelaufen bin, habe ich mir vorher bewusst gemacht, was ich gerade möchte und wo ich das vermutlich finde.

Achtsamkeitstagebuch

Datum	
Planung: Wie möchte ich heute Achtsamkeit üben?	
Reflektion: Was habe ich bei meiner heutigen Übung wahrgenommen?	

Datum	
Planung: Wie möchte ich heute Achtsamkeit üben?	
Reflektion: Was habe ich bei meiner heutigen Übung wahrgenommen?	

Datum	
Planung: Wie möchte ich heute Achtsamkeit üben?	
Reflektion: Was habe ich bei meiner heutigen Übung wahrgenommen?	

Datum	
Planung: Wie möchte ich heute Achtsamkeit üben?	
Reflektion: Was habe ich bei meiner heutigen Übung wahrgenommen?	

Planung der Steuerung der Aufmerksamkeit

Nutzen Sie dieses Arbeitsblatt, um in für Sie schwierigen Situationen Ihre Aufmerksamkeit auf die relevanten Informationen zu lenken und Ihr Verhalten entsprechend Ihren Zielsetzungen auszurichten. Häufig ist es hilfreich, den Ist-Zustand (d. h. die gewohnheitsmäßige Aufmerksamkeitsausrichtung in der relevanten Situation) zunächst zu reflektieren, indem man ihn für ein paar Tage beobachtet, ohne ihn bewusst zu beeinflussen oder verändern zu wollen. Nutzen Sie im Anschluss die folgenden Fragen, um die Planung Ihrer Aufmerksamkeitssteuerung vorzubereiten.

(1) In welcher Situation ist der Plan relevant?

....

....

....

....

(2) Was ist mein Ziel in dieser Situation?

....

....

....

....

(3) Auf welchen Reizen oder Informationsquellen lag mein Aufmerksamkeitsfokus bisher und inwiefern ist das zur Erreichung meiner Ziele nützlich oder hinderlich?

....

....

....

....

Planung der Steuerung der Aufmerksamkeit

(4) Auf welche Reize oder Informationsquellen möchte ich meinen Aufmerksamkeitsfokus in diesen Situationen zukünftig ausrichten und wie trägt das zur Erreichung meiner Ziele bei?

....

....

....

....

Formulieren Sie nun Ihren Plan zur Aufmerksamkeitssteuerung. Schneiden Sie dann den Kasten aus und tragen Sie ihn als Erinnerungsstütze bei sich (z. B. in der Jackentasche oder im Geldbeutel).

Plan zur Steuerung der Aufmerksamkeit

Wann ist der Plan relevant?

....

....

Worin besteht mein Ziel in der Situation?

....

....

Wo soll der Aufmerksamkeitsfokus sein bzw. nicht sein?

....

....

....

....

....

INFO 35 • P

Was ist Aufmerksamkeit?

Definition

Unter **Aufmerksamkeit** versteht man die Ausrichtung der Gedanken und der Wahrnehmung auf bestimmte Informationen bzw. Informationsquellen (z. B. Geräusche, Erinnerungen, Emotionen). Unsere Aufmerksamkeitskapazität ist begrenzt, das heißt, wir können nicht allen Informationen (die theoretisch wahrgenommen werden könnten) gleichzeitig unsere (volle) Aufmerksamkeit widmen.

Die Scheinwerfermetapher

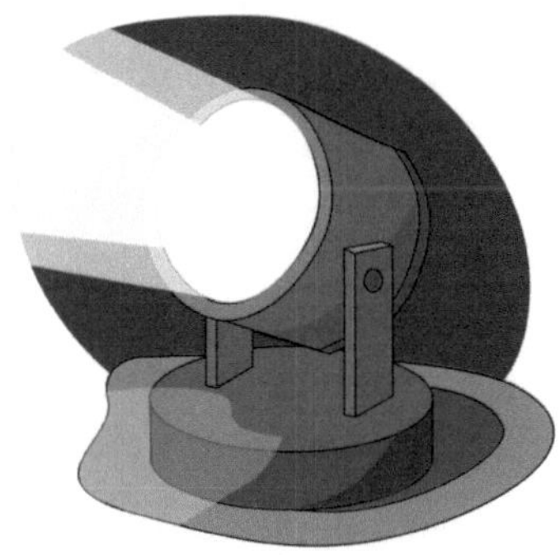

Man kann sich Aufmerksamkeit wie einen Scheinwerfer vorstellen. Was im Zentrum des Scheinwerferlichts ist, ist gut erkennbar und kann detailliert wahrgenommen und verarbeitet werden. Was am Rand des Scheinwerferlichts ist oder im Halbdunkel liegt, wird hingegen kaum wahrgenommen und nur oberflächlich verarbeitet. Da der Raum, den wir theoretisch ausleuchten könnten, unendlich groß und mit Millionen von Informationen gefüllt ist, können wir immer nur einen kleinen Teil der Realität im hellen Licht des Scheinwerfers erfassen.

Teilweise können wir den Scheinwerfer bewusst ausrichten und so zielgerichtet Informationen auswählen. Teilweise wird unser Suchscheinwerfer wie ein Magnet automatisch von Informationen angezogen.

Unseren Aufmerksamkeits-Scheinwerfer können wir nicht nur auf Informationen aus unserer Umgebung richten (z. B. auf Geräusche oder Dinge, die wir sehen) sondern auch auf mentale Prozesse (z. B. unsere Gedanken oder Erinnerungen) und interozeptive Wahrnehmungen (d. h. Wahrnehmungen des Körperinneren).

Tatsächlich verfügt jeder Mensch über mehrere »Scheinwerfer« – diese können auf die gleichen oder verschiedene Informationen ausgerichtet sein. Sind alle Scheinwerfer auf eine Informationsquelle ausgerichtet, sprechen wir von »selektiver Aufmerksamkeit«. Sind Scheinwerfer auf verschiedene Aufmerksamkeitsquellen ausgerichtet, sprechen wir von »geteilter Aufmerksamkeit«.

Wichtig

Aufmerksamkeitsprozesse begleiten unser gesamtes Leben, egal ob wir uns bewusst versuchen zu konzentrieren oder ob wir uns entspannen und den Dingen ihren Lauf lassen. Probleme der Aufmerksamkeitssteuerung und -kontrolle können daher unseren Alltag stark beeinträchtigen und zu psychischen Problemen beitragen.

INFO 36 • P

Aufmerksamkeitssteuerung

Automatische Aufmerksamkeitslenkung. Zum Teil wird unsere Aufmerksamkeit automatisch von Dingen angezogen – wie von einem Magneten –, ohne dass wir uns vorgenommen haben, speziell auf diese Dinge zu achten. Diese Dinge drängen sich dann besonders stark in den Fokus unserer Aufmerksamkeit. Zum Beispiel:

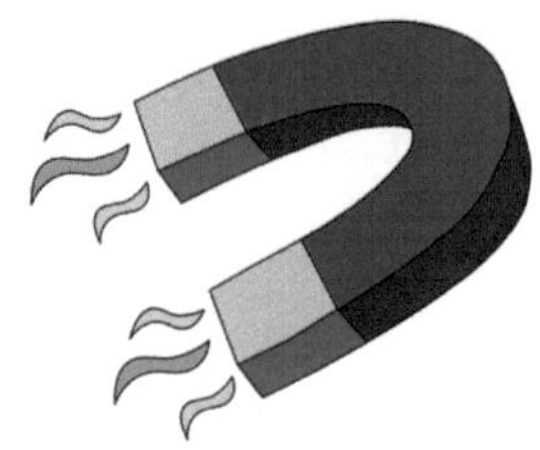

- Objekte, die lauter, bunter oder größer sind als andere uns umgebende Objekte. Wenn wir bspw. mit dem Auto fahren und neben uns hält ein knallbunter Mannschaftsbus, zieht das mit hoher Wahrscheinlichkeit unsere Aufmerksamkeit auf sich.
- Dinge, die unerwartet auftreten. Das ist bspw. der Fall, wenn wir beim Autofahren plötzlich die Sirene eines Polizeiwagens hören.
- Körperempfindungen, die besonders angenehm bzw. unangenehm sind. Beispielweise, wenn wir beim Autofahren von Rückenschmerzen abgelenkt werden.
- Unerledigte Aufgaben, ungeklärte Konflikte, Sorgen und Befürchtungen. Beispielsweise, wenn wir uns beim Autofahren plötzlich fragen, ob wir die Haustür eigentlich abgeschlossen haben.

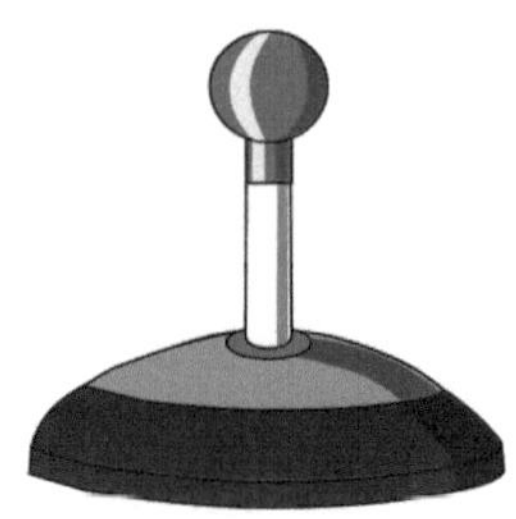

Gezielte Aufmerksamkeitslenkung. Zum Teil können wir gezielt steuern, worauf wir unsere Aufmerksamkeit ausrichten bzw. nach welchen Informationsquellen wir in unserer Umgebung suchen. Es geht also darum, worauf wir unsere Scheinwerfer ausrichten wollen. Zum Beispiel, wenn wir in einem Fahrzeug an der Ampel warten und gezielt darauf achten, wann die Ampel auf »Grün« wechselt, um losfahren zu können. Gezielte Aufmerksamkeitslenkung kann auch genutzt werden, um eine automatische Aufmerksamkeitslenkung zu unterbinden. Sowohl das gezielte Ausrichten der Aufmerksamkeit auf ein bestimmtes Objekt als auch das Ignorieren einer Informationsquelle, die besonders stark um unsere Aufmerksamkeit kämpft ist anstrengend. Sind wir müde oder erschöpft, gelingt uns die gezielte Aufmerksamkeitslenkung und das Unterdrücken von Informationsquellen schlechter.

Wichtig

Automatische und gezielte Aufmerksamkeitsprozesse interagieren miteinander. Es handelt sich nie um ein »Entweder-oder«, sondern immer um parallel stattfindende Prozesse.

INFO 37 • P

Aufmerksamkeit und Wahrnehmungsebenen

Wir verfügen über mehrere Sinnessysteme. Klassisch unterscheidet man fünf Sinne:

- Sehen
- Hören
- Tasten
- Schmecken
- Riechen

Darüber hinaus gibt es jedoch noch weitere Sinnes- und Informationssysteme, wie z. B. den Gleichgewichtssinn oder den Bewegungssinn.

- Bei der Wahrnehmung und Verarbeitung von Informationen, die auf äußeren Reizen basieren (z. B. Berührungen), sprechen wir von »Exterozeption«.
- Bei der Wahrnehmung und Verarbeitung von Informationen, die auf inneren Reizen basieren (z. B. den eigenen Herzschlag spüren), sprechen wir von »Interozeption«.

Zusätzlich haben Menschen eine weitere Wahrnehmungsebene, die weder auf Reizen aus unserem Körper noch unserer Umgebung basiert. Diese umfasst Gedanken, Erinnerungen und Verhaltensimpulse – also unsere mentalen Prozesse.

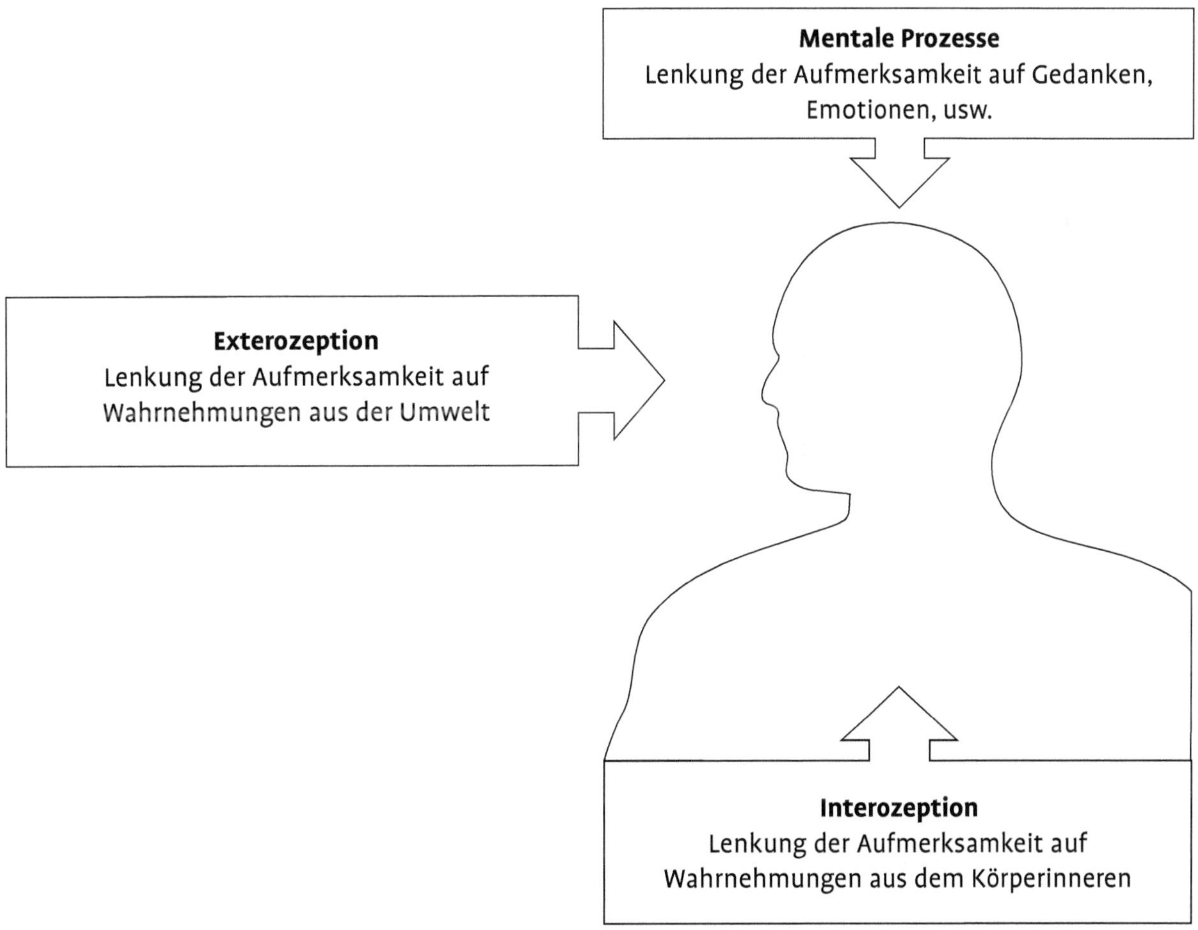

Arten von Aufmerksamkeitsproblemen

Bei psychischen Erkrankungen kommt es zu drei Arten von Aufmerksamkeitsproblemen:

(1) Vermeidende Aufmerksamkeitslenkung. Bei diesem Aufmerksamkeitsproblem versuchen wir Informationen auszublenden bzw. die Auseinandersetzung mit bestimmten Informationen zu vermeiden. Dieser Umgang mit (wichtigen) Informationen ist problematisch, da er häufig zu Wahrnehmungsverzerrungen beiträgt und das Lösen von Problemen behindert.
Beispiel: Man liest den Brief von einer Behörde nur oberflächlich, aber vermeidet es, die Aufmerksamkeit auf die relevanten Inhalte zu richten.

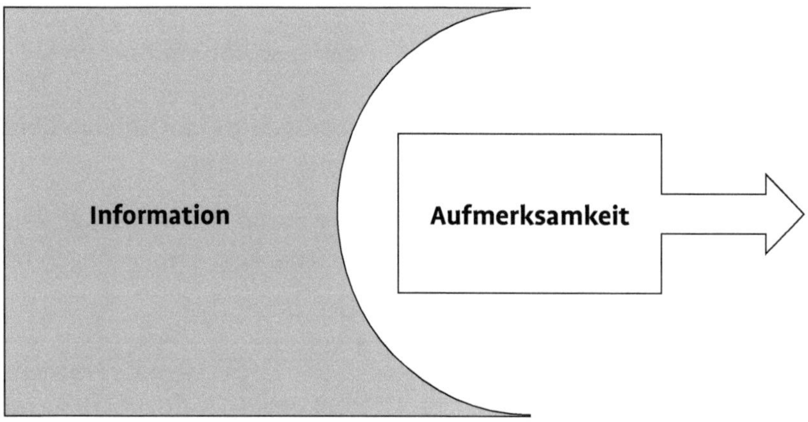

(2) Überfixierte Aufmerksamkeitslenkung. Bei diesem Aufmerksamkeitsproblem sind wir zu stark auf einzelne Reize bzw. Informationsquellen fixiert. Der »Scheinwerfer« ist nur noch auf eine Sache ausgerichtet und wir können kaum noch etwas anderes wahrnehmen oder denken.
Beispiel: Man überfixiert seine Aufmerksamkeit auf Hinweise, dass andere Personen einen ablehnen könnten, ohne gegenteilige Informationen (wie z. B. ein freundliches Lächeln) zu berücksichtigen.

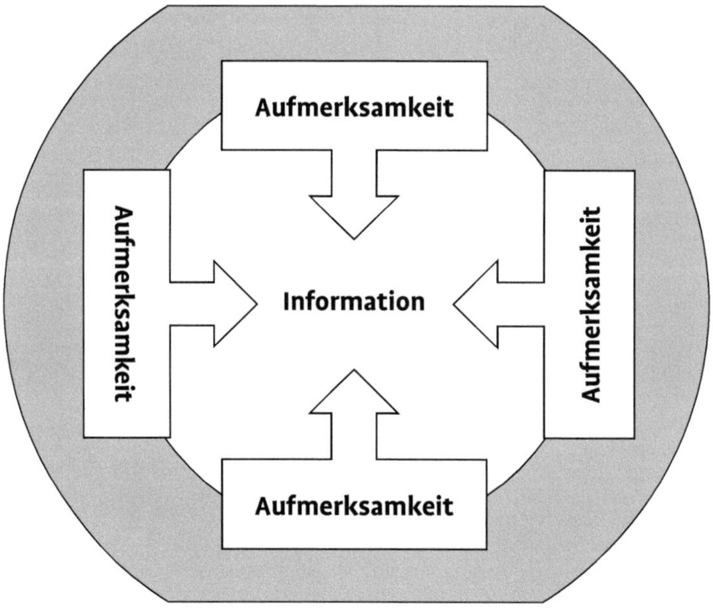

Arten von Aufmerksamkeitsproblemen

(3) Defizite der Aufmerksamkeitskontrolle. Je besser unsere Fertigkeit zur Aufmerksamkeitskontrolle ausgebildet ist, desto leichter können wir unsere Aufmerksamkeit von einer Information zur nächsten lenken. Aufmerksamkeitskontrolle ist besonders relevant, wenn wir unsere gewohnheitsmäßige Lenkung der Aufmerksamkeit in bestimmten Situationen verändern möchten (z. B., weil wir in diesen Situationen zu einer überfokussierenden oder vermeidenden Aufmerksamkeitslenkung neigen).
Beispiel: Man merkt, dass man seine Gedanken zu stark auf negative der Ereignisse der Vergangenheit fixiert, schafft es aber nicht, die Aufmerksamkeit stattdessen auf die gegenwärtige Situation zu lenken.

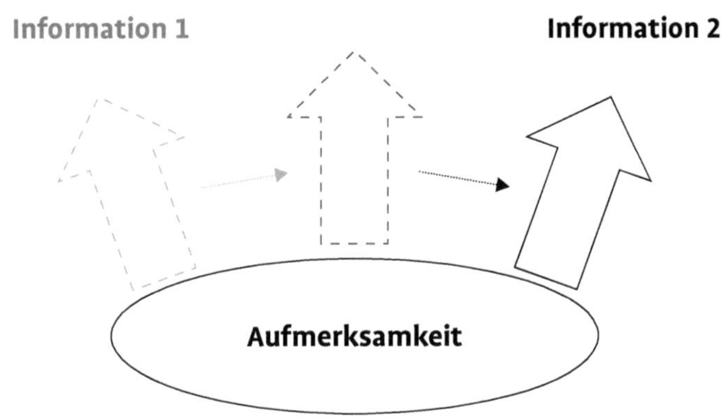

Wichtig

Aufmerksamkeitskontrolle meint nicht, dass man seine Aufmerksamkeit immer bewusst steuern muss. Es gibt viele Situationen, in denen eine automatische Aufmerksamkeitslenkung sinnvoll ist, z. B. wenn man gerade etwas Genussvolles erlebt (z. B. bei einer Party) oder wenn man gut funktionierende Routineaufgaben durchführt (z. B. Zähneputzen).

Aufmerksamkeitslenkung planen

Um die Aufmerksamkeitslenkung in schwierigen Situationen zu verändern, kann es zielführend sein, frühere Situationen zu analysieren und sich einen Plan zu schreiben, worauf zukünftig die Aufmerksamkeit gelenkt werden soll. Um einen solchen Plan zu erstellen, sind mehrere Fragen relevant.

	Beispiel Frau Z.	**Beispiel Herr J.**
In welcher Situation ist der Plan zur Lenkung der Aufmerksamkeit relevant?	Frau Z. leidet unter Panikattacken. In der Therapie wurde erarbeitet, dass die Überfokussierung auf ihre körperlichen Empfindungen zur Entstehung von Panikattacken beiträgt. Daher sind Momente, in denen sie unangenehme Körperempfindungen wahrnimmt, für ihren Plan zur Lenkung der Aufmerksamkeit relevant.	Herr J. leidet unter sozialen Ängsten. In sozialen Situationen vermeidet er es, andere Menschen anzuschauen. Alle sozialen Situationen sind für seinen Plan zur Lenkung der Aufmerksamkeit relevant.
Was ist das (eigentliche) Ziel in der relevanten Situation?	Frau Z. will die Panikattacke so schnell wie möglich beenden und stattdessen in ihrem Alltag fortfahren.	Herr J. will sich an Gesprächen beteiligen und soziale Kontakte knüpfen können.
Auf welchen Informationen bzw. Informationsquellen lag die Aufmerksamkeit bislang und inwiefern ist das hilfreich oder hinderlich, um die genannten Ziele zu erreichen?	Frau Z. hat sich bislang häufig stark auf ihre körperlichen Symptome konzentriert, d. h. die Enge in der Brust, das Kribbeln in den Händen. Dies hat sie immer tiefer in die Panikattacke hineingeführt.	Herr J. hat sich häufig in den eigenen Gedanken verloren und darüber nachgedacht, wie er wohl gerade auf die anderen wirkt, ob er irgendwie »doof dasteht« oder etwas falsch macht. Dies hat seine sozialen Ängste weiter verstärkt.
Auf welche Informationen bzw. Informationsquellen soll die Aufmerksamkeit zukünftig gerichtet werden und wie trägt das zur Erreichung der eigenen Ziele bei?	Frau Z. will ihre Aufmerksamkeit zukünftig zunächst auf ihren Atem richten – hier will sie erreichen, dass sie langsam durch die Nase ein und im Anschluss langsam durch den Mund ausatmet. Im Anschluss will sie die Aufmerksamkeit auf Umgebungsfaktoren richten, die für sie gerade relevant sind – das Gespräch am Tisch, ihre Einkaufsliste, ihre berufliche Tätigkeit.	Herr J. will seine Aufmerksamkeit zukünftig auf das richten, was seine Kolleg:innen sagen und aufmerksam zuhören. Dabei will er auch darauf achten sich weniger in eigenen Gedanken zu verlieren und mit seiner Aufmerksamkeit ganz im Hier und Jetzt sein.

Aufmerksamkeitslenkung planen

Formulierung des Plans: Im Anschluss an die Beantwortung der Fragen sollte ein klarer Plan formuliert werden, was in der Zielsituation zukünftig zu tun ist. Diese Anweisungen sollten genau genug formuliert sein, um handlungsleitend zu sein, aber gleichzeitig so einfach, dass sie gut umgesetzt werden können.

Beispiel 1: Frau Z.

Wann ist der Plan relevant?
Wenn ich unangenehme Körperwahrnehmungen spüre bzw. wenn ich denke, dass eine Panikattacke kommt.

Was ist das Ziel in der relevanten Situation?
Die Panikattacke beenden und im Alltag fortfahren.

Wo soll der Aufmerksamkeitsfokus sein bzw. nicht sein?
1. *Es hilft nichts, sich auf die körperlichen Symptome zu konzentrieren.*
2. *Ich muss die Aufmerksamkeit auf meine Umgebung lenken.*
3. *Ich muss die Aufmerksamkeit auf meine gegenwärtigen Ziele lenken.*
4. *Zusätzlich kann es hilfreich sein, darauf zu achten, durch die Nase ein- und langsam auszuatmen.*

Beispiel 2: Herr J.

Wann ist der Plan relevant?
Wenn ich Zeit mit Kolleg:innen verbringe.

Was ist das Ziel in der relevanten Situation?
Beziehungen aufbauen, mich an Gesprächen beteiligen.

Wo soll der Aufmerksamkeitsfokus sein bzw. nicht sein?
1. *Es ist nicht hilfreich, zu viel nachzudenken bzw. mich in meinen Gedanken zu verlieren.*
2. *Ich sollte die Aufmerksamkeit nach außen richten.*
3. *Ich sollte auf die Mimik und Gestik der anderen achten.*
4. *Ich sollte darauf achten, was den anderen gerade wichtig ist und wie es ihnen geht.*

Was ist Achtsamkeit?

Definition

Achtsamkeit bezeichnet einen Zustand der absichtsvollen, nicht wertenden Bewusstheit über die gegenwärtigen inneren und äußeren Zustände.

»Achtsamkeit« ist ein Konzept aus dem Buddhismus, dass durch Jon Kabat-Zinn Einzug in die Psychotherapie gefunden hat. Je nach Perspektive kann Achtsamkeit dabei als Fertigkeit, als spirituelle Grundhaltung oder auch als Lebenskonzept verstanden werden. Die zwei Kernkomponenten der Achtsamkeit sind die Ausrichtung des Bewusstseins auf die »gegenwärtigen inneren und äußeren Zustände« und die »nicht wertende Wahrnehmung« dieser Zustände. Insbesondere in der westlichen Psychotherapie werden diese Komponenten durch die Facette »absichtsvolles Handeln« ergänzt. Achtsamkeit umfasst daher sowohl eine bestimmte Form der Aufmerksamkeitssteuerung als auch die Grundhaltung mit der mentale, interozeptive und exterozeptive Informationen betrachtet und wie mit diesen umgegangen werden kann.

Wichtig

Achtsamkeit und Aufmerksamkeit sind nicht identisch, aber wer sich in Achtsamkeit übt, trainiert dabei auch seine Aufmerksamkeit (bzw. die gezielte Ausrichtung seiner Aufmerksamkeit) und wer seine Aufmerksamkeit trainiert, übt sich dabei auch in einer der Grundfertigkeiten der Achtsamkeit.

Ausrichtung der Aufmerksamkeit auf die gegenwärtigen inneren und äußeren Zustände

Achtsam zu sein, bedeutet, mit den eigenen Gedanken weder in der Vergangenheit zu verharren noch zukünftige Ereignisse vorauszudenken. Stattdessen wird der gegenwärtige Augenblick inklusive der gegenwärtigen mentalen Zustände sowie der interozeptiven und exterozeptiven Wahrnehmungen beobachtet.

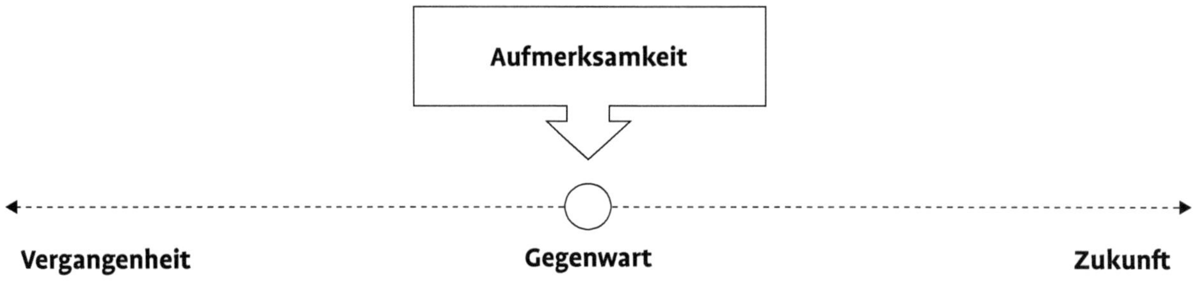

Erklärung: Achtsam sein bedeutet, die Aufmerksamkeit auf den gegenwärtigen Augenblick auszurichten.

Was ist Achtsamkeit?

Häufig entstehen Aufmerksamkeitsprobleme dadurch, dass wir zu viele offene Aufgaben gleichzeitig im Kopf haben oder noch dabei sind, uns den Kopf über einen Fehler zu zerbrechen, der schon Tage oder Wochen her ist. Im Gegensatz dazu wirkt die Ausrichtung der Aufmerksamkeit auf den gegenwärtigen Augenblick entschleunigend, reduziert das Anspannungsniveau und erlaubt uns eine höhere Verhaltensregulation.

Nicht wertendes Wahrnehmen
Achtsam sein bedeutet, die Wahrnehmung der Dinge in den Vordergrund zu rücken und Distanz zu den eigenen Bewertungen aufzubauen.

- Das heißt, sich einerseits die Zeit zu nehmen, die Dinge mit ihren Details zu erfassen, anstatt nur den Gesamteindruck wahrzunehmen.
- Andererseits heißt es, dass wir unsere Bewertungen nicht zu ernst nehmen und begreifen, dass sie subjektive Interpretationen sind, die die Realität nur eingeschränkt widerspiegeln.

Achtsam sein bedeutet daher, die Welt (inklusive der eigenen Gedanken) als interessierte Beobachter:innen und nicht als Richter:innen wahrzunehmen.

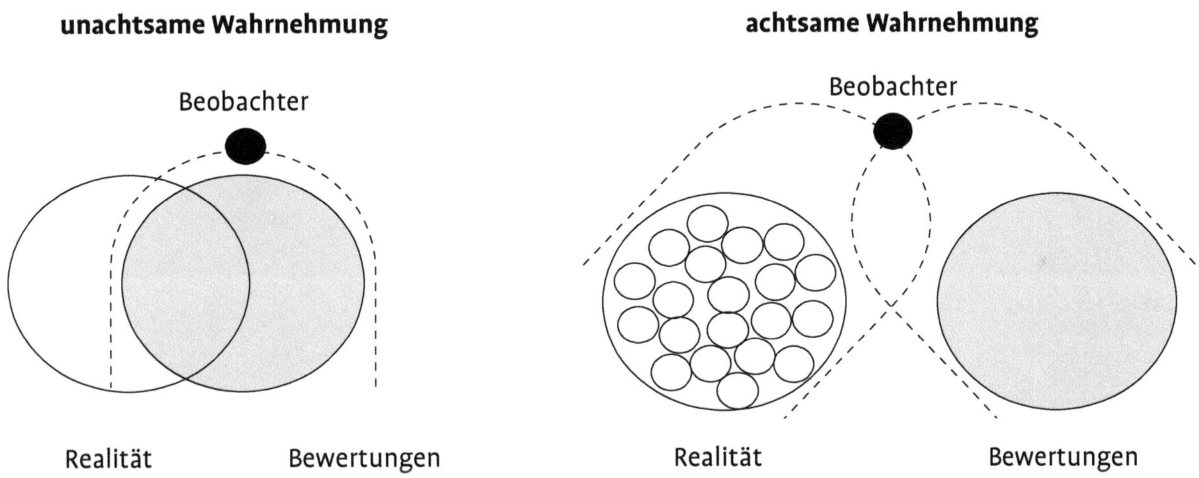

Erklärung: Achtsam zu sein bedeutet, die eigenen Bewertungen nicht mit der (objektiven) Realität zu verwechseln, sondern sie differenziert betrachten zu können. Es bedeutet zudem, Abstand zur eigenen Bewertung einnehmen zu können.

Was ist Achtsamkeit?

Absichtsvolles Handeln

Achtsam zu handeln bedeutet, sich seiner individuellen Absichten bewusst zu sein und sein Handeln aufmerksam zu steuern. Im Kontext der Psychotherapie bedeutet dies vor allem, automatisch ablaufende Erlebens- und Verhaltensweisen wahrzunehmen, zu beschreiben und durch bewusstes Handeln ersetzen zu können.

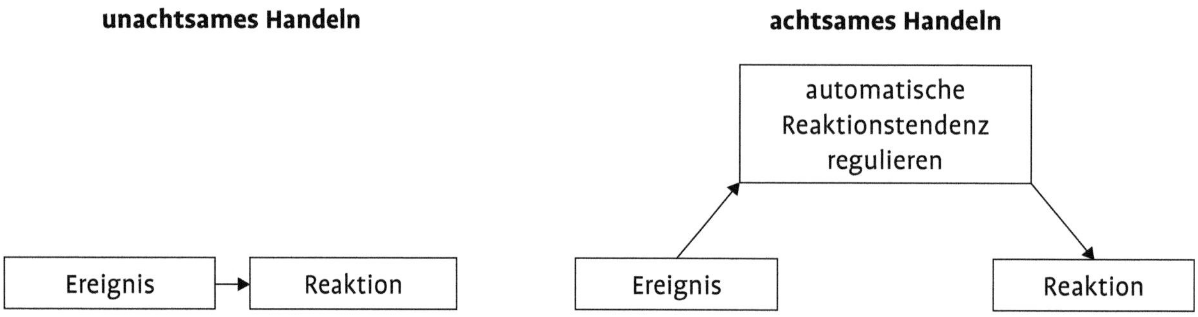

Erklärung: Achtsam zu sein bedeutet, die eigenen Reaktionstendenzen nicht ungefiltert und automatisch umzusetzen, sondern Handlungen bewusst und gezielt auszuführen.

Grundwissen Aufmerksamkeit

(1) Was ist Aufmerksamkeit?

Aufmerksam zu sein heißt, seine Gedanken auf bestimmte Sachen zu lenken.

Gedanken kann man auf verschiedene Sachen lenken:

- auf Sachen, die man sehen kann
- auf Sachen, die man hören kann
- auf Sachen, die man im Körper fühlt
- auf Erinnerungen

(2) Aufmerksamkeit kann man steuern

Manche Sachen ziehen unsere Aufmerksamkeit von selbst auf sich, z. B.:

- laute Geräusche
- Sachen, die uns Angst machen

Wir können unsere Aufmerksamkeit auch gezielt lenken, z. B.:

- auf die Arbeit
- auf ein Gespräch

Aufmerksamkeit gezielt zu lenken, ist oft sinnvoll, z. B.:

- um Informationen zu verstehen.
- um **keine** Fehler zu machen.
- um Neues zu lernen.

Aufmerksamkeit gezielt zu lenken, ist anstrengend.

(3) Probleme mit der Aufmerksamkeit

Manchmal treten Probleme mit der Aufmerksamkeit auf, z. B.

- schafft man es nicht, die Aufmerksamkeit gezielt zu steuern.
- lenkt man die Aufmerksamkeit immer wieder auf die falschen Sachen.

Probleme mit der Aufmerksamkeit lassen sich oft durch Übung verändern.

Tipps zum Verbessern der Aufmerksamkeit

(1) Gute Bedingungen für die Aufmerksamkeit schaffen

Oft wird man von anderen Sachen abgelenkt, z. B.

- von Geräuschen
- von Hunger

Man kann seine Aufmerksamkeit besser lenken, wenn einen nichts ablenkt.

Wenn man seine Aufmerksamkeit gezielt lenken will, sollte man Ablenkung vermeiden, z. B.

- indem man an einen ruhigen Ort geht
- indem man isst, wenn man hungrig ist

(2) Sich vorher überlegen, auf was man die Aufmerksamkeit lenken will

Manchmal ziehen Sachen Aufmerksamkeit auf sich, die nicht hilfreich sind, z. B.

- wenn wir immer wieder über das Gleiche nachdenken
- wenn wir immer nur das Schlechte wahrnehmen
- wenn wir uns **nicht** von Sachen, die uns Angst machen, lösen können

Wenn Sachen die Aufmerksamkeit auf sich ziehen, die nicht hilfreich sind, muss man die Aufmerksamkeit mit Absicht umlenken

Will man die Aufmerksamkeit mit Absicht umlenken, ist es hilfreich, dass genau zu planen:

- Man macht sich eine Liste.
- Auf diese Liste schreibt man, was in der Situation wichtig ist.
- Man schreibt auf die Liste, warum das wichtig ist.
- Man schreibt auf die Liste, worauf man in der Situation achten muss, um das zu bekommen, was einem wichtig ist.
- Dann lenkt man die Aufmerksamkeit in der Situation auf diese Sache.

Tipps zum Verbessern der Aufmerksamkeit

(3) Man kann üben, die Aufmerksamkeit zu lenken – Tipp 1
Am besten übt man die Aufmerksamkeit zu lenken, indem man das bewusst tut.

Um das zu üben, suchen Sie sich einen Ort mit vielen Geräuschen, z. B.
- einen Marktplatz
- einen Park

An diesem Ort versuchen Sie dann bewusst, einzelne Geräusche wahrzunehmen, z. B.
- bestimmte Stimmen
- Verkehrsgeräusche
- Vogelgezwitscher

Üben Sie das öfter für 10 bis 15 Minuten.

(4) Man kann üben, die Aufmerksamkeit zu lenken – Tipp 2
Ein anderer Weg Aufmerksamkeit zu üben ist, seine Aufmerksamkeit auf das eigene Atmen zu richten.

Suchen Sie sich dafür einen ruhigen Ort.
Setzen Sie sich dort bequem hin.

Schließen Sie die Augen.

Richten Sie die ganze Aufmerksamkeit auf Ihr Atmen:
- Auf die kalte Luft beim Einatmen.
- Auf die warme Luft beim Ausatmen.
- Auf das Heben und Senken Ihres Bauchs beim Atmen.

Üben Sie das öfter für 5 bis 10 Minuten.

4 Stress und Resilienz

4.1 Stress

Stress beschreibt die physiologische und psychische Reaktion auf externe oder interne Stimuli, die die physiologische oder psychische Homöostase bedrohen (VandenBos, 2007; Selye, 1956). (Potenziell) stressauslösende Stimuli werden als Stressoren bezeichnet. Subjektiver Stress kann von objektivem Stress unterschieden werden. Während sich subjektiver Stress auf die individuelle Wahrnehmung des Stresserlebens bezieht, bezieht sich objektiver Stress auf die Intensität, Dauer und Frequenz des Auftretens von Ereignissen, von denen angenommen wird, dass sie für einen Großteil der Bevölkerung subjektiv stressauslösend sind. Dabei sind sowohl Mikrostressoren (d. h. alltägliche Anforderungen) als auch Makrostressoren (d. h. kritische Lebensereignisse bzw. Wendepunkte in der Lebensgestaltung). Beispiele für die relative Schwere von Stressoren (Scully et al., 2000) und deren Häufigkeit in einer repräsentativen deutschen Stichprobe können Tabelle 4.1 entnommen werden (Tibobus et al., 2020).

Tabelle 4.1 Beispiele für relative Schwere und Häufigkeit von Stressoren

Ereignis	Relative Schwere[a]	Häufigkeit[b]
Verwitwung	1,00	0,6 %
Scheidung	0,58	1,1 %
Krankheit oder Verletzung	0,57	23,7 %
Arbeitsplatzverlust	0,34	2,4 %
Umzug	0,19	4,0 %
Auszug des Kindes	0,18	4,3 %
Berentung	0,18	3,3 %

Anmerkung: »Verwitwung« wurde von den Befragten als schwerwiegendstes Stressereignis eingeschätzt. Daher hat »Verwitwung« den Wert 1,00 bekommen. Die »Relative Schwere« drückt aus, als wie belastend die Befragten das jeweilige Ereignis relativ zu »Verwitwung« eingeschätzt haben (z. B. Scheidung als etwas mehr als halb so belastend wie Verwitwung);
[a] Scully et al., 2001, [b] Tibobus et al., 2020

Das transaktionale Stressmodell. Nach dem transaktionalen Stressmodell von Lazarus (Lazarus & Folkmann, 1984) entsteht subjektiver Stress, wenn eine Person Umweltreize einerseits als gefährlich (im Sinne von bedrohlich, herausfordernd; primärer Bewertungsprozess) bewertet und andererseits daran zweifelt, ausreichend Ressourcen zur Bewältigung der Situation zu besitzen (sekundärer Bewertungsprozess). Entgegen dem Wortlaut folgen primäre und sekundäre Bewertungsprozesse nicht (zwingend) linear aufeinander, sondern interagieren simultan. Es können problem- und emotionsorientierte Bewältigungsversuche unterschieden werden. Inwiefern diese als adaptiv bzw. maladaptiv bewertet werden können, hängt von ihrer Passung zur gegenwärtigen Situation ab (vgl. Kap. 1). Kein Versuch ist per se adaptiv oder maladaptiv.

Fazit

Stress entsteht vor dem Hintergrund eines komplexen Zusammenwirkens von Umwelt- und Personenvariablen. Umweltreize beeinflussen Personen und Personen wiederum beeinflussen die Umwelt.

4.2 Resilienz

Resilienz bezeichnet die Aufrechterhaltung oder schnelle Wiederherstellung der eigenen Gesundheit bei Konfrontation mit Stressoren (Kalisch et al., 2015, 2019). Die Literatur unterscheidet historisch drei Facetten des Resilienzbegriffs:

- Resilienz als **Personenvariable**: Vor allem die Anfänge der Resilienzforschung befassten sich mit der Beforschung sogenannter ›Resilienzfaktoren‹, d. h. Personenvariablen, die dazu beitragen, dass eine Person auch in (objektiv) widrigen Situationen ihre psychische Gesundheit aufrechterhalten oder wiederherstellen kann.
- Resilienz als **Outcome**: In der Outcome-orientierten Forschung werden Personen als resilient beschrieben, die trotz Konfrontation mit (objektiven) Stressoren und/oder traumatischen Ereignissen psychisch gesund bleiben oder schnell wieder gesund werden. Erhoben wird die psychische Gesundheit hierbei nach der Konfrontation mit dem Stressor.
- Resilienz als **Prozess**: Die aktuelle Resilienzforschung versteht Resilienz als dynamischen Prozess der Aufrechterhaltung oder raschen Wiederherstellung psychischer Gesundheit trotz Konfrontation mit (objektiven) Stressoren und/oder traumatischen Ereignissen. Hierbei geht man von einer wechselseitigen Beeinflussung von Umwelt und Personenvariablen aus.

Während das Verständnis von Resilienz als Prozess vermutlich am ehesten geeignet ist, um das dynamische Zusammenspiel von Stressoren und Bewältigungsprozessen abzubilden (vgl. Abschn. 4.1), ist die Identifikation (potenziell modifizierbarer) Resilienzfaktoren, die mit resilienten Outcomes assoziiert sind, maßgeblich für die Entwicklung von präventiven und therapeutischen Interventionen.

Wichtig

Resilienz ist das wahrscheinlichste Outcome der Konfrontation mit einem potenziell traumatischen Ereignis. Während etwa 65 % der Betroffenen bereits initial keine Beeinträchtigungen ihrer psychischen Gesundheit erleben, erholen sich weitere 20 % der Betroffenen innerhalb kurzer Zeit von den gesundheitlichen Auswirkungen (Galatzer-Levy et al., 2018).

4.3 Resilienzfaktoren

Die Resilienzforschung konnte eine Vielzahl von internalen und externalen Ressourcen identifizieren, die quer- und/oder längsschnittlich mit einer höheren Wahrscheinlichkeit der Aufrechterhaltung von Gesundheit (bei Stressbelastung) assoziiert sind (Kunzler et al., 2020). An dieser Stelle verzichten wir auf eine vollständige Übersicht und beschränken uns auf empirisch abgesicherte Faktoren, die im Kontext der Psychoedukation und erster Interventionen besonders relevant sind. Diese sind:

- **Kohärenzgefühl:** Eine globale, zeitlich stabile und dennoch dynamische Orientierung, die zum Ausdruck bringt, inwieweit man die Zuversicht hat, dass das eigene interne und externe Umfeld vorhersehbar ist, und sich die Dinge mit hoher Wahrscheinlichkeit so entwickeln werden, wie man sie erwarten würde. Ein hohes Kohärenzgefühl geht auch mit der Wahrnehmung einher, dass die Herausforderungen des Lebens die investierte Energie wert sind. Kohärenzgefühl umfasst die Komponenten Verstehbarkeit, Handhabbarkeit und Sinnhaftigkeit (Mittelmark et al., 2022). Ein stärkeres Kohärenzgefühl ist mit einer besseren psychischen Gesundheit assoziiert (Eriksson & Lindström, 2006).

- **Kognitive Flexibilität:** Kognitive Flexibilität bezeichnet die Fähigkeit, Erlebens- und Verhaltensstrategien anzupassen, wenn die Zielerreichung eine Anpassung des Vorgehens erfordert. Assoziierte Konstrukte sind Neu- bzw. Umbewertung, Defusion und Coping-Flexibiliät. Ein höheres Maß an kognitiver Flexibilität hängt positiv mit psychischer Gesundheit zusammen.
- **Selbstwirksamkeit:** Selbstwirksamkeit beschreibt die persönliche Überzeugung, selbst schwierige Aufgaben, Herausforderungen oder Probleme durch eigenes Handeln wirksam bewältigen zu können (Bandura, 1978). Eine höhere Selbstwirksamkeitserwartung ist mit psychischer Gesundheit assoziiert.
- **Locus of Control:** Unter Locus of Control ist die stabile Kausalitätszuschreibung der Ursache für Verstärker bzw. positive Outcomes im Allgemeinen zu verstehen. Ein interner Locus of Control, also die Überzeugung, dass die Kontrolle für die Dinge des Lebens im eigenen Einflussbereich liegt, ist mit psychischer Gesundheit assoziiert.
- **Religiosität und Spiritualität:** Unter Religiosität bzw. Spiritualität wird der Glaube an eine vertrauensvolle, sinnstiftende, akzeptierende Macht und/oder die Eingebundenheit in eine Glaubens- bzw. Wertegemeinschaft zusammengefasst. Religiosität und Spiritualität zeigen positive Zusammenhänge zu psychischer Gesundheit und Lebenszufriedenheit (Garssen et al., 2021).
- **Dispositionaler Optimismus:** Dispositionaler Optimismus bezeichnet die Überzeugung, dass sich die Dinge in der Regel zum Positiven entwickeln werden (≠ toxische Positivität: Alles wird immer gut ausgehen). Ein höheres Maß an dispositionalem Optimismus hängt positiv mit psychischer Gesundheit zusammen (Alarcon et al., 2013).

Es werden verschiedene Mechanismen diskutiert, die den Zusammenhang zwischen diesen Faktoren und psychischer Gesundheit vermitteln sollen (z. B. positive Neubewertung [Kalisch et al., 2015] oder regulatorische Flexibilität [Bonanno & Burton, 2013]). Bisher fehlt jedoch Evidenz, die die Frage nach den vermittelnden Prozessen abschließend klärt. Vielen dieser Faktoren gemeinsam ist jedoch ihr Bezug zum Orientierungs- und Kontrollerleben einer Person (z. B. »Ich weiß, was [für mich] wichtig ist und fühle mich in der Lage, mein Leben entsprechend auszurichten.«). Orientierung und Kontrolle gelten als emotionale Grundbedürfnisse (Grawe, 2004).

4.4 Salutogenese und Pathogenese

Während sich das in der medizinischen und klinisch-psychologischen Forschung und Praxis vorherrschende Pathogenese-Konzept mit der Entstehung und Aufrechterhaltung von Krankheiten befasst, erweitert das Salutogenese-Konzept (Antonovsky, 1987) diese Perspektive erstmals um Faktoren, die zur Entstehung und Aufrechterhaltung von Gesundheit beitragen. Gesundheit und Krankheit werden dabei als Pole eines Kontinuums begriffen. Während bedürfnisbefriedigende Ereignisse per se gesundheitsförderlich (salutogen) und (objektive) Stressoren per se krankheitsförderlich (pathogen) wirken, beeinflussen Resilienzfaktoren und Vulnerabilitäten das Ausmaß, mit dem diese Faktoren wirksam werden können. Während eine hohe Ausprägung protektiver Faktoren die Intensität und Dauer der Auswirkungen von Stressoren verringern kann, verringert eine hohe Vulnerabilität die gesundheitsfördernde Auswirkung von Bedürfnisbefriedigung. Abbildung 4.1 stellt die Grundannahmen des Salutogenese-Konzepts grafisch dar.

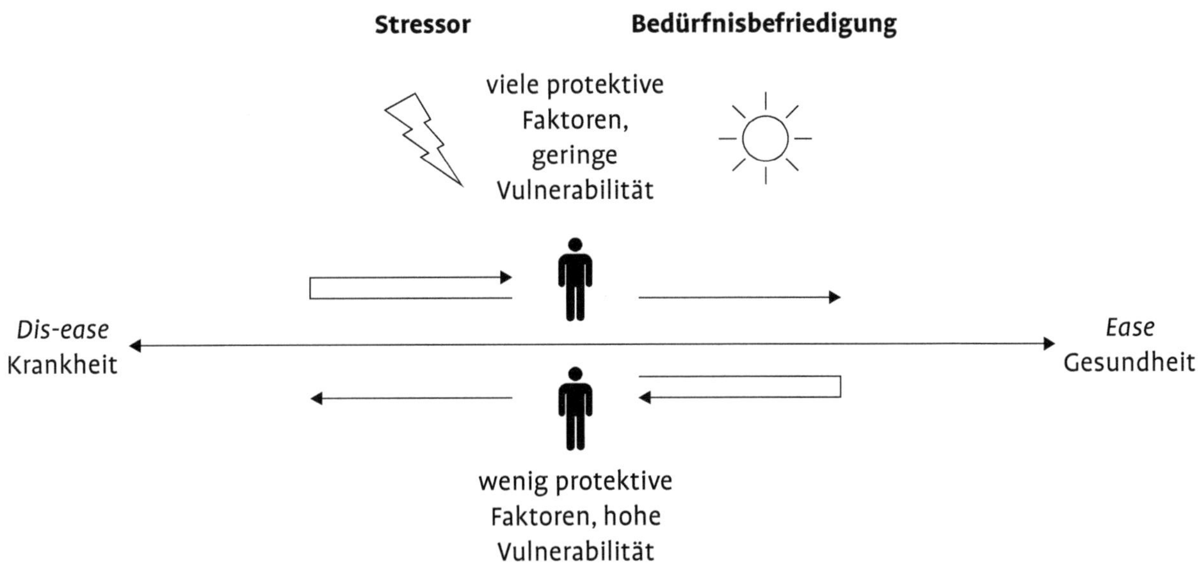

Abbildung 4.1 Grundannahmen des Salutogenese-Konzepts

Resilienztrainings und resilienzfördernde Interventionen im Allgemeinen sind primär präventiv ausgerichtete Interventionen, die im Kontext einer Psychotherapie insbesondere für die Rezidivprophylaxe und lösungsorientiertes Arbeiten nützlich sein können.

4.5 Psychoedukation zu Stress und Resilienz

Ziele der Psychoedukation zu Stress und Resilienz sind die Korrektur der häufig negativ geprägten Selbstsicht der Patient:innen durch einen Perspektivenwechsel (d. h. weg von Symptomen und Defiziten hin zu Lösungen und Kompetenzen) und die Förderung der Rezidivprophylaxe durch die Stärkung wert- und bedürfniskongruenter Erlebens- und Verhaltensweisen (durch einen Fokus auf Annäherungsziele und die Stärkung der Selbstwirksamkeitserwartung). Zu diesem Zweck sollen die Patient:innen darüber aufgeklärt werden:

(1) dass Gesundheit und Krankheit Pole eines Kontinuums sind, auf dem wir uns bewegen können.
(2) dass akute und chronische Stressoren die Wahrscheinlichkeit des Auftretens von Krankheit erhöhen
(3) dass die Stärkung von Resilienzfaktoren dazu beitragen kann, die Widerstandskraft gegenüber Stressoren zu erhöhen
(4) dass wert- und bedürfniskongruente Annäherungsziele die psychische Gesundheit fördern.

Tabelle 4.2 stellt den Ablauf der Psychoedukation zu Stress und Resilienz im Gruppensetting prototypisch dar.

Tabelle 4.2 Prototypischer Ablauf der Psychoedukation

Erste Sitzung	(1) Ggf. Nachbesprechung der Hausaufgaben der vorangegangenen Sitzung und Klärung organisatorischer bzw. inhaltlicher Fragen (2) Pathogenese und Salutogenese (INFO 43) (3) Stress und Bedürfnisse (INFO 44) (4) Resilienz (INFO 45) (5) Aushändigen der INFOs 49 bis 52 (ggf. INFO 56, falls Information in einfacher Sprache benötigt werden)

Zweite Sitzung	(1) Bedeutsamkeit (INFO 46) (2) Selbstwirksamkeit (INFO 47) (3) Kognitive Flexibilität (INFO 48) (4) Hausaufgabe: ABs 17 bis 19 (je nach Bedarf der Patient:innen, es müssen nicht alle Arbeitsblätter in einer Woche eingesetzt werden) (5) Aushändigen: INFOs 53 bis 55 (ggf. INFO 57, falls Information in einfacher Sprache benötigt werden)

4.6 Weiterführende Methoden

Bei den »Dritte Welle«-Verfahren widmet sich insbesondere die Akzeptanz- und Commitmenttherapie (ACT) der Förderung von kognitiver Flexibilität sowie der Ausrichtung der Lebensführung auf wert- und bedürfniskongruente Annäherungsziele (Wengenroth, 2017). Doch auch zahlreiche Verfahren der (klassischen) KVT (z. B. Kognitive Umstrukturierung, Lebenszielanalyse, Problemlösetraining) sind zur Förderung der Resilienz geeignet. Sinn- und Wertfragen spielen darüber hinaus in der Existenzialistischen Psychotherapie und der Humanistischen Psychotherapie eine zentrale Rolle. Zur Erfassung von Resilienzfaktoren, z. B. Kohärenzgefühl, Selbstwirksamkeit, Optimismus, wurden eine Vielzahl psychometrischer Fragebogen entwickelt, die eine effiziente Diagnostik erlauben. Die im Rahmen der Psychoedukation vorgestellten Interventionsverfahren basieren auf Methoden der ACT sowie Ansätzen der Existenzialistischen Psychotherapie.

4.7 Arbeits- und Informationsmaterial

Um das Resilienzkonzept für die Patient:innen handhabbar zu machen, greifen wir im Folgenden auf die Logik zurück, dass das Stärken von Resilienzfaktoren zu Resilienz führt. Wir möchten an dieser Stelle jedoch betonen, dass Resilienz als Prozess zu verstehen ist und die reine Summe von Resilienzfaktoren nicht den Prozess erklären oder abbilden kann (Bonnano, 2021). Mit dem Fokus auf Resilienzfaktoren bereiten wir vor, was aktuell Gegenstand von resilienzfördernden Interventionen ist (vgl. Kunzler et al., 2020). Resilienzfaktoren stellen jedoch einen (noch notwendigen) Umweg dar, um Resilienz als Prozess zu beeinflussen. Für Therapeut:innen ist das Verständnis von Resilienz als Prozess essenziell, um fehlende Resilienz nicht als persönliche Schwäche oder Defizit von Patient:innen zu werten und Resilienzförderung nicht als Maßnahme zur Selbstoptimierung zu verstehen. Diese Haltung sollte Basis aller Edukations- und Interventionsinhalte im Resilienzbereich dieses Buchs sein.

Durchführung der Sitzungen zu Stress und Resilienz

Die folgenden Materialien dienen zur Vorbereitung der Therapeut:innen auf die Durchführung der Psychoedukation zu Stress und Resilienz im Einzel- und Gruppensetting.

INFO 43 Pathogenese und Salutogenese

Patient:innen haben häufig ein kategoriales und defizitorientiertes Krankheitsverständnis. Um dieses Verständnis zu einer (mehr-)dimensionalen und kompetenzorientierten Perspektive zu erweitern, beginnt die Psychoedukation zu Stress und Resilienz mit der Einführung des Salutogenese-Konzepts, das einen dynamischen Grundgedanken hat. Um den thematischen Einstieg zu erleichtern, stellt dieses Informationsblatt Therapeut:innen Formulierungshilfen und eine Vorlage für ein Schaubild zur Verfügung.

INFO 44 Stress und Bedürfnisse

Um unsere psychische und körperliche Gesundheit aufrechtzuerhalten, bedarf es der Befriedigung unserer emotionalen und körperlichen (Grund-)Bedürfnisse. Dem entgegen steht die pathogene Wirkung von Stressoren. Aufbauend auf den Inhalten von **INFO 43** »Pathogenese und Salutogenese« erläutert dieses Informationsblatt wie Therapeut:innen ihren Patient:innen das Salutogenese-Konzept vermitteln können.

INFO 45 Resilienz
Resilienzfaktoren fördern die Widerstandskraft gegenüber Stressoren und unterstützen so die Aufrechterhaltung oder Wiederherstellung von Gesundheit. In diesem Teil der Psychoedukation wird der Resilienzbegriff eingeführt und die Psychoedukation zu Möglichkeiten der Resilienzförderung vorbereitet. Therapeut:innen finden auf diesem Informationsblatt Formulierungshilfen und ein an Galatzer-Levy et al. (2018) orientiertes Schaubild, das den Patient:innen das Verständnis der Inhalte erleichtert.

INFO 46 Bedeutsamkeit
Anknüpfend an **INFO 45** »Resilienz« skizziert dieses Informationsblatt, wie Therapeut:innen Schritte zur Förderung des Sinn- und Bedeutsamkeitserlebens der Patient:innen psychoedukativ vermitteln können. Aufbauend auf den Leitfragen der ACT-Matrix (Polk et al., 2019; »Wer ist wichtig?«; »Was ist wichtig«?) werden die Patient:innen zudem mit der Auseinandersetzung ihrer Bedeutungsgeber angeregt.

INFO 47 Selbstwirksamkeit
Dieses Informationsblatt beschreibt die psychoedukative Einführung des Selbstwirksamkeit-Begriffs. Zusätzlich wird das Setzen und Verfolgen von Annäherungszielen als wichtige Basis der Förderung des Selbstwirksamkeitserlebens eingeführt. Die Durchführung der therapeutischen Sitzung wird dabei insbesondere durch Formulierungshilfen für den Umgang mit (kritischen) Nachfragen der Patient:innen unterstützt.

INFO 48 Kognitive Flexibilität
Kognitive Flexibilität bezeichnet die Fähigkeit, auf neue Informationen und Situationen adaptiv und unter Berücksichtigung verschiedener Blickwinkel und Lösungsstrategien zu reagieren. Auf diesem Informationsblatt wird beschrieben, wie Therapeut:innen den Patient:innen das Konstrukt kognitive Flexibilität näherbringen können. Das skizzierte Vorgehen orientiert sich an der ACT-Matrix (Polk et al., 2019).

Hausaufgaben für Patient:innen
Diese Arbeitsblätter dienen zur Unterstützung des Transfers der Psychoedukationsinhalte in den Alltag (z. B. Identifikation von Stressoren und bedeutsamen Aktivitäten) sowie der Vorbereitung weiterführender Interventionen (z. B. Identifikation von Annäherungszielen und Ressourcen). Alltagstransfer und Übungspraxis sollten engmaschig im Einzelsetting begleitet werden.

AB 17 Sinn und Bedeutung
Um die psychoedukativen Inhalte von **INFO 46** »Bedeutsamkeit« zu vertiefen und für den Alltag nutzbar zu machen, unterstützt dieses Arbeitsblatt die Auseinandersetzung mit individuellen Bedeutungsgebern. Die Patient:innen werden dabei sowohl bei der Identifikation von Bedeutungsgebern als auch bei der Annäherung an diese unterstützt.

AB 18 Selbstwirksamkeit
Um den Alltagstransfer der Psychoedukation zur Förderung von Selbstwirksamkeit (**INFO 47** »Selbstwirksamkeit«) zu erleichtern, leitet dieses Arbeitsblatt die Patient:innen zunächst zur Formulierung von SMART-Zielen sowie zu deren anschließender Verfolgung und Ergebnisevaluation an.

AB 19 Kognitive Flexibilität
Dieses Arbeitsblatt nutzt die Identifikation und Reflexion von Verhakungen in aversiven Zuständen und dysfunktionalen Kognitionen (im Sinne der ACT-Matrix), um die Patient:innen bei der Erprobung flexibilisierter Erlebens- und Verhaltensweisen zu unterstützen.

Informationsblätter für Patient:innen

Die Informationsblätter für Patient:innen dienen als Gedächtnisstützen für die Informationen aus den Einzel- und Gruppensitzungen und sollen den Transfer in den Alltag erleichtern. Alternativ können die Informationsblätter auch verwendet werden, wenn die Durchführung der Psychoedukation durch Therapeut:innen im Einzel- oder Gruppensetting organisatorisch nicht möglich ist (z. B. im stationären Setting). In letztgenannten Fällen sollte dennoch zumindest eine verkürzte Vor- und Nachbesprechung der Materialien erfolgen.

INFO 49 Krankheit und Gesundheit

Dieses Informationsblatt für Patient:innen fördert das Verständnis von Gesundheit und Krankheit als graduelle und mehrdimensionale Prozesse. Dadurch wird den Patient:innen eine »realistische« und ressourcenorientierte Betrachtung ihres Gesundheitszustands ermöglicht.

INFO 50 Stress und psychische Erkrankungen

Auf diesem Informationsblatt werden zunächst objektive von subjektiven und akute von chronischen Stressoren unterschieden und der Einfluss von Stress auf unsere Funktionsfähigkeit erarbeitet. Durch die Inhalte wird Patient:innen das Verständnis ihrer Probleme erleichtert und die Motivation zur Auseinandersetzung mit Resilienzfaktoren gesteigert.

INFO 51 Bedürfnisbefriedigung und psychische Gesundheit

Es ist nicht zielführend, Patient:innen ausschließlich in der Reduktion und Bewältigung von Stressoren zu schulen. Daher erläutert dieses Informationsblatt den Zusammenhang zwischen der Befriedigung individueller körperlicher und emotionaler (Grund-)Bedürfnisse und psychischer Gesundheit. Dadurch soll Patient:innen eine (lösungs- und ressourcenorientierte) Ausrichtung auf Annäherungsziele ermöglicht werden.

INFO 52 Resilienzfaktoren

Dieses Informationsblatt illustriert die Bedeutung von Resilienzfaktoren in einem dynamischen Resilienzmodell und motiviert die Patient:innen so zur Umsetzung resilienzfördernder Interventionen.

INFO 53 Sinn und Bedeutsamkeit

Viele Patient:innen leiden unter Perspektiv- und Sinnverlust. Nach Abgrenzung der großen von der kleinen Sinnfrage, unterstützt dieses Informationsblatt die Patient:innen bei der Förderung von Sinn- und Bedeutsamkeitserleben im Alltag.

INFO 54 Selbstwirksamkeitserwartung

Die Selbstwirksamkeitserwartung bezeichnet die Zuversicht, gesetzte Ziele aus eigener Kraft erreichen und Stressoren aus eigener Kraft bewältigen zu können. Dieses Informationsblatt hilft Patient:innen, ihr Selbstwirksamkeitserleben im Alltag zu steigern.

INFO 55 Flexibel denken und handeln

Um zu einer Flexibilisierung des Erlebens und Verhaltens der Patient:innen beizutragen, führt dieses Arbeitsblatt das Konstrukt der kognitiven Flexibilität zunächst definitorisch ein und beschreibt im Anschluss Wege, um kognitive Flexibilität zu fördern.

INFO 56 Grundwissen zu Stress und Schutzfaktoren

Dieses Informationsblatt in einfacher Sprache fasst grundlegende Informationen zu Stress und Schutzfaktoren (d. h. Resilienzfaktoren) zusammen. Dadurch wird Patient:innen die Umsetzung der Tipps von **INFO 57** »Tipps zum Verbessern der Schutzfaktoren« erleichtert.

INFO 57 Tipps zum Verbessern der Schutzfaktoren

In einfacher Sprache beschreibt dieses Informationsblatt für Patient:innen Tipps zur Förderung von Schutzfaktoren (d. h. Resilienzfaktoren).

Pathogenese und Salutogenese

Die meisten Patient:innen verstehen Gesundheit und Krankheit als dichotome Variablen. Während andere Personen (inkl. den Therapeut:innen) häufig als gesund wahrgenommen werden, nehmen die Patient:innen sich selbst i. d. R. als krank war (Ausnahmen stellen ich-syntone Störungen wie Persönlichkeitsstörungen dar). Diese Wahrnehmung hat einige (nachteilige) Implikationen:

- Sie ist defizitorientiert, d. h. Patient:innen nehmen vor allem ihre Unzulänglichkeiten (im Gegensatz zu ihren Kompetenzen) wahr.
- Sie ist eindimensional, d. h. sie vernachlässigt, dass in einigen Lebensbereichen funktionelle Einschränkungen bestehen können (z. B. Angst in spezifischen Situationen), während in anderen ein gesundes Funktionsniveau vorhanden ist (z. B. im körperlichen Bereich).
- Sie ist wenig veränderungssensitiv, d. h. durch die Dichotomisierung in Gesundheit und Krankheit können kleine Veränderungen in die eine oder andere Richtung nur eingeschränkt wahrgenommen werden, da nur eine vollkommene Abwesenheit von Symptomen zu einer ›Statusänderung‹ führen würde.

Um diese Perspektive infrage zu stellen und die mit ihr einhergehenden Nachteile zu verdeutlichen, wird im ersten Schritt der Psychoedukation das Salutogenese-Konzept eingeführt. Das dadurch gewonnene Verständnis bildet die Grundlage zum Verständnis des Stress- und Resilienzkonzepts sowie des Rationals der folgenden resilienzfördernden Interventionen.

Beispiel

»Viele Patient:innen sind bei uns in Behandlung, da Sie Einschränkungen in Ihrem täglichen Leben erleben. In welchen Lebensbereichen haben Sie in den vergangenen Wochen und Monaten Einschränkungen wahrgenommen?

[Antworten abwarten und Beispiele im Schaubild sammeln; gestrichelte Linien]

Gibt es auch Lebensbereiche, in denen Sie gut zurechtkamen?

[Antworten abwarten und Beispiele im Schaubild sammeln; gestrichelte Linien]

Genau, das überrascht mich gar nicht. In all diesen Bereichen kann man gut oder auch weniger gut zurechtkommen, man hat also ein niedriges, mittleres oder hohes Funktionsniveau. (Kreuze beispielhaft einzeichnen. Das Zusammenspiel all dieser Faktoren bestimmt das Ausmaß, in dem wir uns entweder als eher krank oder eher gesund empfinden (durchgezogene, horizontale Linien mit Beschriftungen einfügen). Beispielsweise definiert die Weltgesundheitsorganisation Gesundheit nicht nur durch das Fehlen von Krankheit, sondern als das Ausmaß von körperlichem, geistigem und sozialem Wohlbefinden. Krankheit und Gesundheit sind nicht grundsätzlich verschieden, sondern liegen auf einem Kontinuum. Eine Diagnose wird in unserem Gesundheitssystem vergeben, wenn in einer bestimmten Anzahl von Bereichen relevante Beeinträchtigungen bestehen (Grenzwert mit vertikaler Linie einzeichnen). Diagnosen werden vor allem vergeben, um die Kostenübernahme durch Krankenkassen zu regeln und die Kommunikation zwischen Behandler:innen und Patient:innen zu erleichtern. Tatsächlich ist jedoch jeder von uns in einigen Funktionsbereichen eher krank bzw. eher gesund. Ziel von Psychotherapie und medikamentöser Therapie ist es, Sie dabei zu unterstützen, sich in den für Sie relevanten Bereichen in Richtung des Gesundheitspols zu bewegen.«

Pathogenese und Salutogenese

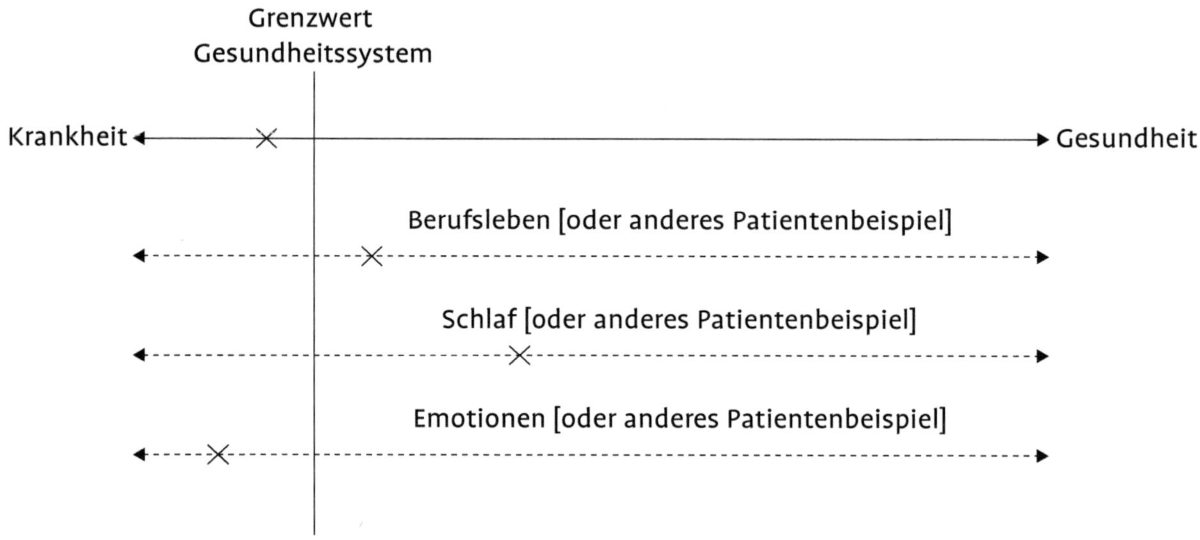

Pathogenese und Salutogenese (Teil 1)

Falls es Patient:innen im Einzelsetting schwerfällt, Funktionsbereiche zu benennen, in denen sie ein »ganz gutes« Niveau erreichen, sollten sie bei der Identifikation entsprechender Bereiche unterstützt werden. Alle Patient:innen haben Ressourcen und Stärken. Falls absehbar ist, dass sich Patient:innen aufgrund ihrer Persönlichkeitsstruktur oder interpersoneller Ziele dagegen sträuben werden, Bereiche mit »ganz guter« Funktionalität zu benennen, sollte der Widerstand anhand eines Patientenbeispiels wohlwollend aufgegriffen werden.

Beispiel

»Eine meiner früheren Patientinnen kam in Therapie, da sie große Probleme im Studium und Freundeskreis hatte. Diese Bereiche, in denen es eher schlecht lief, waren für sie dauerhaft sehr präsent … dagegen fiel es ihr sehr schwer, Bereiche zu identifizieren, in denen es sehr gut lief. Sie hatte eine gute Beziehung zu ihrer Schwester, war selbstfürsorglich genug, um in Therapie zu kommen, zahlte ihre Rechnungen pünktlich und war freundlich zu ihren Mitmenschen. Anfangs fiel es ihr trotzdem unheimlich schwer, diese Stärken und Ressourcen zu sehen – das heißt aber nicht, dass sie nicht da waren. Ich bin sicher, im Verlauf unserer Zusammenarbeit werden wir feststellen, dass Ihr Leben einige Bereiche hat, in denen es ganz gut läuft (horizontale Linien ohne Überschriften ergänzen). Wir können ja mal schauen, womit sich diese Dimensionen in den nächsten Wochen füllen werden.«

INFO 44 • T

Stress und Bedürfnisse

Für die Entstehung und Aufrechterhaltung von psychischen Störungen spielen akute und chronische Stressoren sowie deren (unzureichende) Bewältigung eine große Rolle. Stressoren sind jedoch nur eine Seite der Medaille. Zur Erhaltung und Förderung unserer Gesundheit bedarf es ebenso der Befriedigung unserer körperlichen und psychischen (Grund-) Bedürfnisse. Um die Selbstwirksamkeitserwartung von Patient:innen zu steigern, ist es relevant, diese multidimensionalen Prozesse zu verdeutlichen und ihre Beeinflussbarkeit zu unterstreichen.

Beispiel

»Unsere Position auf dem Kontinuum zwischen Gesundheit und Krankheit ist nicht fix, sondern variabel, d. h., sie sieht im Laufe unseres Lebens je nach Lebensphase unterschiedlich aus und kann von uns beeinflusst werden. Ein maßgeblicher Faktor, der sich krankheitsfördernd auswirkt, ist akuter und chronischer Stress. Waren Sie in den letzten Wochen und Monaten mit akuten oder chronischen Stressoren konfrontiert?

[Antworten abwarten und Schaubild ergänzen; Fortführung des Schaubilds von INFO 43 »Pathogenese und Salutogenese«]

Gesundheitsförderlich wirkt sich hingegen die Befriedigung unserer körperlichen und psychischen Bedürfnisse aus. Welche Bedürfnisse waren bei Ihnen in den vergangenen Wochen und Monaten besonders präsent?«

[Antworten abwarten und Schaubild ergänzen]

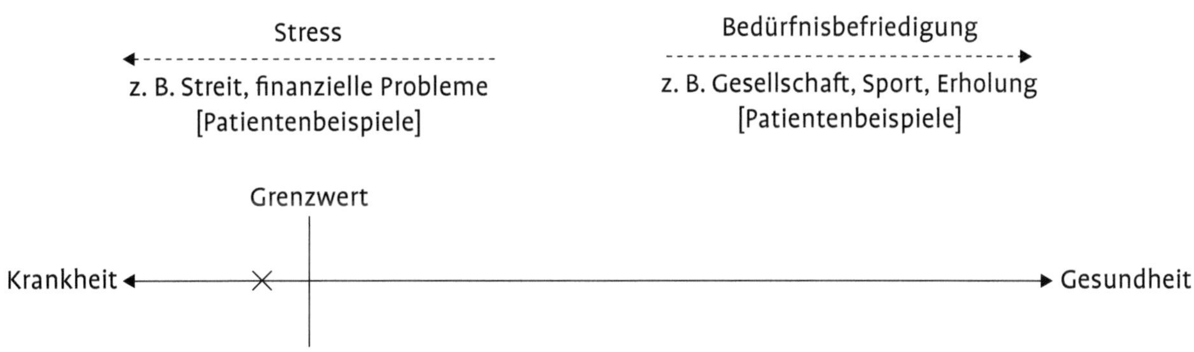

Pathogenese und Salutogenese (Teil 2; Auszug)

Stress und Bedürfnisse

Beispiel

»Sehr gut. Was bedeutet das bisher Erarbeitete für die Förderung von Gesundheit und Linderung von Krankheit?

[Gemeinsam die folgenden Punkte erarbeiten bzw. falls notwendig erläutern]

»Wir haben im Wesentlichen drei Möglichkeiten, Krankheit zu lindern und Gesundheit zu fördern: Erstens, wir können versuchen, Stress zu reduzieren. Zweitens, wir können versuchen, unsere Fähigkeiten zur Stressbewältigung zu stärken. Drittens, wir können gezielt daran arbeiten, unsere körperlichen und psychischen Bedürfnisse zu befriedigen (die Punkte am Flipchart/Whiteboard fixieren). Hierbei ist eine Sache wichtig: Stress ist nicht vermeidbar. Er gehört zum Leben dazu. Tatsächlich ist er manchmal sogar ein notwendiger Zwischenschritt, um uns ein bedürfnisbefriedigendes Leben zu ermöglichen. Kennen Sie dafür Beispiele aus Ihrem Alltag?

[Antworten besprechen; falls keine passenden Beispiele genannt wurden, folgendes Beispiel geben]

Nehmen wir zum Beispiel das Berufsleben. Das Berufsleben ist häufig stressig und herausfordernd. Die meisten Menschen nehmen es dennoch in Kauf. Das liegt daran, dass mit beruflichen Tätigkeiten die Befriedigung einiger unserer zentralen Bedürfnisse einhergehen kann: Berufe erlauben es uns, einen Beitrag zur Gesellschaft zu leisten, sie geben uns ein Stück finanzielle Unabhängigkeit und es entstehen bspw. viele soziale Kontakte auf der Arbeit. Hier zahlt sich der Stress häufig – wenn auch nicht immer – aus.«

INFO 45 • T

Resilienz

Die Einführung des Resilienzbegriffs erlaubt es, die zuvor erläuterten Zusammenhänge auf eine vereinfachte Formel zu reduzieren (d. h. die Förderung von Resilienz trägt zur Förderung von Gesundheit bei und macht Krankheit weniger wahrscheinlich).

Beispiel

»In den vergangenen Jahren wurde viel zu Faktoren geforscht, die es wahrscheinlicher machen, auch unter Stressbelastung, Gesundheit aufrechtzuerhalten und Bedürfnisse zu befriedigen. Diese Faktoren werden Resilienzfaktoren genannt. Resilienzfaktoren erhöhen die Wahrscheinlichkeit, nach der Konfrontation mit Stressoren gesund zu bleiben bzw. schnell wieder gesund zu werden und reduzieren die Wahrscheinlichkeit von langen und chronifizierten Krankheitsverläufen.« [Verläufe im Schaubild skizzieren]

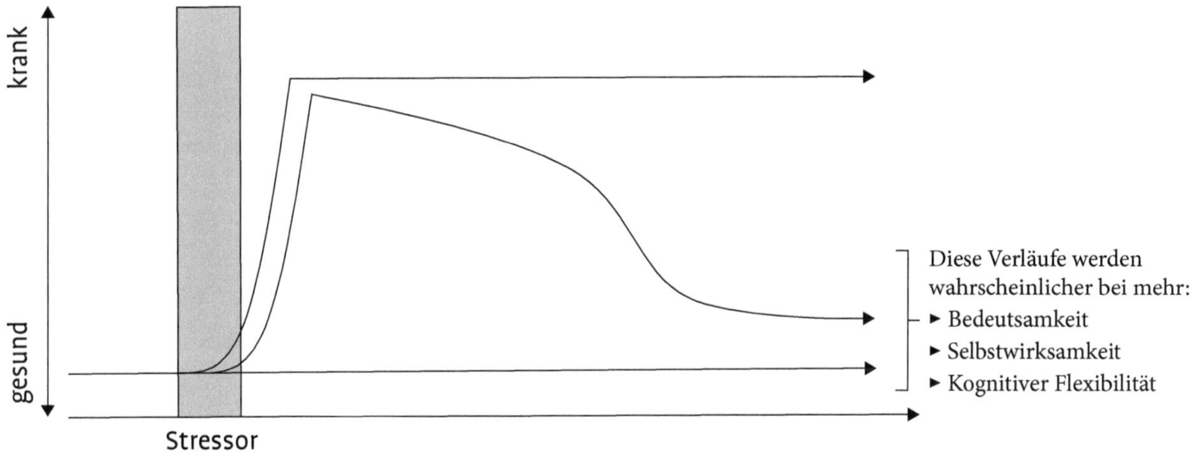

Entwicklung des Funktionsniveaus nach Stressoren in Abhängigkeit von Resilienzfaktoren

Beispiel

»Zu den wichtigsten Resilienzfaktoren gehören Bedeutsamkeit, Selbstwirksamkeit und kognitive Flexibilität (Begriffe im Schaubild ergänzen). Bedeutsamkeit beschreibt den subjektiven Eindruck, dass Dinge, die wir erleben bedeutsam und die investierte Energie wert sind. Selbstwirksamkeit bezeichnet die Wahrnehmung, die Dinge im Sinne der eigenen Ziele beeinflussen können. Kognitive Flexibilität bezeichnet die Fähigkeit das eigene Denken und Handeln an veränderte Umstände anzupassen. Alle drei Faktoren können helfen, unter Belastung gesund zu bleiben und sich schnell von Belastungen zu erholen, weswegen eine Stärkung dieser Faktoren kurativ wie präventiv zielführend ist.«

Um das Resilienzkonzept für die Patient:innen handhabbar zu machen, werden im Rahmen der Psychoedukation nur die für die nachfolgenden Interventionen zentralen Resilienzfaktoren vorgestellt. Sollte im Einzelsetting absehbar sein, dass andere Resilienzfaktoren für individuelle Patient:innen relevant sind (z. B. Religiosität), sollten diese ebenfalls besprochen werden.

Bedeutsamkeit

Es lassen sich die großen Sinnfragen von der kleinen Sinnfrage unterscheiden. Während die großen Sinnfragen, die Frage nach dem »Woher«, »Wodurch«, »Wozu« und »Wohin« des Seins stellen, beschäftigt sich die kleine Sinnfrage damit, wie es Menschen gelingen kann, ihrem individuellen Leben Sinn und/oder Bedeutung zu geben. Beide Sinnfragen können von großer Relevanz für die Patient:innen sein und die große Sinnfrage stellt sich insbesondere nach Verlusterlebnissen, Glaubenskrisen oder traumatischen Ereignissen. Unserer Erfahrung nach ist es von Bedeutung, sich der großen Sinnfrage (und den mit ihr verbundenen metaphysischen Annahmen) individuell und durch geleitetes Entdecken zu nähern (z. B. durch Sokratische Gesprächsführung). Reine Psychoedukation ist unserer Auffassung nach keine zielführende Technik, um die große Sinnfrage zu thematisieren oder gar beantworten zu wollen. Daher beschränken sich die folgenden Materialien auf die Betrachtungen der kleinen Sinnfrage. Für die psychotherapeutische Thematisierung der großen Sinnfragen verweisen wir auf Noyon und Heidenreich (2013).

Beispiel

»Beim letzten Mal haben wir erarbeitet, dass Bedeutsamkeits- und Sinnerleben unseren Umgang mit Stressoren positiv beeinflussen können. Wie kann man Bedeutsamkeits- und Sinnerleben steigern? [Rhetorische Frage] Der erste Schritt besteht darin, herauszufinden, wer und was für jemanden individuell bedeutsam ist.

[*Wer ist bedeutsam?* und *Was ist bedeutsam?* anschreiben]

Der zweite Schritt besteht darin, uns diesen Dingen anzunähern, d. h. Zeit und Energie in sie zu investieren.

[Pfeile anzeichnen]

Was würden Sie sagen, welche Personen sind in Ihrem Leben bedeutsam? Mit wem wollen Sie Zeit verbringen, mit wem wollen Sie in einer Beziehung sein?

[Antworten sammeln und besprechen]

Was hat für Sie Bedeutung? Das heißt, welche Werte, Lebensbereiche, Gegenstände usw. können Ihrem Leben oder einzelnen Momenten darin Bedeutung geben?«

[Antworten sammeln und besprechen]

Sehr gut, das heißt, wenn es Ihnen gelingt, sich an ein Leben mit diesen Personen und diesen Inhalten anzunähern, dann ist die Wahrscheinlichkeit hoch, dass sie es als bedeutungsvoll und sinnvoll erleben werden.«

Bedeutsamkeit

Annäherung →

Verhaltensweisen, die uns bedeutsamen Personen näher bringen
- sich regelmäßig melden
- Zeit in die Beziehung investieren
- [Patientenbeispiele]

Wer ist bedeutsam?
- mein Ehepartner
- mein bester Freund
- [Patientenbeispiele]

Verhaltensweisen, die zu bedeutsamen Dingen hin führen
- Hobbys wieder aufnehmen
- mich fortbilden
- [Patientenbeispiele]

Was ist bedeutsam?
- Unabhängigkeit
- mein Beruf
- [Patientenbeispiele]

Sinn und Bedeutsamkeit

Um die Auseinandersetzung der Patient:innen mit den psychoedukativen Inhalten zu fördern, ist es an dieser Stelle zielführend, einige der für die Patient:innen bedeutsamen Personen und Dinge exemplarisch zu sammeln. Im Gruppensetting bietet es sich an, die Inhalte individuell zu erfragen, doch in Form von Oberbegriffen im Schaubild anzuschreiben (z. B. Eltern, Sport).

Tipp

An dieser Stelle ist es in der Regel nicht zielführend, zu hinterfragen, warum einzelne Menschen oder Dinge Patient:innen wichtig sind, dass die Patient:innen die Menschen und Dinge bedeutsam finden, ist ausreichend. Eine Ausnahme bilden offensichtlich dysfunktionale Zielsetzungen, z. B. Gewichtsverlust bei einer Person mit einer Essstörung. In diesen Fällen sollten adäquate Alternativen gemeinsam besprochen werden (vgl. das untenstehende Beispiel zur Umformulierung von Vermeidungszielen).

Bei den bedeutsamen Personen können alle Personen gesammelt werden, die für die Patient:innen wichtig sind, unabhängig davon, ob aktuell ein gutes oder schlechtes Verhältnis besteht. Bei den bedeutsamen Dingen können alle materiellen (z. B. Erinnerungsstücke) oder immateriellen Dinge (z. B. Werte) gesammelt werden, die dem Leben der Patient:innen bzw. einzelnen Momenten des Lebens Bedeutung geben. Dabei sollte darauf geachtet werden, dass bei den für die Patient:innen bedeutsamen Dingen nur Annäherungsziele gesammelt werden (d. h. keine Vermeidungsziele wie »keine Schmerzen haben«).

Bedeutsamkeit

Beispiel

»Es ist für mich nachvollziehbar, dass die Reduktion Ihrer Schmerzen für Sie ein wichtiges Ziel darstellt. Es ist zudem ein sehr gutes Beispiel, um den Unterschied zwischen Vermeidungs- und Annäherungszielen zu verdeutlichen. Schmerz reduzieren zu wollen, ist ein klassisches Vermeidungsziel – das Erleben von Schmerzen soll vermieden werden. Das Problem an Vermeidungszielen ist, dass Vermeidungsziele häufig nicht vollumfänglich erreichbar sind und den Möglichkeitsraum stark einschränken. Das heißt, dass sie häufig dazu führen, dass Menschen inaktiver statt aktiver werden und dadurch weniger Sinn und Bedeutung im Leben erfahren. Annäherungsziele hingegen öffnen häufig einen Möglichkeitsraum. Ein ähnliches Ziel wie ›keine Schmerzen haben‹ lässt sich auch als Annäherungsziel formulieren, z. B. körperliches Wohlergehen. Wäre es okay, wenn ich ›körperliches Wohlergehen‹ als Beispiel notiere?«

Im nächsten Schritt geht es darum, die Ausrichtung der Lebensführung anhand der gesammelten Bedeutungsgeber bzw. Annäherungsziele zu fördern. Dafür müssen Verhaltensweisen identifiziert werden, die zur Annäherung an die sinn- und bedeutungsstiftenden Personen und Dinge beitragen.

Beispiel

»Sehr gut, jetzt haben wir bereits einige Personen und Dinge gesammelt, die eine Quelle von Sinn und Bedeutung in Ihrem Leben sein können. Durch welche Verhaltensweisen könnten Sie sich diesen Dingen und Menschen in den nächsten Tagen und Wochen annähern und so die Bedeutsamkeit, die sie für Ihr Leben haben, noch besser spürbar machen?«

[Antworten sammeln und Verhaltensweisen unter den beiden Pfeilen ergänzen]

Eine wichtige Quelle, um die Bedeutsamkeit von Personen und Dingen für Patient:innen erlebbar zu machen, ist häufig der Aufbau von Ritualen (z. B. eine »Gute Nacht«-Nachricht am Abend verschicken; gemeinsames Kochen) und das gebührende Investment von Zeit und Ressourcen (z. B. die Abschlussarbeit angemessen groß feiern; Zeit für einen gemeinsamen Abend investieren).

Selbstwirksamkeit

Unter Selbstwirksamkeit versteht man eine optimistische Kontroll- und Wirksamkeitsüberzeugung. Viele Patient:innen haben in Form von Vernachlässigung, Missbrauch oder anderer Stressoren die Erfahrung gemacht, ihre Umwelt nicht wirkungsvoll beeinflussen zu können. Solche Erfahrungen können eher passives als aktives Coping, Hoffnungslosigkeit oder passiv-aggressives Verhalten wahrscheinlicher machen. Die Vergegenwärtigung der eigenen Selbstwirksamkeitserwartung und der Aufbau von Selbstwirksamkeit können daher relevante Therapiebestandteile darstellen.

Beispiel

»In der vergangenen Sitzung hatten wir festgestellt (falls zutreffend), dass Selbstwirksamkeit ein bedeutsamer Resilienzfaktor ist, der es wahrscheinlicher macht, dass wir bei Belastung gesund bleiben oder schnell wieder gesund werden. Können Sie sich etwas unter dem Begriff vorstellen? Was bedeutet Selbstwirksamkeit für Sie?

[Antworten abwarten und besprechen]

Genau, ich versuche mal, das zusammenzufassen: Bei Selbstwirksamkeit geht es darum, sich selbst wirksam zu fühlen. Das heißt, die Überzeugung zu entwickeln, ich kann etwas bewirken. Ich kann die Dinge so beeinflussen, dass sie mir nützen und meine Bedürfnisse befriedigt werden. Menschen unterscheiden sich darin, wie selbstwirksam sie sich fühlen. Was würden Sie sagen, welche Erfahrungen muss ein Mensch machen, um sich selbst wirksam zu fühlen?

[Antworten abwarten und besprechen]

Das waren viele wichtige Punkte. Um sich selbst wirksam fühlen zu können, müssen mehrere Faktoren erfüllt sein: (1) Man muss absichtsvoll handeln, das heißt, man braucht ein Ziel. (2) Die Auswirkungen des Handelns müssen erlebbar bzw. messbar sein. (3) Man muss die eigenen Handlungen als Ursache der (positiven) Ergebnisse erkennen. (4) Man muss diese Erfahrung wiederholt machen, d. h., ich muss eine positive Ergebniserwartung aufbauen. (Die jeweiligen Punkte am Flipchart/Whiteboard vermerken) Wenn wir unsere Selbstwirksamkeitserwartung steigern wollen, ist es nützlich, dass wir uns an diesen Punkten orientieren. Das heißt, wir sollten uns spezifische, messbare, attraktive, realistische und zeitlich terminierbare Ziele setzen, dann diesen Zielen entsprechend handeln und im Nachhinein bewerten, was wir bewirkt haben und woran wir noch arbeiten wollen. Das sollten wir immer und immer wieder tun, und so unsere eigene Wirksamkeit immer besser kennenlernen.«

Wenn innerhalb der Sitzung ein ausreichendes Zeitkontingent besteht, ist es zielführend, SMART-Ziele anhand eines Beispiels am Flipchart/Whiteboard zu illustrieren.

Alle Menschen sind auf die ein oder andere Art in ihrer Umwelt wirksam. Bevor Veränderungen im Verhalten der Patient:innen angestrebt werden, ist es daher häufig zielführend, die Aufmerksamkeit der Patient:innen auf ihre gegenwärtige Wirksamkeit zu lenken. Da Patient:innen bei diesen Betrachtungen immer wieder auf Aspekte ihres Lebens stoßen werden, die objektiv nicht durch sie verändert werden können, ist es an dieser Stelle zielführend, entsprechende Erfahrungen einzuordnen.

Beispiel

»Natürlich ist der eigene Einfluss auf unsere Wirklichkeit nicht unendlich groß. Manche Dinge können wir nur bedingt beeinflussen, z. B. Krankheiten, das Erleben und Verhalten anderer Menschen, Dinge, die in der Vergangenheit liegen. Manche Dinge müssen wir akzeptieren. Meine Erfahrung ist jedoch, dass viele Menschen den Einfluss, den ihre Entscheidungen haben, deutlich unterschätzen. Daher lohnt es sich vermutlich, zu beobachten, was man beeinflussen kann und was nicht. Das kann dabei helfen, eine möglichst realistische Wahrnehmung zu entwickeln. Gab es in der vergangenen Woche Momente, in denen Sie sich selbst wirksam erlebt haben? Sind Sie auch auf Erlebnisse oder Probleme gestoßen, die vermutlich kaum jemand gezielt beeinflussen kann?«
[Antworten abwarten und besprechen]

Situationsabhängige Selbstwirksamkeit. Manche Patient:innen verweisen darauf, dass sie immer wieder die Erfahrung gemacht haben, dass die ihre geringe Selbstwirksamkeit nicht nur ein Gefühl, sondern ein Fakt sei. In diesen Fällen ist es zielführend, die Unterschiede zwischen der damaligen Situation und den heutigen Lebensumständen oder (falls die negativen Erfahrungen in der Gegenwart begründet sind) zwischen unterschiedlichen Lebensbereichen bzw. Interaktionspartner:innen herauszuarbeiten. Das sollte im Regelfall im Einzelsetting erfolgen. Dennoch kann es auch im Rahmen der Psychoedukation zielführend sein, diese Aspekte aufzugreifen bzw. vorwegzunehmen. Dadurch können Patient:innen dafür sensibilisiert werden, dass die Selbstwirksamkeitserwartung je nach Situation bzw. Interaktionspartner:innen unterschiedlich sein kann.

Beispiel

»Viele Menschen haben in der Vergangenheit Situationen erlebt, in denen sie sich hilflos oder unterlegen – also nicht selbstwirksam – gefühlt haben. Häufig, aber natürlich nicht immer, machen wir solche Erfahrungen in der Kindheit. Kinder haben oft weniger Einfluss als andere beteiligte Personen – als Eltern, Lehrer oder andere Erwachsene. Bei manchen Personen sind diese Erfahrungen so stark, dass sie sich auch noch im Erwachsenenalter so verhalten, als hätten sie keinen Einfluss auf ihre Umwelt oder als hätten sie kein Recht, Einfluss zu nehmen. In diesen Fällen ist es sehr hilfreich, genau zu betrachten, welche Gemeinsamkeiten, aber auch Unterschiede zwischen der heutigen und der damaligen Situation bestehen. Häufig stellen Menschen dann fest, dass wir heute – im Erwachsenenalter, im Büroalltag, in der Familie – mehr Einfluss auf die Dinge nehmen können als wir spontan annehmen. Kommen Ihnen dazu Beispiele in den Sinn – zu Dingen, die Sie früher nicht beeinflussen konnten, die sie heute aber (mit)entscheiden?«

[Antworten sammeln und besprechen]

Kognitive Flexibilität

Ziele der Psychoedukation. Die Steigerung der kognitiven Flexibilität ist u. a. eines der Hauptziele der ACT. Das hier vorgestellte Vorgehen ist lose an der ACT-Matrix orientiert – die Umsetzung wurde auf ein psychoedukatives Vorgehen abgestimmt und entspricht daher nicht dem vollwertigen ACT-Ansatz. Ziel ist es, Patient:innen zunächst zu vermitteln, was unter kognitiver Flexibilität verstanden wird, und im Anschluss herauszuarbeiten, wie kognitive Flexibilität dazu beitragen kann, resiliente Outcomes wahrscheinlich zu machen sowie abschließend das Behandlungsrational zur Steigerung von kognitiver Flexibilität zu veranschaulichen.

Beispiel

»Neben Bedeutsamkeit und Selbstwirksamkeit ist kognitive Flexibilität ein weiterer wichtiger Resilienzfaktor. Kognitiv flexibel zu sein, bedeutet, unterschiedliche Blickwinkel einnehmen zu können und das eigene Verhalten an veränderte Situationen und Anforderungen anzupassen. Das Gegenteil von kognitiver Flexibilität wäre es, gewohnheitsmäßig und rigide immer wieder dasselbe zu tun, unabhängig davon, ob dies zum gewünschten Ergebnis führt oder nicht. Kennen Sie solche Situationen, in denen Sie sich immer wieder gleich verhalten, obwohl Sie schon absehen können, dass das vermutlich nicht zu einem befriedigenden Ergebnis führt? Was ist dafür verantwortlich, worin ›verhaken‹ Sie sich in diesen Momenten?«

[Antworten sammeln und besprechen]

In der Regel fällt es Patient:innen leicht, Situationen zu identifizieren, in denen sie sich in den immer gleichen Erlebens- und Verhaltensweisen verhaken. Da sich manche Patient:innen dafür schämen, ist es wichtig, in der Kommunikation auszudrücken, dass jeder Mensch solche Stolperfallen hat und der erste Schritt zur Veränderung darin besteht, sich diese bewusst zu machen. Die Oberkategorien für die Stolperfallen sollten zum Zwecke der Übersichtlichkeit und der nachfolgenden Besprechung gesammelt werden (z. B. Wut, Angst, Selbstzweifel, innere Verbote). Relevant ist, dass nicht (nur) die individuellen Situationen gesammelt werden, sondern das innere Erleben, dass für die nachfolgenden (oftmals rigiden und dysfunktionalen) Verhaltensmuster verantwortlich ist.

Beispiel

»All diese Dinge begegnen sehr vielen Menschen in ihrem Alltag. Sie sind störend und oftmals unbefriedigend und gleichzeitig etwas ganz Normales. Häufig sind es starke Emotionen oder sehr alte festgefahrene Gedanken, in denen wir uns verheddern. Das Verheddern hat im Wesentlichen zwei Folgen: Erstens lenkt es unsere Aufmerksamkeit auf bestimmte Informationen, die diese Sichtweise verstärken. Zweitens führt es zu einer bestimmten, immer gleichen Verhaltenstendenz. Das heißt, um flexibel auf Situationen reagieren zu können, müssen wir möglichst viele Aspekte der Situation einbeziehen, auch jene, die unseren Gewohnheiten vielleicht entgegenlaufen. Vor diesem Hintergrund muss ich abwägen, ob meine automatische Verhaltenstendenz dazu beitragen kann, meine Bedürfnisse und langfristigen Ziele zu befriedigen oder eher nicht. Falls nicht, sollte ich alternative Verhaltensweisen identifizieren und erproben.«

Kognitive Flexibilität

Wenn es der zeitliche Rahmen zulässt, kann es lohnend sein, die Berücksichtigung neuer Perspektiven bzw. Informationen sowie die Abwägung über die Auswirkung der Verhaltensweisen an einem der Patientenbeispiele durchzugehen.

Gedankliche Kontrolle vs. Kognitive Flexibilität. Wichtig ist, kognitive Flexibilität von gedanklicher Kontrolle abzugrenzen. Es geht nicht darum, dauerhaft zu hinterfragen, ob dass, was gerade gedacht und empfunden wird, sinnvoll ist. Es geht auch nicht darum, in jeder einzelnen Situation automatische Verhaltensweisen zu unterdrücken. Maßgeblich ist es, Situationen wahrzunehmen, in denen automatische Verhaltenstendenzen immer wieder zu Leidzuständen beitragen und die Erlebens- und Verhaltenstendenzen daraufhin anzupassen.

Beispiel

»Kognitive Flexibilität ist nicht zu verwechseln mit einer andauernden Kontrolle des eigenen Denkens oder Verhaltens. Flexibilität heißt auch, entscheiden zu können, wann ich mein Erleben und Verhalten bewusst beeinflussen möchte und wann ich eher intuitiv und automatisch handeln möchte. Was würden Sie sagen, in welchen Situationen könnte das Hinterfragen des eigenen Erlebens und Verhaltens sogar hinderlich sein?

[Antworten abwarten und besprechen]

Das sind sehr gute Beispiele. Gewohnheiten und Automatisierung sind im Allgemeinen sehr hilfreich. Sie sind immer dann nützlich, wenn meine Routine zu bedürfnisbefriedigenden Ergebnissen für mich und andere führt, und die Kosten des Verhaltens in einem guten Verhältnis zu seinem Nutzen stehen. Intuitiv zu handeln, ist fast immer zielführend, wenn es um Genuss geht, z. B. beim Spielen, beim Feiern, beim Sex. Bewusste Handlungssteuerung ist hingegen zielführend, wenn es um neue Situationen geht, wenn es um schwierige Aufgaben geht, die bewusstes Nachdenken erfordern, oder wenn wir gewohnheitsmäßiges Verhalten verändern möchten.«

Sinn und Bedeutung

Viele Menschen empfinden Sinn und Bedeutung, wenn Sie mit anderen Menschen zusammen sind, etwas zur Gemeinschaft beitragen, ein Projekt realisieren, künstlerisch oder sportlich aktiv sind oder die Dinge um sich herum genießen können. Die Menschen, Werte, Aktivitäten und Dinge, denen wir Bedeutung beimessen, sind jedoch sehr individuell. Dieses Arbeitsblatt soll Sie dabei unterstützen, sich zu vergegenwärtigen, wer und was Ihrem Leben Bedeutung geben kann.

Personen und Mitmenschen

Welche Personen sind für Sie wichtig und bedeutsam?

....

....

....

....

....

Bei welchen Aktivitäten und Verhaltensweisen spüren Sie am deutlichsten, wie bedeutsam diese Menschen für Sie sind?

....

....

....

....

....

Wodurch können Sie gegenüber diesen Menschen ausdrücken, dass sie bedeutsam für Sie sind?

....

....

....

....

....

Sinn und Bedeutung

Sinnstiftende Werte, Aktivitäten und Lebensbereiche

Was ist für Sie bedeutsam? Welche Werte, Aktivitäten, Gegenstände oder Lebensbereiche sind für Sie bedeutsam und sinnstiftend?

………

………

………

………

………

………

Bei welchen Aktivitäten spüren Sie am deutlichsten, wie bedeutsam diese Dinge für Sie sind?

………

………

………

………

………

………

Wodurch können Sie anderen Menschen gegenüber ausdrücken, welche Bedeutung diese Dinge für Sie haben?

………

………

………

………

………

Selbstwirksamkeit

Um uns selbstwirksam zu fühlen, sollten wir
(1) Ziele formulieren,
(2) an der Erreichung dieser Ziele arbeiten,
(3) die Ergebnisse unserer Handlungen wahrnehmen und
(4) uns selbst die positiven Ergebnisse unserer Handlungen zuschreiben.

Dieses Arbeitsblatt soll Sie bei der Planung und Umsetzung dieser Schritte unterstützen.

Schritt 1: Ziele formulieren

In der Praxis hat sich die Formulierung von SMART-Zielen bewährt (SMART = **s**pezifisch, **m**essbar, **a**ttraktiv, **r**ealistisch, **t**erminierbar). Überlegen Sie sich bitte zunächst ein Ziel, das Sie kurz- oder mittelfristig erreichen möchten:

Nun wollen wir die Zielformulierung so anpassen, dass sie das Erleben von Selbstwirksamkeit wahrscheinlich macht.

S

Spezifisch: Versuchen Sie eine allgemeine Zielformulierung so spezifisch wie möglich umzuformulieren. Was genau möchten Sie erreichen?

M

Messbar: Woran werden Sie und andere merken, dass der Zielzustand erreicht ist? Wie könnten Sie den Erfolg messen?

Selbstwirksamkeit

A

Attraktiv: Was macht das Ziel für Sie attraktiv? Bringt das Ziel Sie bedeutsamen Menschen oder Dingen näher?

....

....

....

....

R

Realistisch: Ist es realistisch, dass Sie die Zielerreichung beeinflussen können? Handelt es sich um ein Ziel, das für Sie aus eigener Kraft erreichbar ist?

....

....

....

....

T

Terminierbar: Bis wann möchten Sie das Ziel erreicht haben? Wann wollen Sie die Erreichung erster Zwischenziele überprüfen?

....

....

....

....

Selbstwirksamkeit

Schritt 2: An der Erreichung der Ziele arbeiten

Um effektiv an der Erreichung Ihres SMART-Ziels arbeiten zu können, ist es hilfreich, sich bewusst zu machen, welche Handlungsschritte, in welchem Umfang, wann ausgeführt werden können und sollen.

Was möchten Sie tun, um die Erreichung Ihres Ziels wahrscheinlicher zu machen? Müssen die Schritte zur Zielerreichung in einer bestimmten Reihenfolge ausgeführt werden?

....

....

....

....

....

....

Wann möchten Sie, durch welche Handlungen, wie viel Zeit in die Erreichung Ihres Ziels investieren? Je nachdem, ob es sich um ein kurz- oder mittelfristiges Ziel handelt, können die nachfolgenden Zeithorizonte unterschiedlich relevant sein.

Heute:

....

....

....

....

Im Verlauf der aktuellen Woche:

....

....

....

....

Selbstwirksamkeit

Im Verlauf des aktuellen Monats:

....

....

....

....

Im Verlauf des aktuellen Jahres:

....

....

....

....

Schritt 3: Die Ergebnisse unserer Handlungen wahrnehmen
Betrachten Sie Ihr SMART-Ziel und den Handlungsplan zu seiner Erreichung. Welche Schritte konnten Sie gegebenenfalls schon umsetzen und welche (messbaren) Veränderungen sind Ergebnisse Ihrer Handlungen?

....

....

....

....

....

....

Falls sich gewünschte Veränderungen ergeben haben, gehen Sie weiter zu Schritt 4. Falls nicht, wiederholen Sie die Schritte 1 und 2.

Selbstwirksamkeit

Schritt 4: Uns selbst die positiven Ergebnisse unserer Handlungen zuschreiben
An der Erreichung vieler (aber nicht aller) Ziele arbeiten mehrere Personen mit und es gibt günstigere oder weniger günstige Umstände für die Zielerreichung. Das führt manchmal dazu, dass wir unseren eigenen Anteil an den von uns erreichten Zielen nicht ausreichend würdigen. Um dem vorzubeugen, möchten wir betrachten, was zu Ihrem Handlungsergebnis beigetragen hat.

Welche meiner Entscheidungen haben zur Zielerreichung beigetragen?	Welche meiner Handlungen haben zur Zielerreichung beigetragen?
....	....
....	....
....	....
....	....
....	....
....	....
....	....

Wie haben ggf. andere Personen zur Zielerreichung beigetragen?	Wie haben ggf. Kontextfaktoren zur Zielerreichung beigetragen?
....	....
....	....
....	....
....	....
....	....
....	....
....	....

Kognitive Flexibilität

Menschen neigen zur Entwicklung von Gewohnheiten und zur Automatisierung von Abläufen. So kommt es dazu, dass einige Erfahrungen immer wiederkehren, z. B. streiten wir immer wieder über das gleiche Thema, wir schieben immer wieder die Erledigung von Aufgaben auf oder wir verfangen uns in den immer gleichen Grübelschleifen. Kognitive Flexibilität bezeichnet die Fähigkeit, diese sich wiederholenden Muster zu erkennen und falls notwendig, zu verändern. Dieses Arbeitsblatt dient der Einübung von kognitiver Flexibilität.

Beschreiben Sie bitte zunächst eine Situation aus den letzten Wochen, die Sie so oder so ähnlich bereits wiederholt erlebt haben, und die für Sie subjektiv betrachtet nicht gut ausging. Beschreiben Sie zunächst nur die »harten« von außen seh- und hörbaren Fakten (d. h. wer war wo, mit wem usw.):

....

....

....

....

....

Worin verhaken Sie sich in dieser Situation immer wieder? Welcher innere Zustand wird für Sie in dieser und ähnlichen Situationen immer wieder handlungsleitend? Kreuzen Sie bitte die Haken an, die Ihnen in der relevanten Situation begegnet sind.

☐ (Selbst-)Zweifel	☐ Angst/Unsicherheit	☐ Ärger/Wut	☐ Scham
☐ Eifersucht	☐ Erschöpfung	☐ Enttäuschung	☐ zurückgewiesen fühlen
☐ Kränkung	☐ Gewissensbisse	☐ hohe Standards	☐ unangenehmes Körpergefühl
☐ Überlegenheitsgefühl	☐ Gedankenketten	☐ Misstrauen	☐ Angst vor Kontrollverlust

Gab es weitere relevante Haken?

....

....

....

....

Kognitive Flexibilität

Welche Verhaltenstendenz löst dieser Haken bei Ihnen aus? Wie verhalten Sie sich in dieser und anderen Situationen, wenn dieser Haken auftritt?

....

....

....

....

....

Inwiefern ist Ihre bisherige Verhaltenstendenz zur Erreichung dieser Ziele hilfreich? Welche Vor- und Nachteile gehen außerdem mit der Verhaltenstendenz einher?

Ist das Verhalten zur Zieleerreichung hilfreich?	Vorteile der Verhaltenstendenz	Nachteile der Verhaltenstendenz
....	....	....
....	....	....
....	....	....
....	....	....
....	....	....

Welche relevanten Informationen werden durch den Haken außer Acht gelassen? Wieso erlaubt der Haken (vermutlich) kein zielgerechtes Verhalten in der Situation?

....

....

....

....

....

Kognitive Flexibilität

Formulieren Sie auf Basis der vorangegangenen Überlegungen eine alternative Verhaltensstrategie, die Sie zukünftig bei Auftreten der Haken erproben können:

....

....

....

....

....

INFO 49 • P

Krankheit und Gesundheit

Die Pathogenese befasst sich mit der Entstehung und Aufrechterhaltung von Krankheiten. Die Salutogenese hingegen mit der Entstehung und Aufrechterhaltung von Gesundheit. Die Weltgesundheitsorganisation (WHO) betont in ihrer Präambel, dass Gesundheit ein Zustand des körperlichen, psychischen und sozialen Wohlergehens ist und damit mehr als nur die Abwesenheit von Krankheit.

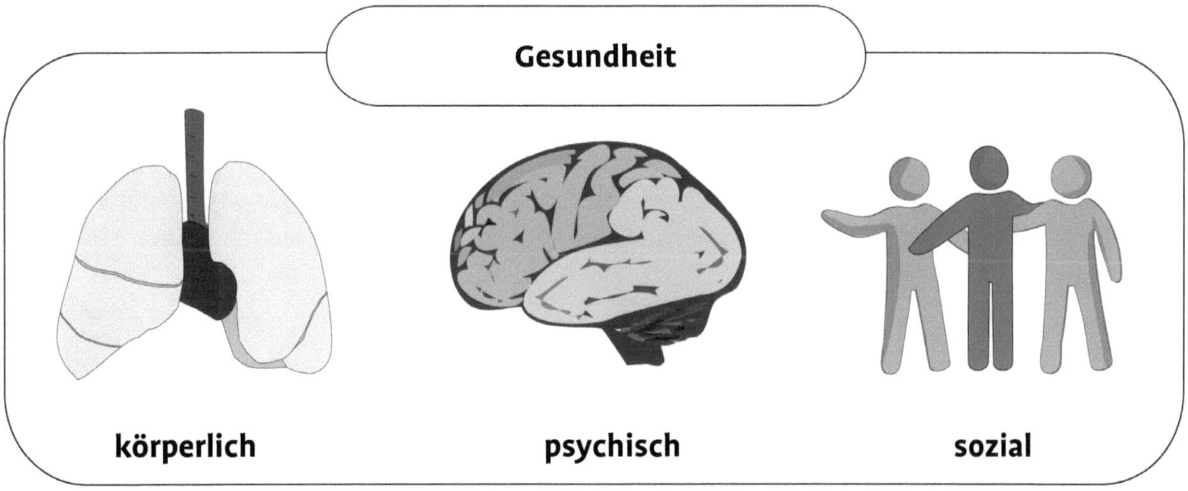

Aus dieser Betrachtung lassen sich zwei wichtige Schlussfolgerungen ziehen:

(1) **Gesundheit ist mehrdimensional**, d.h. sie bemisst sich nicht an unserer Funktionalität oder Beschwerdefreiheit in einem Lebensbereich, sondern anhand der Funktionsfähigkeit und Beschwerdefreiheit in einer Vielzahl von Bereichen.

(2) **Gesundheit ist nicht kategorial** (z.B. das Licht ist an oder aus), sondern graduell erfassbar (z.B. das Licht lässt sich über einen Dimmer unterschiedlich hell einstellen). Das heißt man ist nicht gesund oder krank; stattdessen ist man in einzelnen Bereichen sehr krank, moderat krank, ein wenig krank, moderat gesund oder auch sehr gesund.

Es ist normal, dass Menschen in unterschiedlichen Lebensbereichen ein unterschiedlich hohes Funktions- und Beschwerdeniveau haben. Sie können daher in vielen Lebensbereichen (moderat oder sehr) gesund sein, obwohl sie (in anderen Bereichen) die Kriterien einer psychischen Erkrankung erfüllen.

Wichtig

Moderne psychotherapeutische und psychiatrische Behandlungen wollen nicht nur Krankheiten reduzieren, sondern auch Gesundheit fördern.

Stress und psychische Erkrankungen

Stress bezeichnet die körperliche und psychische Reaktion auf Belastungen. Belastungen, die Stress auslösen, nennt man Stressoren.

Objektive und subjektive Stressoren. Man kann subjektive Stressoren von objektiven Stressoren unterscheiden:

- Subjektive Stressoren lösen individuell bei einem Menschen Stress aus.
- Objektive Stressoren lösen bei fast allen Menschen Stress aus.

Oftmals sind objektive Stressoren auch subjektive Stressoren und subjektive Stressoren auch objektive Stressoren. Es gibt jedoch auch Fälle, in denen sich Menschen nicht von Stressoren gestresst fühlen, bei denen die meisten Menschen Stress erleben würden. Ebenso gibt es Dinge, von denen die meisten Menschen sich nicht gestresst fühlen würden, die bei einzelnen Menschen jedoch großen Stress auslösen können.

Beispiele für objektive Stressoren

Trennungen, Tod eines Familienmitglieds, Arbeitsplatzverlust, finanzielle Probleme, physische und psychische Erkrankungen, Umzüge, Arbeitsbelastung, Streitigkeiten in Beziehungen, Weihnachten, Hochzeiten

Akuter und chronischer Stress. In Abhängigkeit von der Dauer eines Stressors unterscheidet man zwischen akutem und chronischem Stress:

- Von akutem Stress spricht man, wenn ein kürzlich aufgetretener bzw. seit kurzem andauernder Stressor zu einem kurzfristigen Anstieg des subjektiven Stresserlebens führt (z. B. ein Streit in der Beziehung).
- Von chronischem Stress spricht man, wenn Stressoren lange andauern und zu langanhaltendem subjektivem Stresserleben führen (z. B. eine Beziehungskrise).

Akute Stressoren können in chronische Stressoren übergehen, z. B., wenn die Ursache von akuten Stressoren nicht beseitigt werden kann.

Wichtig

Subjektiver akuter und chronischer Stress erhöhen das Risiko für psychische (und physische) Erkrankungen.

Stress und psychische Erkrankungen

Stress lässt sich nicht – ohne ungleich höhere Kosten in anderen Bereichen – vermeiden. Er ist ein grundsätzlicher Bestandteil des Lebens und Stressreaktionen leisten einen wichtigen Beitrag zu unserer Anpassungs- und Leistungsfähigkeit. Das heißt:

- Für die Gesundheit ist es zielführend, Stress auf das zur Erreichung unserer Ziele und die Befriedigung unserer Grundbedürfnisse notwendige Maß zu senken.
- Stress komplett aus dem Leben verbannen bzw. nicht aushalten zu wollen, führt zwangsläufig langfristig zur Nichtbefriedigung von zentralen Bedürfnissen.

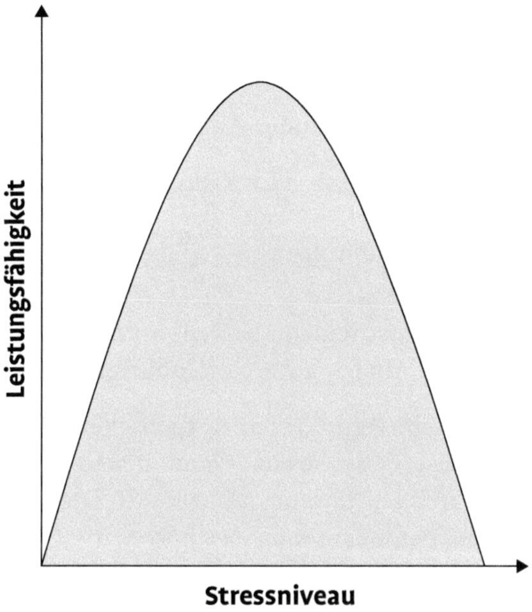

Erklärung: Zwischen Stress und Leistungsfähigkeit besteht ein umgekehrt U-förmiger Zusammenhang. Das heißt bei einem mittleren Stressniveau ist die Leistungsfähigkeit am höchsten.

INFO 51 • P

Bedürfnisbefriedigung und psychische Gesundheit

Alle Menschen haben Bedürfnisse, deren Befriedigung für unsere körperliche, psychische und soziale Gesundheit essenziell ist.

Grundbedürfnisse und individuelle Bedürfnisse. Es lassen sich Grundbedürfnisse und individuelle Bedürfnisse unterscheiden:

- Grundbedürfnisse werden von allen Menschen geteilt.
- Individuelle Bedürfnisse sind die spezifischen Bedürfnisse eines Menschen.

Individuelle Bedürfnisse sind individualisierte Versionen von Grundbedürfnissen. Beispielsweise hat jeder Mensch ein Bindungsbedürfnis, jedoch unterscheiden sich Menschen darin, wie viele Bindungen sie eingehen können bzw. wollen und wie eng bzw. unabhängig diese Bindungen gelebt werden. Unsere individuellen Bedürfnisse können sich bspw. in Abhängigkeit von unseren Erfahrungen und der Lebensphase, in der wir uns befinden, verändern.

Körperliche und emotionale (Grund-)Bedürfnisse. Man kann körperliche von emotionalen (Grund-)Bedürfnissen unterscheiden:

- Körperliche (Grund-)Bedürfnisse sind für die Aufrechterhaltung unserer körperlichen Funktionen entscheidend (z. B. Essen, Trinken, Schlafen).
- Emotionale (Grund-)Bedürfnisse entscheiden über unser psychisches und soziales Wohlbefinden (z. B. soziale Eingebundenheit, Spiel und Spaß, Anerkennung).

Körper und Psyche bilden eine Einheit. Wenn unsere körperlichen (Grund-)Bedürfnisse nicht erfüllt werden, wirkt sich dies auch auf unsere Psyche aus. Wenn unsere psychischen (Grund-)Bedürfnisse nicht erfüllt sind, wirkt sich das auch auf unseren Körper aus. Die medizinische Disziplin, die sich mit diesem Zusammenspiel beschäftigt, nennt man Psychosomatik (Psyche = Seele; Soma = Körper).

Wichtig

Während die Nichterfüllung unserer (Grund-)Bedürfnisse die Wahrscheinlichkeit von Krankheiten erhöht, führt die Befriedigung unserer (Grund-)Bedürfnisse zu mehr Wohlbefinden.

(Grund-)Bedürfnisse lassen sich nicht anhaltend befriedigen. Jedes Bedürfnis lässt sich nur für eine gewisse Zeit stillen und bedarf im Anschluss einer erneuten Befriedigung. Das heißt:

- Darauf zu pochen, dass die eigenen Bedürfnisse immer und sofort befriedigt werden müssen, führt zu psychischem Leiden.
- Die eigenen Bedürfnisse immer zurückzustellen, führt ebenso zu psychischem Leiden.

Viele Bedürfnisse können nur in sozialer Interaktion befriedigt werden und niemand kann all seine Bedürfnisse im Alleingang befriedigen. Gleichzeitig trägt jede:r eine (Teil-)Verantwortung für die Befriedigung eigener Bedürfnisse.

INFO 52 • P

Resilienzfaktoren

Resilienzfaktoren stärken die psychische Widerstandskraft, die uns hilft, bei Konfrontation mit Stressoren gesund zu bleiben oder wieder gesund zu werden. Kurzum: Resilienzfaktoren stärken Resilienz. Das Wechselspiel aus der Stärke eines Stressors auf der einen Seite und der Stärke von Resilienzfaktoren auf der anderen Seite ist maßgeblich für die Entstehung oder Erholung von Krankheiten.

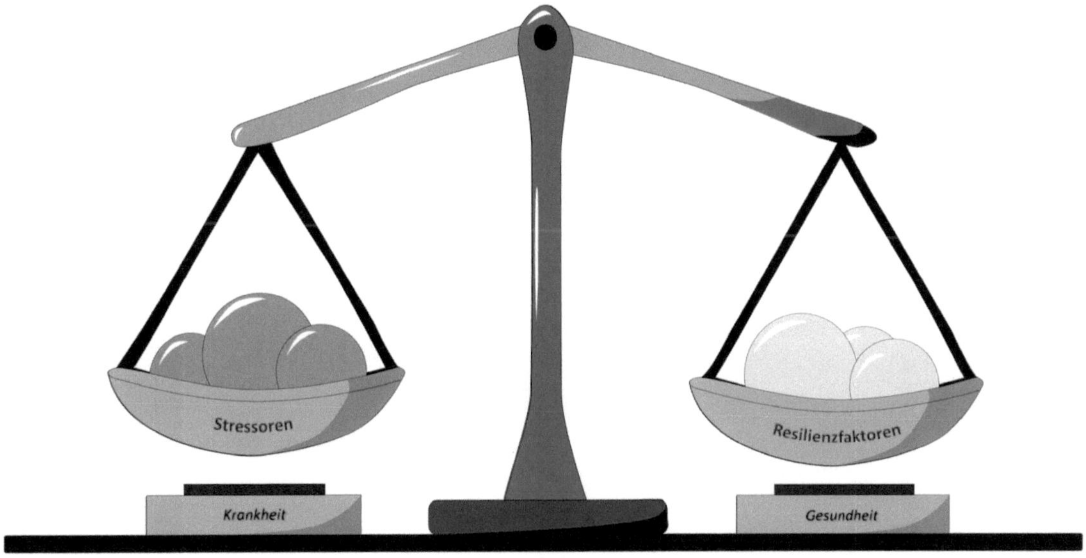

Erklärung: Resilienzfaktoren können Stressoren aufwiegen und einer Veränderung des Funktionsniveaus in Richtung Krankheit vorbeugen.

Drei bedeutsame Resilienzfaktoren sind …

- **Sinn bzw. Bedeutung**, d. h. ein individuelles »Warum« und »Wozu« im Leben zu haben.
- **Selbstwirksamkeit**, d. h. die Wahrnehmung, Dinge selbst positiv beeinflussen zu können.
- **Kognitive Flexibilität**, d. h. das Anpassen von Erlebens- und Verhaltensstrategien an die gegenwärtigen Umstände.

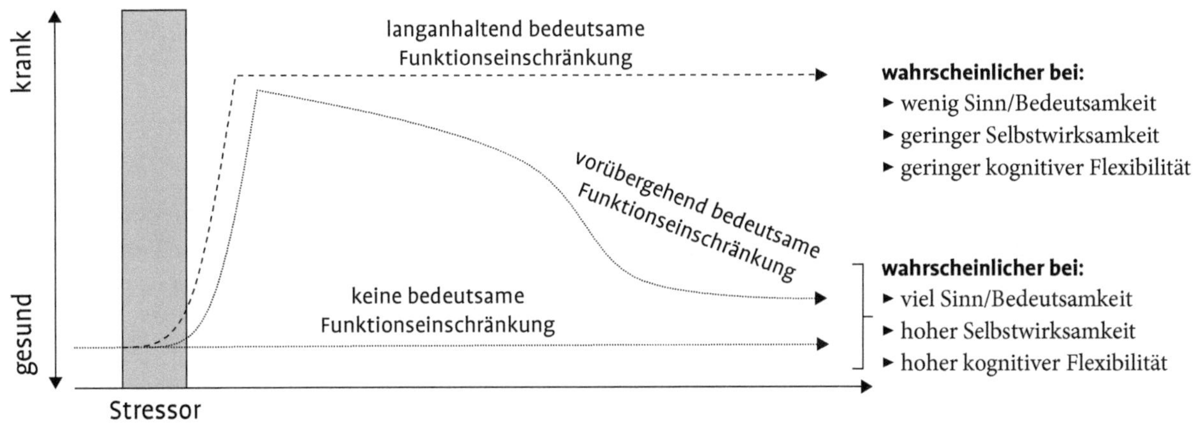

Erklärung: Stressoren können das individuelle Funktionsniveau in Richtung Krankheit verschieben. Ob sie das tun – und wenn ja, für wie lange – hängt unter anderem mit der Ausprägung von Resilienzfaktoren zusammen.

INFO 53 • P

Sinn und Bedeutsamkeit

Orientierung im Leben zu empfinden, ist ein emotionales Grundbedürfnis. Viele Menschen wollen etwas haben, auf das sie ihre Handlungen ausrichten können. Man kann die »große Sinnfrage« von der »kleinen Sinnfrage« unterscheiden:

- Die **große Sinnfrage** fragt nach der Ursache und dem Ende aller Dinge sowie dem Sinn der (menschlichen) Existenz. Einige Menschen glauben, diese Frage ist nicht beantwortbar, andere wiederum glauben, es gibt keinen tieferen Sinn hinter den Dingen und wieder andere finden Antworten in sich oder in Glaubensgemeinschaften.
- Die **kleine Sinnfrage** fragt nach dem Sinn und der Bedeutsamkeit der eigenen individuellen Lebensgestaltung bzw. der Handlungen im Alltag. Unabhängig von der Antwort auf die große Sinnfrage, bestimmt jeder Mensch für sich, welchen Dingen er im Alltag Sinn und Bedeutung schenken möchte.

Bedeutungsverlust und Sinnkrisen können unter anderem vor dem Hintergrund persönlicher Tragödien (z. B. Todesfälle), an biographischen Wendepunkten (z. B. Berentung) oder bei zu hoher Belastung im Alltag (z. B. Burn-out) auftreten. Sinn und Bedeutung im Leben zu empfinden ist ein Resilienzfaktor.

> Wer ein Warum zu leben hat, erträgt fast jedes Wie.
> F. Nietzsche, zitiert nach V. E. Frankl, 1946

Wie findet man Sinn und Bedeutung im Alltag?
Es gibt verschiedene Gründe, weswegen Dinge sinnvoll und bedeutsam sein können. Beispiele hierfür sind:

- Dinge werden bedeutsam, wenn wir erleben, dass Personen, die uns wichtig sind, diesen Dingen Bedeutung schenken (z. B., wenn Eltern bestimmte Werte vorleben).
- Dinge werden bedeutsam, wenn man erlebt, dass sie den Ausschlag für die Erreichung oder Nichterreichung anderer bedeutsamer Dinge geben können (z. B., wenn jemand erkennt, dass beruflicher Erfolg dazu beitragen kann, Sicherheit zu erlangen).
- Dinge werden bedeutsam, wenn man ihnen Bedeutung schenkt, d. h. wenn man Zeit und Ressourcen in sie investiert (z. B., wenn man Zeit in Musik investiert, steigt die Wahrscheinlichkeit, dass Musik bedeutsamer im eigenen Leben wird).

Sinn- und Bedeutsamkeitserleben steigt, wenn wir uns den Dingen, denen wir Sinn und Bedeutung schenken, annähern, d. h. wenn wir uns im Leben auf diese Dinge zubewegen.

Wichtig

Um Sinn und Bedeutungserleben im Alltag zu erreichen, müssen wir zunächst wahrnehmen, welchen Dingen wir potenziell Sinn und Bedeutung geben können. Dann sollten wir in diese Dinge Zeit und Ressourcen investieren – unabhängig davon, ob es Menschen, Werte, Hobbys oder andere Dinge sind.

INFO 54 • P

Selbstwirksamkeitserwartung

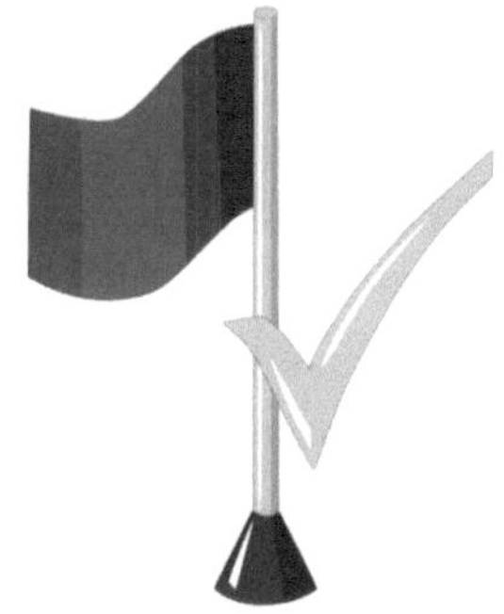

Kontrolle im Leben zu empfinden, ist ein emotionales Grundbedürfnis des Menschen. Menschen wollen wahrnehmen, dass sie die Dinge um sie herum in ihrem Sinne beeinflussen können. Selbstwirksamkeit bezeichnet die Überzeugung sowohl Ziele aus eigener Kraft zu erreichen als auch schwierige Situationen aus eigener Kraft bewältigen zu können.

Wie steigert man das Selbstwirksamkeitsempfinden im Alltag?
Um die Selbstwirksamkeitserwartung zu steigern (d.h. die Zuversicht, zukünftige Situationen gezielt beeinflussen zu können), muss man die eigene Wirksamkeit erleben (d.h. wahrnehmen können, dass man aktuell oder in der Vergangenheit Dinge zielführend beeinflusst hat). Um zu erleben, dass man die Dinge gezielt im eigenen Sinne beeinflussen kann, müssen mehrere Voraussetzungen erfüllt sein:
(1) Man muss seine Ziele kennen (INFO 53 »Sinn und Bedeutsamkeit«).
(2) Man muss sich auf seine Ziele zubewegen (INFO 55 »Flexibel denken und handeln«).
(3) Man muss die Ergebnisse eigener Handlungen wahrnehmen können.
(4) Man muss sich die Ergebnisse der eigenen Handlungen selbst zuschreiben.

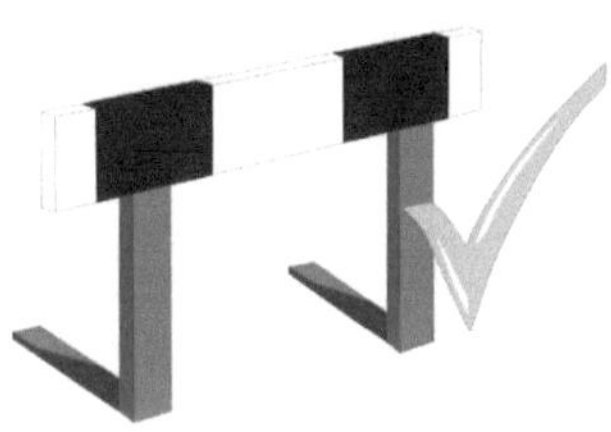

Dem eigenen Einfluss sind natürliche (z.B. gibt es Dinge, die Menschen nicht beeinflussen können) und zwischenmenschliche Grenzen gesetzt (z.B. können meine Ziele mit den Zielen anderer harmonieren, im Widerspruch stehen oder unabhängig von diesen sein). Diese Einschränkungen wahrzunehmen und zu akzeptieren, ist die Voraussetzung eines realistischen Selbstwirksamkeitserlebens.

Wichtig

Um Selbstwirksamkeit im Alltag zu erleben, müssen wir uns spezifische, messbare, attraktive, realistische und terminierbare Ziele setzen, an der Erreichung dieser Ziele arbeiten und unseren Anteil an der Erreichung der Ziele anerkennen und würdigen. Dann baut sich nach und nach eine positive Selbstwirksamkeitserwartung auf.

INFO 55 • P

Flexibel denken und handeln

Kognitive Flexibilität bezeichnet die Fähigkeit, sein Denken und Handeln an sich verändernde Situationen und neue Informationen anpassen zu können. Flexibles Denken und Handeln sind eine wichtige Grundlage für die Bewältigung von privaten, sozialen und beruflichen Stressoren. Kognitive Flexibilität wird zudem notwendig, wenn bisherige Strategien zur Bedürfnisbefriedigung nicht mehr oder nicht in ausreichendem Maße zum Erfolg führen. Kognitive Inflexibilität (d. h. Rigidität) erkennt man häufig daran, dass vergeblich versucht wird das immer gleiche Problem oder sehr ähnliche Probleme mit den gleichen Strategien zu lösen, ohne, dass das zu einem Erfolg führt.

Wie steigert man die kognitive Flexibilität im Alltag?

Eine häufige Ursache kognitiver Inflexibilität ist, dass wir uns in immer gleichen Perspektiven auf Probleme verheddern, die in immer gleichen Verhaltensimpulsen münden. Wenn wir unser Erleben und Verhalten flexibler gestalten wollen, müssen wir daher häufig zunächst erkennen, worin wir uns typischerweise »verhaken« und wie wir bislang (gewohnheitsmäßig) darauf reagiert haben. Im Anschluss können wir prüfen, welche Aspekte dieser Strategie bislang nützlich waren und welche nicht. Zudem lohnt es sich, zu prüfen, welche Informationen bzw. alternativen Perspektiven bislang vernachlässigt wurden. Im Anschluss kann ein Verhaltensplan für zukünftige Situationen entwickelt werden, in denen die gleichen (bzw. ähnliche) Probleme auftreten könnten.

Wichtig

Kognitive Flexibilität trainiert man, indem man zunächst vergangene Problemsituationen analysiert (z. B. was hat bislang dazu beigetragen, dass Beziehungskonflikte nicht befriedigend gelöst werden konnten?) und aus diesen flexible Erlebens- und Verhaltensstrategien für die Zukunft ableitet (z. B. wie können wir in Zukunft »anders streiten«, um neue Lösungen zu finden).

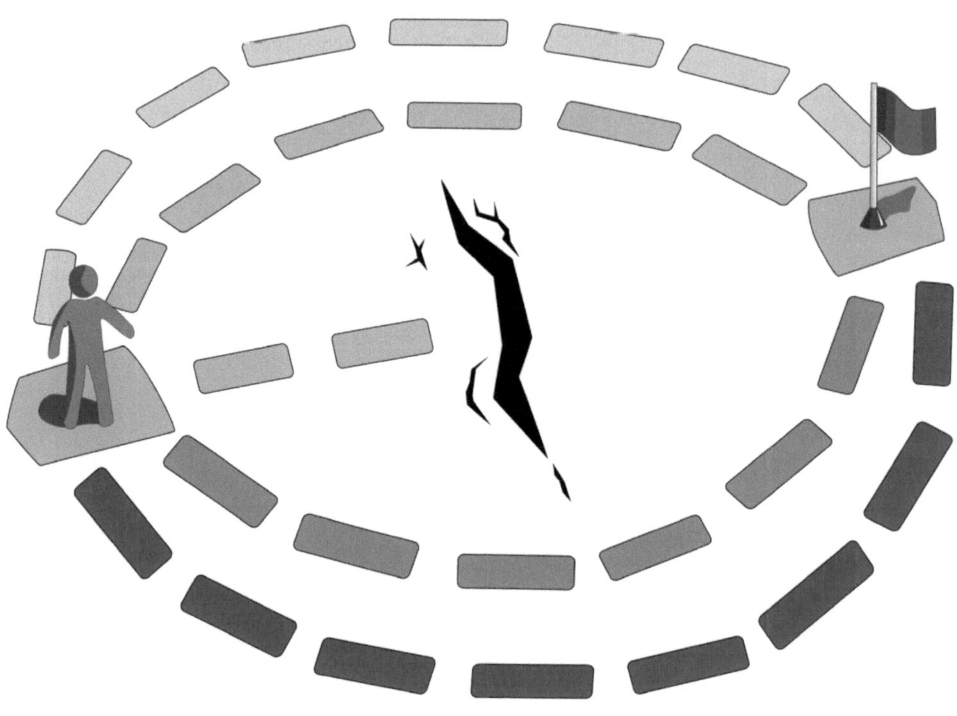

Grundwissen zu Stress und Schutzfaktoren

(1) Was ist Stress?

Stress ist die Reaktion von Körper und Seele auf Belastungen.

Stress hat viele Ursachen, zum Beispiel:

- Zeitdruck
- Überforderung
- Verluste

Haben Menschen viel Stress, erhöht sich die Wahrscheinlichkeit, dass sie krank werden.

(2) Was sind Schutzfaktoren?

Schutzfaktoren schützen vor den schädlichen Auswirkungen von Stress.

Es gibt viele Schutzfaktoren, zum Beispiel …

- einen Sinn im Leben sehen.
- überzeugt sein, Sachen beeinflussen zu können.
- Sachen aus mehreren Blickwinkeln betrachten zu können.

Haben wir viele Schutzfaktoren, erhöht das die Wahrscheinlichkeit, Stress gut zu bewältigen.

(3) Was sind Bedürfnisse?

Bedürfnisse sind Sachen, die unser Körper und unsere Seele brauchen.

Es gibt viele Bedürfnisse, zum Beispiel …

- mit anderen Menschen zusammen sein.
- genug zu essen haben.
- Spaß zu haben.

Befriedigen wir unsere Bedürfnisse, erhöht das die Wahrscheinlichkeit, gesund zu sein.

INFO 57 • P

Tipps zum Verbessern der Schutzfaktoren

(1) Verwenden Sie Zeit und Mühe auf Sachen, die Ihnen wichtig sind.
Wenn sich das Leben bedeutsam anfühlen soll, müssen wir Zeit auf Sachen verwenden, die uns wichtig sind.

Es gibt viele Sachen, die uns wichtig sein können, zum Beispiel:
- ▶ andere Menschen
- ▶ die Arbeit
- ▶ eine Freizeitbeschäftigung

Überlegen Sie sich, was Ihnen wichtig ist und verwenden Sie viel Zeit darauf.

(2) Setzen Sie sich Ziele.
Wenn wir unser Kontrollgefühl steigern wollen, müssen wir uns Ziele setzen und diese Ziele verfolgen.

Man kann viele Ziele haben, zum Beispiel:
- ▶ kann man im Sport Ziele verfolgen.
- ▶ kann man im Beruf Ziele verfolgen.
- ▶ kann man in Beziehungen Ziele verfolgen.

Setzen Sie sich Ziele und machen Sie sich einen Plan, wie Sie diese Ziele erreichen können.

(3) Nehmen Sie mehrere Blickwinkel ein.
Wenn wir Stress gut bewältigen wollen, müssen wir Situationen aus verschiedenen Blickwinkeln betrachten.

Man kann viele Blickwinkel haben, zum Beispiel:
- ▶ kann man schauen, was schlecht an einer Sache ist.
- ▶ kann man schauen, was gut an einer Sache ist.
- ▶ kann man schauen, wie andere die Sache sehen.

Betrachten Sie schwierige Situationen immer aus mehreren Blickwinkeln.

5 Kognitionen und kognitive Verzerrungen

5.1 Kognitiv-verhaltenstherapeutische Modelle

Die Beeinflussung affektiver, physiologischer und motorischer Reaktionen durch Kognitionen ist ein zentrales, transdiagnostisches Axiom kognitiv-verhaltenstherapeutischer Modelle (Stavemann, 2014). Der Begriff Kognition umfasst dabei mehrere Komponenten (Einsle & Hummel, 2015):

- **Grundannahmen:** Zeitlich stabile globale Überzeugungen über das Selbst, die Anderen und die Welt (z. B. »Menschen sind gefährlich.«)
- **Bedingte Annahmen:** Zeitlich stabile aus den Grundannahmen abgeleitete spezifische Konditionalsätze (z. B. »Wenn ich anderen vertraue, dann werde ich verletzt.«)
- **Automatische Gedanken:** Situationsabhängige, spezifische und auf Basis von bedingten Annahmen gezogene Schlussfolgerungen (z. B. »Der will mich verarschen.«)

Im Verständnis kognitiv-verhaltenstherapeutischer Modelle werden spezifische Situationen durch die Brille von Grundannahmen und bedingten Annahmen betrachtet, woraus automatische Gedanken resultieren, die wiederum affektive, physiologische und behaviorale Reaktionen hervorrufen. Das heißt, spezifische Situationen beeinflussen automatische Gedanken sowie emotionale, physiologische und motorische Reaktionen nicht direkt, sondern vermittelt über Grundannahmen und bedingte Annahmen. Grundannahmen und bedingte Annahmen basieren auf Vorerfahrungen. Die situationsspezifischen Reaktionen führen zu Konsequenzen, die wiederum zu Vorerfahrungen werden. Die Bestätigung bzw. Widerlegung bedingter Annahmen durch neue Erfahrungen kann bei Wiederholung (z. B. repetitive Konfliktmuster) oder hoher Intensität (z. B. Traumatisierung) zur Anpassung der Grundannahmen an die neuen Informationen führen (König, 2012).

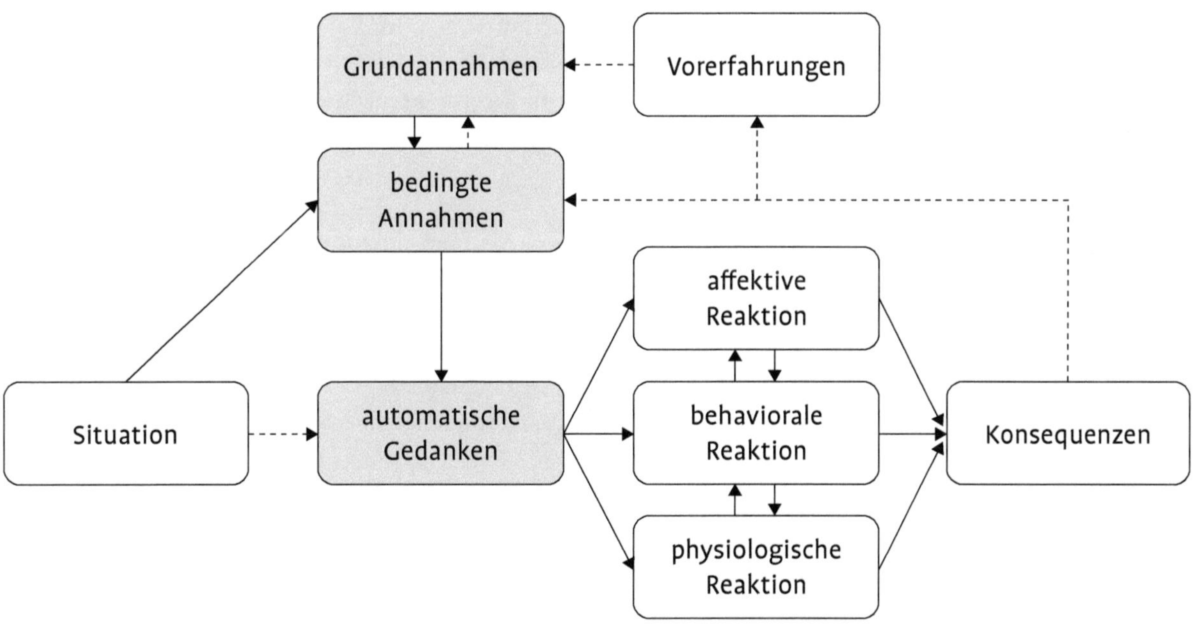

Abbildung 5.1 Die Entstehung von Reaktionen im kognitiv-verhaltenstherapeutischen Modell

Abbildung 5.1 illustriert dieses Modell. So können bspw. Gewalt- und Missbrauchserfahrungen in der Kindheit dazu führen, dass die Grundannahme einer gefährlichen Welt entsteht. Diese wiederum kann zu einer bedingten Annahme führen (»Wenn ich anderen vertraue, dann werde ich verletzt.«).

Vor dem Hintergrund dieser Grund- und bedingten Annahmen löst eine spezifische Situation einen automatischen Gedanken aus (»Der will mich verarschen.«), der affektive (z. B. Wut), behaviorale (z. B. Rückzug) und physiologische Reaktionen (z. B. beschleunigter Herzschlag) hervorrufen kann. Diese Reaktionen können wiederum zu bestimmten Konsequenzen führen (z. B. Kontaktabbruch mit einer Bekanntschaft). Diese Konsequenzen werden so zu weiteren Vorerfahrungen für ähnliche Situationen (z. B. Kennenlernen einer neuen Person).

Info

Das Axiom kognitiv-verhaltenstherapeutischer Modelle, dass emotionale Reaktionen und physiologische Prozesse durch Kognitionen hervorgerufen werden, ist eine nützliche Vereinfachung der Realität – es ist anzunehmen, dass kognitive, affektive und physiologische Prozesse sich wechselseitig beeinflussen (Hofmann et al., 2013).

5.2 Kognitive Verzerrungen

Unter kognitiven Verzerrungen werden Fehler in der Informationsverarbeitung verstanden, die zu dysfunktionalen Erlebens- und Verhaltensweisen beitragen (Vanderbros, 2007):

- Kognitive Verzerrungen auf Ebene von Grundannahmen und bedingten Annahmen beziehen sich auf grundsätzliche negative Annahmen über sich selbst, die Welt oder andere (Kognitive Triade; Beck, 1979) bzw. irrationale Forderungen an sich selbst, die Welt oder andere (Schlagwort: »Musturbationen«; Ellis, 2008)
- Kognitive Verzerrungen auf der Ebene automatischer Gedanken beziehen sich auf logische Fehler bei der Interpretation spezifischer Situationen (z. B. emotionales Schlussfolgern, Gangemi et al., 2013; dichotomes Denken, Bonfá-Araujo et al., 2021; Katastrophisieren, Gellatly & Beck, 2016).

Kognitiv-verhaltenstherapeutische Modelle postulieren, dass kognitive Verzerrungen auf der Ebene von Grundannahmen und bedingten Annahmen primär in der Kindheit entstehen (Dobson et al., 2018), jedoch auch aus belastenden bzw. traumatischen Erfahrungen im Erwachsenenalter resultieren können (Resick & Schnicke, 1993). Die (Re-)Aktivierung der jeweiligen Grundannahmen und der mit ihnen assoziierten affektiven Schemata bedingt wiederum die verzerrte Informationsverarbeitung in spezifischen Situationen und damit das Auftreten dysfunktionaler automatischer Gedanken (Şoflău & David, 2017).

Info

Es wurden mehrere Theorien zu dysfunktionalen Kognitionen bei psychischen Störungen vorgelegt, von denen die »Rational Emotive Therapie« nach Ellis (1993) und die »Kognitive Theorie« nach Beck (1992) die einflussreichsten darstellen. Ungeachtet divergierenden Vokabulars (z. B. dysfunktionale vs. irrationale Kognitionen) und verschiedener Schwerpunktsetzungen (z. B. Grundannahmen bei Ellis, verzerrte Interpretationen bei Beck) überwiegen (insbesondere in der klinischen Praxis) die Gemeinsamkeiten der Ansätze (de Jong-Meyer, 2009).

5.3 Kognitive Verzerrungen und psychische Störungen

Zu beinahe allen psychischen Störungen wurden kognitiv-verhaltenstherapeutische Modelle vorgelegt (u. a. Depressionen, Clark et al., 1999; Angststörungen, Clark & Beck, 2011; Essstörungen (Cooper et al., 2004); Posttraumatische Belastungsstörungen, Ehlers & Clark, 2000). Es liegen sowohl empirische Nachweise für diagnosespezifische (Katz et al., 2019) als auch diagnoseübergreifende (Schweizer et al., 2020; Yapan et al., 2020) kognitive Risikoprofile vor. Kognitive Verhaltenstherapie (wie auch andere Therapieverfahren) führen zur Reduktion kognitiver Verzerrungen – die Reduktion kognitiver Verzerrungen ist wiederum mit einer Reduktion psychopathologischer Symptome assoziiert (Christea et al., 2015).

Wichtig

Kognitive Verzerrungen tragen diagnoseübergreifend (mit unterschiedlicher Ausprägung und in unterschiedlichen Facetten) zur Entstehung und Aufrechterhaltung psychischen Leidens bei und stellen einen behandlungsrelevanten Krankheitsfaktor dar.

5.4 Psychoedukation zu Kognitionen und kognitiven Verzerrungen

Ziele der Psychoedukation zu Kognitionen und kognitiven Verzerrungen sind zum einen eine Reduktion des Leidensdrucks durch ein besseres Verständnis für eigene Denkmuster (z. B. durch Herleitung eigener Interpretationstendenzen aus Vorerfahrungen) und zum anderen die Unterstützung kognitiver Interventionen, bspw. durch die Sensibilisierung für Verzerrungen der Informationsverarbeitung und deren Modifizierbarkeit. Zu diesem Zweck sollen die Patient:innen darüber aufgeklärt werden,

(1) dass Kognitionen, Emotionen, physiologische Reaktionen und Verhalten beeinflussen,
(2) dass die Verarbeitung aktueller Situationen vor dem Hintergrund von Vorerfahrungen und Grundannahmen erfolgt,
(3) welche Verzerrungen der Informationsverarbeitung häufig mit psychischen Störungen einhergehen, und
(4) wie kognitive Verzerrungen korrigiert werden können.

Tabelle 5.1 stellt den Ablauf der Durchführung der Psychoedukation zu Kognitionen und kognitiven Verzerrungen im Gruppensetting prototypisch dar.

Tabelle 5.1 Prototypischer Ablauf und Inhalte der Psychoedukation

Erste Sitzung	(1) Ggf. Nachbesprechung der Hausaufgaben der vorangegangenen Sitzung und Klärung organisatorischer bzw. inhaltlicher Fragen (2) Gemäßigter Konstruktivismus (INFO 58) (3) Vorerfahrungen und Grundannahmen (INFO 59) (4) Dysfunktionale Kognitionen (INFO 60) (5) Hausaufgabe: AB 20 (6) Aushändigen der INFOs 64 bis 66 (INFO 71, falls Informationen in einfacher Sprache benötigt werden)
Zweite Sitzung	(1) Verzerrungen bei der Interpretation von Situationen (INFO 61) (2) Korrigieren von verzerrten Informationen (INFO 62) (3) Ansätze zur Korrektur von Grundannahmen (INFO 63) (4) Hausaufgabe: AB 21 und AB 23 (AB 22 und AB 24 sollten einmal im Einzelsetting gemeinsam geübt und dann aufgegeben werden) (5) Aushändigen: INFOs 67 bis 70 (INFO 72, falls Informationen in einfacher Sprache benötigt werden)

5.5 Weiterführende Methoden

Die Inhalte der Psychoedukation sind mit allen Formen kognitiver Therapie kombinierbar. Eine inhaltliche Nähe besteht insbesondere zur Integrativen Kognitiven Therapie (Stavemann, 2014) und zur kognitiven Verarbeitungstherapie (König et al., 2012). Zur Erfassung kognitiver Verzerrungen liegen sowohl diagnoseübergreifende (z. B. Fragebogen irrationaler Einstellungen, Klages, 1989) als auch diagnosespezifische Fragebögen vor (z. B. Agoraphobic Cognition Questionnaire, Ehlers et al., 2001; Skala dysfunktionaler Einstellungen; Hautzinger et al., 2005).

5.6 Arbeits- und Informationsmaterial

Durchführung der Sitzungen zu Kognitionen und kognitiven Verzerrungen
Die folgenden Materialien dienen der Vorbereitung der Therapeut:innen für die Durchführung der Psychoedukation zu Kognitionen und kognitiven Verzerrungen im Einzel- und Gruppensetting.

INFO 58 Gemäßigter Konstruktivismus
Viele Patient:innen erleben ihre Emotionen und Verhaltensweisen als Konsequenzen objektiver Ereignisse, d. h. Interpretationen und Bewertungen werden mit harten Fakten »verwechselt«. Bevor kognitive Verzerrungen im Detail besprochen werden können, ist es daher notwendig, die Patient:innen mit der Annahme vertraut zu machen, dass Interpretationen (im Gegensatz zu harten Fakten) maßgeblichen Einfluss auf Emotionen und Verhaltensweisen nehmen. Dieses Informationsblatt stellt Therapeut:innen Formulierungshilfen und Schaubild für den Einstieg in die Psychoedukation zu Kognitionen und kognitiven Verzerrungen zur Verfügung.

INFO 59 Vorerfahrungen und Grundannahmen
Um das Zustandekommen interpersonell unterschiedlicher Interpretationen bei gleicher Datenlage verstehbar zu machen, ist es zielführend, Grundannahmen und Vorerfahrungen als vermittelnde Variablen einzuführen. Die Einführung eines allgemeinen Modells zur Entstehung interpersoneller Unterschiede ist zum einen normalisierend (da sich die gleichen Modelle für funktionale als auch dysfunktionale Annahmen anwenden lassen) und zum anderen validierend (da die individuelle Sichtweise der Patient:innen als nachvollziehbar betrachtet wird). Die psychoedukative Vermittlung dieser (komplexen) Inhalte wird auf diesem Informationsblatt detailliert dargestellt.

INFO 60 Dysfunktionale Kognitionen
Um den Beitrag dysfunktionaler Kognitionen zu psychischem Leiden nachvollziehbar zu machen und kognitive Interventionen vorzubereiten, wird Patient:innen in diesem Teil der Psychoedukation erläutert, wie und an welcher Stelle des kognitiven Prozesses Verzerrungen auftreten können. Für die Erarbeitung dieser Inhalte werden Therapeut:innen mit diesem Informationsblatt eine Struktur sowie Formulierungshilfen zur Verfügung gestellt.

INFO 61 Verzerrungen bei der Interpretation von Situationen
Die Reduktion kognitiver Verzerrungen stellt einen zentralen Wirkmechanismus der kognitiven Verhaltenstherapie dar. Um diesen Prozess zu unterstützen, werden den Patient:innen drei Arten kognitiver Verzerrungen vorgestellt: Denken in Extremen, Vernachlässigen von Informationen und Über- oder Unterschätzen von Wahrscheinlichkeiten. Dieses Informationsblatt unterstützt Therapeut:innen bei diesem Abschnitt der Psychoedukation.

INFO 62 Korrigieren von verzerrten Interpretationen
Anknüpfend an die Inhalte von **INFO 61** »Verzerrungen bei der Interpretation von Situationen« erläutert dieses Informationsblatt, wie Patient:innen das schrittweise Vorgehen bei der Korrektur kognitiver Verzerrungen auf Ebene von Einzelsituationen psychoedukativ vermittelt werden kann.

INFO 63 Ansätze zur Korrektur von Grundannahmen
Dieses Informationsblatt beschreibt Therapeut:innen, wie sie die Psychoedukation zu Kognitionen und kognitiven Verzerrungen abschließen können. Nachdem das Rational kognitiver Umstrukturierungen bereits am Beispiel von Einzelsituationen illustriert wurde (**INFO 62** »Korrigieren von verzerrten Interpretationen«), endet die Psychoedukation zu Kognitionen und kognitiven Verzerrungen mit der Vorstellung der Korrektur dysfunktionaler Grundannahmen.

Hausaufgaben für Patient:innen
Diese Arbeitsblätter dienen der Unterstützung des Transfers der Psychoedukationsinhalte in den Alltag (z. B. Identifikation dysfunktionaler Kognitionen) sowie der Vorbereitung weiterführender Interventionen (z. B. Üben des Korrigierens dysfunktionaler Kognitionen). Alltagstransfer und Übungspraxis sollten engmaschig im Einzelsetting begleitet werden.

AB 20 Das Kognitive Modell
Um die Inhalte der Psychoedukation zu individualisieren, werden die Patient:innen angeleitet, ein individuelles kognitives Modell zu erstellen. Hierbei ist es sinnvoll, das Arbeitsblatt wiederholt als Hausaufgabe mitzugeben. Eine Nachbesprechung der Inhalte in anschließenden Sitzungen ist empfehlenswert, um das Verständnis der Patient:innen nachhaltig zu fördern und die Wahrnehmung relevanter Situationen im Alltag zu schulen.

AB 21 Übung zum Überprüfen von Interpretationen
Häufig ist die Überprüfung von Interpretationen für die Patient:innen ein neuer und bislang wenig vertrauter Ansatz. Ehe eigene Gedanken detailliert analysiert werden, kann es daher hilfreich sein, einige »Trockenübungen« anhand vorgegebener Beispiele durchzuführen. Dieses Arbeitsblatt stellt Übungsbeispiele sowie eine Anleitung zur Überprüfung verzerrter Gedanken zur Verfügung.

AB 22 Interpretationen überprüfen
Wenn die Patient:innen die Grundlagen des kognitiven Modells und das Rational der Überprüfung von subjektiven Interpretationen verinnerlicht haben, kann mit der Bearbeitung eigener Interpretationen begonnen werden. Dabei werden sie durch dieses Arbeitsblatt unterstützt. Meist bietet es sich an, das Arbeitsblatt zunächst gemeinsam in einer Einzelsitzung zu erproben (z. B. anhand einer Situation der letzten Woche) und im Anschluss wiederholt als Hausaufgabe mitzugeben.

AB 23 Übung zum Überprüfen von Grundannahmen
Ähnlich wie bei der Überprüfung von Interpretationen auf Ebene einzelner Situationen (**AB 21** »Übung zum Überprüfen von Interpretationen«) ist es zielführend, die Überprüfung von Grundannahmen zunächst in Form von »Trockenübungen« zu trainieren, ehe eigene Grundannahmen betrachtet werden. Dieses Arbeitsblatt stellt Übungsbeispiele und eine Anleitung zur Überprüfung von Grundannahmen zur Verfügung.

AB 24 Grundannahmen überprüfen
Dieses Arbeitsblatt soll Patient:innen (und Therapeut:innen) bei der (gemeinsamen) Überprüfung von Grundannahmen unterstützen. Wie auf **AB 22** »Interpretationen überprüfen« für die Interpretation von Einzelsituationen besprochen, sollte das Arbeitsblatt zunächst in einer Einzelsitzung erprobt und anschließend wiederholt als Hausaufgabe eingesetzt werden.

Informationsblätter für Patient:innen
Die Informationsblätter für Patient:innen dienen als Gedächtnisstütze für die Informationen aus den Einzel- und Gruppensitzungen und sollen den Alltagstransfer unterstützen. Alternativ können die Informationsblätter auch verwendet werden, wenn die Durchführung der Psychoedukation durch Therapeut:innen im Einzel- oder Gruppensetting organisatorisch nicht möglich ist (z. B. in stationären Settings). Im letztgenannten Fall sollte dennoch zumindest eine verkürzte Vor- und Nachbesprechung der Materialien erfolgen.

INFO 64 Subjektive Interpretationen
Auf diesem Informationsblatt wird Patient:innen der Unterschied zwischen objektiven Situationen und subjektiven Interpretationen anhand von Beispielen erläutert. Grundannahmen und Vorerfahrungen werden als »Brille« eingeführt, durch die objektive Situationen betrachtet werden.

INFO 65 Grundannahmen
Dieses Informationsblatt für Patient:innen beschreibt die Entstehung von Grundannahmen und führt den Begriff der dysfunktionalen Grundannahmen ein. Mittels der Einführung der Begriffe Assimilation und Akkommodation werden zudem die Grundlagen für die Korrektur von Grundannahmen gelegt.

INFO 66 Gedanken, Emotionen und Verhalten
Dieses Informationsblatt erläutert anhand mehrerer Beispiele den Zusammenhang zwischen Gedanken, Emotionen und Verhalten. Es ist hilfreich, um Patient:innen die Bedeutsamkeit von Grundannahmen und subjektiven Interpretationen für Emotionen und Verhalten anschaulich zu vermitteln.

INFO 67 Gedankliche Verzerrungen korrigieren
Um das Verständnis des Therapierationals zu unterstützen, fasst dieses Informationsblatt das Vorgehen bei der Korrektur von Grundannahmen und subjektiven Interpretationen zusammen. Dadurch wird den Patient:innen das Verständnis des Rationals Kognitiver Therapie erleichtert.

INFO 68 Denken in Extremen
Dieses Informationsblatt beschreibt die Implikationen von Denken in Extremen sowie seine Reduktion und sollte in Ergänzung zu **AB 21** »Übung zum Überprüfen von Interpretationen« und **AB 22** »Interpretationen überprüfen« eingesetzt werden.

INFO 69 Vernachlässigen von Informationen
Die Vernachlässigung von Informationen ist eine wesentliche Triebfeder kognitiver Verzerrungen und kann auch Denken in Extremen sowie das Über- und Unterschätzen von Wahrscheinlichkeiten begünstigen. Dieses Informationsblatt stellt die kognitive Verzerrung und ihre Korrektur vor, wodurch Patient:innen beim Erkennen und Korrigieren einer Vernachlässigung von Informationen unterstützt werden. Das Informationsblatt kann die Bearbeitung von **AB 21** »Übung zum Überprüfen von Interpretationen« und **AB 22** »Interpretationen überprüfen« sowie dessen Alltagstransfer fördern.

INFO 70 Über- oder Unterschätzen von Wahrscheinlichkeiten
Da das Denken in Wahrscheinlichkeiten für viele Patient:innen ungewohnt ist, beginnt das Informationsblatt zur Über- und Unterschätzung von Wahrscheinlichkeiten mit verständnisfördernden Beschreibungen und Beispielen. In der zweiten Hälfte des Informationsblatts wird daraufhin die Korrektur des Über- und Unterschätzens von Wahrscheinlichkeiten skizziert. Dieses Informationsblatt wird am besten in Kombination mit **AB 21** »Übung zum Überprüfen von Interpretationen« und **AB 22** »Interpretationen überprüfen« verwendet.

INFO 71 Grundwissen zu Gedanken
Dieses Informationsblatt in einfacher Sprache liefert grundlegende Informationen zu subjektiven Interpretationen und den Zusammenhängen von Gedanken, Emotionen und Verhalten. Es kann daher zur Vorbereitung von **INFO 72** »Tipps zum Verändern von Gedanken« verwendet werden.

INFO 72 Tipps zum Ausprobieren neuer Gedanken
In einfacher Sprache beschreibt dieses Informationsblatt für Patient:innen, weshalb Verzerrungen des Denkens (»gedankliche Irrtümer«) relevant sind, und wie sie reduziert werden können.

Gemäßigter Konstruktivismus

Einführung in die Psychoedukation. Im ersten Schritt der Psychoedukation gilt es, Patient:innen mit dem Gedanken vertraut zu machen, dass unsere Emotionen und Verhaltensweisen, nicht von objektiven Tatsachen, sondern von subjektiven Interpretationen bestimmt werden. Diese Perspektive entspricht einem gemäßigten Konstruktivismus, aus dem folgt, dass nicht harte, sondern weiche Daten für unser psychisches Wohlergehen verantwortlich sind.

Beispiel

»Situationen und Erlebnisse lassen sich auf objektive und subjektive Weise beschreiben.

[*Objektive Situation* und *Subjektive Interpretation* an das Flipchart schreiben]

Eine objektive Beschreibung der aktuellen Situation würde zum Beispiel beinhalten, dass sieben Personen in einem Raum sitzen und eine dieser Personen spricht. Eine subjektive Beschreibung der Situation würde u. a. beinhalten, was es für Sie bedeutet, dass Sie und sechs weitere Personen im Raum anwesend sind und eine dieser Personen spricht. Sind zu viele oder zu wenige Personen anwesend oder passt die Anzahl genau. Würden Sie sich wünschen, dass andere Personen anwesend sind? Spreche ich zu viel, zu wenig, zu laut, zu leise, zu schnell? Interessiert Sie das, was ich sage kaum, ein bisschen oder sehr? Wollen Sie genau hier sein oder wären Sie lieber ganz woanders? Wenn nach Abschluss der Sitzung vor der Tür ein Reporterteam auf uns warten würde, um uns einzeln Fragen über die Sitzung zu stellen, wäre es äußerst unwahrscheinlich, dass unsere Antworten identisch ausfallen würden. Jede Beschreibung hätte eine subjektive Färbung, denn wir sehen die Welt immer durch eine subjektive Brille. Kennen Sie das, dass Sie und Ihre Freund:innen, Ihre Partner:innen, Ihre Kinder oder andere Personen zwischenmenschliche Situationen, politische Geschehnisse oder Alltagsereignisse unterschiedlich wahrnehmen?«

[Antworten abwarten und sicherstellen, dass die Inhalte für die Teilnehmer:innen nachvollziehbar sind. Ggf. Fragen beantworten.]

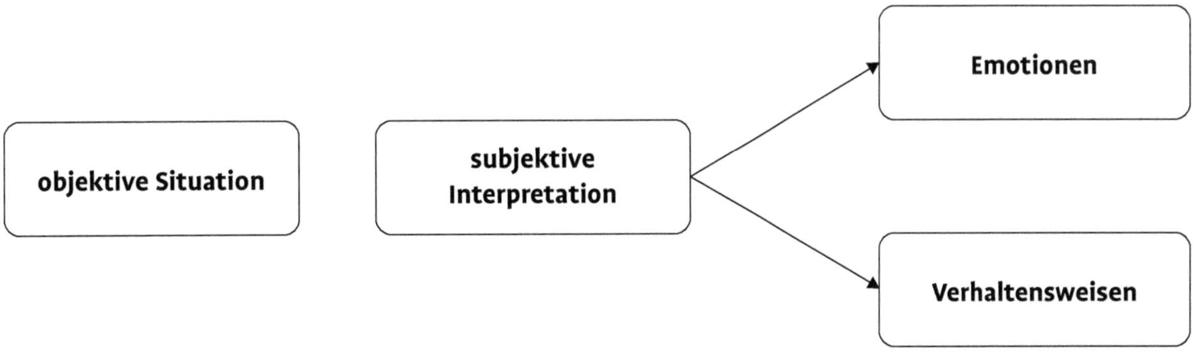

Kognitives Modell (Teil 1)

Gemäßigter Konstruktivismus

Warum weiche Daten anstatt harter Daten relevant sind. Manche Patient:innen werden einwerfen, dass harte Daten durchaus eine Rolle für ihr subjektives Wohlbefinden spielen (z. B., dass es Ereignisse gibt, die alle Menschen positiv oder negativ finden). Ist dies der Fall, sollte der subjektive Aspekt der Wahrnehmung durch eine Erhöhung des Detailgrads wahrnehmbar gemacht werden (d. h. es wird aufgezeigt, dass viele Personen eine spezifische Situation vielleicht negativ bewerten werden, dass sich die Gründe für diese Bewertung und die Bedeutung des Erlebnisses für die Selbst- und Weltwahrnehmung sowie die Lebensgestaltung jedoch in der Regel unterscheiden).

Beispiel

»Sie haben Recht, bei manchen Situationen werden viele Menschen eine ähnliche Perspektive einnehmen, z. B. wenn es um Gewalt in Beziehungen oder um Todesfälle durch Krankheiten geht. Bei anderen Situationen wird die Variation deutlich größer sein, z. B. ob man einen gemeinsamen Abend schön fand oder nicht. Der Interpretationsspielraum ist bei unterschiedlichen Situationen unterschiedlich groß. Doch auch bei der Verarbeitung von Extrembelastungen, z. B. Traumatisierungen in der Kindheit, gibt es große Unterschiede. Manche Menschen schlussfolgern aus solchen Erfahrungen, dass die Welt sehr gefährlich ist und sie andere nie provozieren dürfen. Andere Menschen schlussfolgern vielleicht, dass die Welt sehr gefährlich ist und sie daher ebenfalls gefährlich werden müssen. Wieder andere glauben vielleicht, dass ihre bisherigen Erfahrungen eine schreckliche Ausnahme darstellen und keinerlei Rückschluss auf die Gefährlichkeit der Welt insgesamt zulassen. Das heißt, auch in Situationen, die die meisten Menschen als negativ bzw. positiv einschätzen, gibt es immer auch subjektive Anteile und Freiheitsgrade.«

Emotionen und Verhaltensweisen. Nachdem erarbeitet wurde, dass all unsere Wahrnehmungen subjektiv gefärbt sind, kann im nächsten Schritt eingeführt werden, dass es diese individuelle Sichtweise ist, die unsere Emotionen und Verhaltensweisen bedingt.

Beispiel

»Die Annahme, dass wir die Welt nicht objektiv, sondern subjektiv wahrnehmen, hat wesentlichen Einfluss auf unseren Alltag und auch auf den psychotherapeutischen Prozess. Es bedeutet nämlich, dass unser emotionales Erleben und unser Verhalten nicht primär von objektiven Gegebenheiten abhängen, sondern von unseren subjektiven Sichtweisen auf diese Gegebenheiten.

[Die Begriffe *Emotionen* und *Verhaltensweisen* im Schaubild ergänzen.]

Je nachdem, wie ich eine Situation interpretiere, werde ich mich in dieser Situation fühlen. Kennen Sie das aus Ihrem Alltag, dass eine neue Sichtweise auf eine Situation dazu beigetragen hat, dass Sie sich anders gefühlt oder verhalten haben?

[Antworten abwarten und besprechen]

Ein typisches Beispiel wäre folgendes: Nehmen wir an, zwei Personen haben sich verabredet. Person A ist als Erstes am Treffpunkt und wartet … und wartet … Person B taucht nicht auf. Was würden Sie als Person A denken?

Gemäßigter Konstruktivismus

[Antworten der Patient:innen sammeln und im Anschluss für die Erschließung der potenziell aus den Gedanken folgenden Verhaltensweisen und Empfindungen nutzen.]

Wenn Person A jetzt denkt: Person B hat mich absichtlich versetzt – Was wird Person A wohl empfinden und wie wird sie sich verhalten?

[Antworten abwarten und besprechen]

Wenn Person A jetzt denkt: Das sieht Person B gar nicht ähnlich, hoffentlich hatte sie keinen Unfall. Was wird Person A dann wohl empfinden und wie wird sie sich verhalten?

[Antworten abwarten und besprechen]

Was, wenn Person A jetzt denkt: Ein Glück, ich hatte eh nicht so richtig Lust auf das Treffen. Was wird Person A wohl empfinden und wie wird sie sich verhalten?

[Antworten abwarten und besprechen]

Wir können also festhalten: Unsere Emotionen und unser Verhalten hängen wesentlich von unserer individuellen Sichtweise auf die Situation, d. h. von unseren Gedanken ab.«

Manche Patient:innen werden vielleicht einwerfen, dass unser emotionales Erleben ebenso unser Denken und unsere Sicht auf spezifische Situationen beeinflusst. Dem kann rückhaltlos zugestimmt werden. Kognitionen und Emotionen beeinflussen sich gegenseitig und tragen zur subjektiven Sicht auf Situationen bei. Der Grund, warum in der (kognitiv-verhaltenstherapeutischen) Psychotherapie (zumindest am Beginn der Zusammenarbeit) in der Regel Kognitionen im Vordergrund stehen, ist, dass diese für Interventionen in der Regel leichter zugänglich sind als Emotionen.

Vorerfahrungen und Grundannahmen

Einführung von Grundannahmen. Nach Einführung der Unterscheidung zwischen objektivierbaren Fakten und subjektiven Sichtweisen gilt es, den Zusammenhang zwischen subjektiven Sichtweisen und individuellen Grundannahmen und Vorerfahrungen zu verdeutlichen. Die Unterscheidung zwischen bedingten Annahmen und Grundannahmen ist unserer Erfahrung nach für die psychotherapeutische Theoriebildung hilfreich, für Patient:innen jedoch nicht wesentlich, weshalb diese Kategorien zusammengefasst werden.

Beispiel

»Wovon hängt es ab, wie wir einzelne Situationen interpretieren? Das hat vor allem mit unseren Vorerfahrungen und den aus diesen resultierenden Grundannahmen zu tun. Wir Menschen schlussfolgern immer von vorangegangenen Erfahrungen auf zukünftige Erfahrungen. Wir gehen davon aus, dass das, was gestern Gültigkeit hatte, auch morgen Gültigkeit haben wird. Betrachten wir uns das an unserem Beispiel von vorhin: Nehmen wir an, Person A hätte in der Vergangenheit wiederholt die Erfahrung gemacht, dass andere Personen sie absichtlich versetzen. Diese Erfahrungen würden vermutlich zur Grundannahme führen, dass Menschen böswillig handeln und unzuverlässig sind. In diesem Fall würde Person A die neue Situation wahrscheinlich auf eben diese Weise interpretieren. Wenn Person A hingegen schon häufiger mit Unfällen nahestehender Personen konfrontiert war, hat sie wahrscheinlich die Grundannahme, dass Menschen jederzeit etwas Schlimmes zustoßen kann, und wird daher in Erwägung ziehen, dass Person B etwas zugestoßen sein könnte. Das heißt, wir interpretieren objektive Situationen durch die ›Brille‹ unserer Grundannahmen, die wiederum auf Vorerfahrungen basieren.«

[Prüfen, ob der Einfluss von Grundannahmen und Vorerfahrungen auf die Interpretation von Situationen nachvollziehbar ist. Im Schaubild die Punkte *Grundannahmen* und *Vorerfahrungen* sowie die dazugehörigen Pfeile ergänzen.]

Sammlung beispielhafter Grundannahmen. An diesem Punkt ist es zielführend, einige Grundannahmen mit den Patient:innen beispielhaft zu sammeln. Das kann zum einen das Verständnis steigern, was unter einer Grundannahme verstanden wird, zum anderen werden dadurch Beispiele gewonnen, anhand derer im weiteren Verlauf zwischen (tendenziell) funktionalen und (tendenziell) dysfunktionalen Grundannahmen unterschieden werden kann. In der Regel sollten sowohl Grundannahmen zur eigenen Person (z. B. »Ich bin minderwertig«) als auch Grundannahmen zu Beziehungen gesammelt werden (z. B. »In Beziehungen wird man ausgenutzt«). Zusätzlich bietet es sich an, auch Beispiele für assoziierte Vorerfahrungen zu sammeln.

Beispiel

»Im Kontext einer Psychotherapie sind vor allem zwei Arten von Grundannahmen relevant: Grundannahmen, die wir über uns selbst haben und Grundannahmen, die wir über Beziehungen haben. Wie ist das bei Ihnen, haben Sie Annahmen über sich selbst, die für Sie immer präsent sind oder die Ihnen immer wieder begegnen? Haben Sie überdauernde Annahmen über Beziehungen, die Ihr Verhalten in Beziehungen beeinflussen? Können Sie diese Annahmen mit bestimmten Vorerfahrungen in Zusammenhang bringen?«

Vorerfahrungen und Grundannahmen

Neue (Vor-)Erfahrungen. Um den Regelkreis zwischen Grundannahmen, Vorerfahrungen, subjektiver Sichtweise, Erleben und Verhalten zu schließen, ist es wichtig, Patient:innen zu verdeutlichen, dass jede neue Situation zu neuen Erfahrungen führt, aber nicht jede dieser Erfahrungen unsere Grundannahmen nachhaltig verändert. Die Relevanz der jeweiligen Erfahrungen hat unter anderem mit der Intensität der mit ihr verbundenen Emotionen, der Dauer der Erfahrung bzw. der Frequenz, mit der vergleichbare Erfahrungen auftreten, dem Entwicklungsalter, in dem die Erfahrung gemacht wird, und mit der Passung der neuen Erfahrung zu vorangegangenen Erfahrungen zu tun. Darüber hinaus bewährt es sich, die Begriffe Akkommodation und Assimilation einzuführen, um die zukünftige Kommunikation über die Auswirkungen neuer Erfahrungen zu vereinfachen.

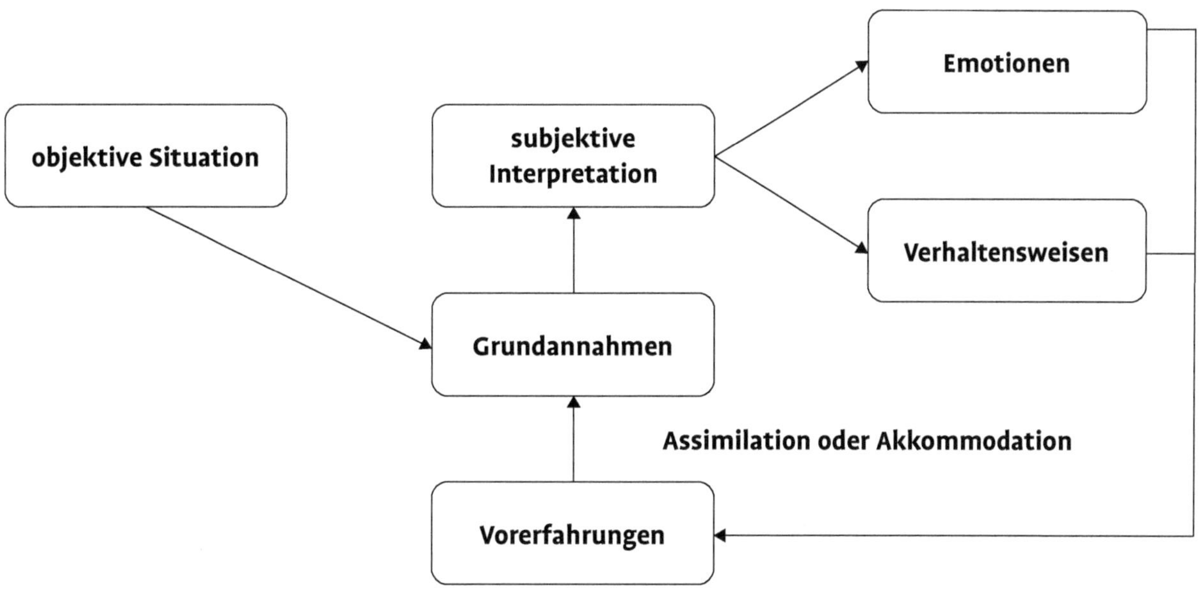

Kognitives Modell (Teil 2)

Beispiel

»Jedes emotionale Erleben und jede Verhaltenskonsequenz schaffen neue Erfahrungen. Diese neuen Erfahrungen können unsere Grundannahmen beeinflussen, müssen es aber nicht.

[Pfeile im Schaubild ergänzen]

Ob diese neuen Erfahrungen einen bleibenden Eindruck hinterlassen, hängt von mehreren Faktoren ab. Welche Eigenschaften müssen Erfahrungen Ihrer Meinung nach haben, um unser Denken über uns und Beziehungen maßgeblich mitzubestimmen?

[Antworten abwarten und besprechen]

Sie müssen besonders intensiv sein, häufig sein und/oder besonders früh im Leben auftreten. Darüber hinaus ist relevant, ob die neuen Erfahrungen gut zu unseren bisherigen Erfahrungen passen oder nicht. Wenn die neuen Erfahrungen mit bisherigen Grundannahmen übereinstimmen, werden sie diese stärken. Dass neue Erfahrungen unsere Grundannahmen vermeintlich bestätigen, ist eine häufige Erfahrung. Das liegt daran, dass die Erlebens- und Verhaltensweisen, die wir auf

Vorerfahrungen und Grundannahmen

Basis unserer Grundannahmen zeigen, zu selbsterfüllenden Prophezeiungen werden können. Das heißt, gerade weil wir bestimmte Ergebnisse von Situationen erwarten, zeigen wir Verhaltensweisen, die diesen Ausgang wahrscheinlicher machen. Wenn neue Erfahrungen hingegen nicht zu unseren Grundannahmen passen, können zwei Dinge passieren: (1) Wir verändern unsere Grundannahmen anhand der neuen Information – hier sprechen Psycholog:innen von Akkommodation. (2) Wir überdenken die neue Erfahrung so lange, bis sie nicht mehr in Widerspruch zu unseren Grundannahmen steht bzw. die verbleibenden Widersprüche vernachlässigbar scheinen – hier sprechen Psycholog:innen von Assimilation.

[Begriffe im Schaubild ergänzen]

Das würde ich mir gerne mit Ihnen an einem Beispiel anschauen. Nehmen wir an, eine ältere Person hat in ihrem Leben die Grundannahme gewonnen, dass Jugendliche durch und durch nicht hilfsbereit sind. Als diese Person eines Tages mit dem Fahrrad stürzt, kommt ihr ein Jugendlicher, der gerade mit seiner Freundin unterwegs ist, zu Hilfe und ruft aufgrund ihrer Verletzungen den Krankenwagen. Wie könnte in diesem Fall ein Akkommodationsprozess – das heißt, die Veränderung der Annahmen über Jugendliche aussehen? Wie könnte in diesem Fall ein Assimilationsprozess aussehen – das heißt, eine (Neu-)Interpretation der Situation, die dazu führt, dass sie zu den Vorerfahrungen und Erwartungen passt?

[Antworten besprechen]

Ein Beispiel für Akkommodation wäre es, wenn die betroffene Person von nun an denkt: ›Es gibt sowohl hilfsbereite als auch nicht hilfsbereite Jugendliche.‹ Ein Beispiel für Assimilation wäre, wenn die betroffene Person denkt: ›Der Junge wollte nur seine Freundin beeindrucken.‹«

Manche Patient:innen fragen nach, was darüber entscheidet, ob eher Akkommodations- oder Assimilationsprozesse angeregt werden. Generell kann davon ausgegangen werden, dass eine Assimilation umso wahrscheinlicher ist, je höher die Schnittmenge zwischen alten und neuen Erfahrungen ausfällt. Je gravierender eine Erfahrung hingegen von vorangegangenen Erfahrungen abweicht, desto schwieriger wird es, die Erfahrung in bisherige Interpretationsmuster einzuflechten. Manche Patient:innen fragen außerdem, ob Akkommodation oder Assimilation besser bzw. gesünder ist. Beide Prozesse können funktional oder dysfunktional sein. Das hängt im Wesentlichen von der Art der Information und der Funktionalität der potenziell veränderten Grundannahme ab. Assimilation kann zielführend sein, da sie die Stabilität unseres Selbst- und Weltbilds gewährleistet. Wenn wir beispielweise trotz kleinerer Enttäuschungen weiterhin davon ausgehen, dass wir uns prinzipiell auf Freunde verlassen können. Akkommodation kann zielführend sein, um unsere Anpassungsfähigkeit an neue Situationen zu erhalten. Zum Beispiel, wenn sich Grundannahmen über unsere Kinder im Prozess ihres Erwachsenwerdens verändern und wir sie nicht immer weiter wie Kinder betrachten. Eine andere häufige Frage betrifft die Relevanz früherer Erfahrungen. Sollte es für Patient:innen nicht unmittelbar nachvollziehbar sein, dass biografisch frühe Erfahrungen ein besonders großes Gewicht haben, sollten die entsprechenden Zusammenhänge erläutert werden. Das ist u. a. für die Erarbeitung eines Erklärungsmodells dysfunktionaler Annahmen relevant und bietet außerdem einen Ausgangspunkt für weiterführende Interventionen (z. B. imaginatives Überschreiben).

Vorerfahrungen und Grundannahmen

Beispiel

»Die hohe Relevanz früherer Erfahrungen begründet sich durch drei Dinge. Erstens ist die Entwicklung unseres Gehirns bei Geburt noch nicht vollständig abgeschlossen –insbesondere die für Gedächtnisprozesse relevanten Gehirnstrukturen (z. B. der Hippocampus) durchlaufen in den ersten Lebensjahren maßgebliche Entwicklungsprozesse. Das führt dazu, dass frühe Stresserfahrungen einen besonders nachhaltigen Eindruck hinterlassen. Zweitens werden diese sehr frühen Erfahrungen durch nichts infrage gestellt – es gibt keine Grundannahmen oder Erfahrungen, die ihnen entgegenstehen. Wir schenken ihnen daher unmittelbar Glauben und die Erfahrungen werden direkt zu Grundannahmen. Drittens sind es die frühen Erfahrungen der Kindheit, die uns bereits unser Leben lang begleiten und durch deren Brille wir alle nachfolgenden Erfahrungen sehen. Dadurch haben diese Erfahrungen, alle nachfolgenden Erfahrungen gefärbt, wodurch sie auch spätere Interpretationsprozesse beeinflusst haben. Um diese früh entstandenen Grundannahmen zu verändern, braucht es daher entweder besonders intensive neue Erfahrungen oder die der Grundannahme entgegenstehende Erfahrung muss immer und immer wieder gemacht werden. Nur so können hier Akkommodationsprozesse angeregt werden.«

Dysfunktionale Kognitionen

Funktionale und dysfunktionale Grundannahmen. Nachdem das (vereinfachte) kognitive Modell in seinen Grundzügen eingeführt wurde, gilt es im nächsten Schritt, das Konzept der dysfunktionalen Kognitionen zu erläutern. Aufbauend auf den vorherigen Inhalten ist es hierbei wichtig, zu differenzieren, wann die Interpretation neuer Situationen vor dem Hintergrund spezifischer Grundannahmen zielführend und unter welchen Bedingungen eher hinderlich ist. Ohne in diesem Schritt auf spezifische Arten kognitiver Verzerrungen einzugehen, kann herausgearbeitet werden, dass Probleme entstehen, wenn die aktivierten Grundannahmen entweder nicht zur objektiven Situation passen oder die Grundannahmen selbst dysfunktionale Anteile enthalten.

Beispiel

»Menschen interpretieren die Welt um sich herum vor dem Hintergrund ihrer Grundannahmen – das ist etwas ganz Normales und prinzipiell Sinnvolles. Was würden Sie sagen, warum ist es häufig sinnvoll, in gewissem Umfang voreingenommen zu sein?

[Antworten abwarten und besprechen]

Genau, die Nutzung von Grundannahmen erlaubt es uns, schnell ein Urteil zu fällen und dadurch zeitnah auf sich verändernde Bedingungen zu reagieren. Man kann dadurch ein Bauchgefühl – eine Intuition entwickeln und muss sich nicht immer wieder von Grund auf eine Meinung bilden. Das kann hilfreich sein. Wann kann es denn von Nachteil sein, die Gegenwart vor dem Hintergrund unser Grundannahmen zu interpretieren?

[Antworten abwarten und besprechen]

Schwierig wird es in zwei Fällen: Erstens, wenn die aktivierte Grundannahme nicht ausreichend gut zur objektiven Situation passt – in diesen Fällen kommt es häufig zu einer verzerrten Wahrnehmung der aktuellen Situation. Je stärker die subjektive Interpretation von der objektiven Situation abweicht, desto wahrscheinlicher resultieren Emotionen und Verhaltensweisen, die ebenfalls nicht zur aktuellen Situation passen. Das kann zu Missverständnissen und Problemen führen.

[Falls möglich, auf eines der zuvor gesammelten Beispiele für Grundannahmen der Patient:innen eingehen und besprechen, in welchen Situationen die Aktivierung der Grundannahme ggf. hilfreich und hinderlich sein könnte]

Zweitens, eine mangelnde Übereinstimmung zwischen aktivierter Grundannahme und objektiver Situation ist vor allem dann problematisch, wenn die Grundannahme von Extremen geprägt ist, z. B. ›Alle Männer sind schlecht‹; ›Man kann niemandem vertrauen‹. Solche extremen Grundannahmen nennen Psycholog:innen dysfunktional. Werden dysfunktionale Grundannahmen aktiviert, erhöhen sie die Wahrscheinlichkeit verzerrter Interpretationen, das heißt, die Wahrscheinlichkeit von Interpretationen, die nicht gut zur objektiven Situation passen und die vermutlich zu belastenden emotionalen Reaktionen und problematischen Verhaltensweisen führen.«

Dysfunktionale Kognitionen

Während die Problematik dysfunktionaler Grundannahmen für viele Patient:innen leicht zugänglich ist, ist ein potenzieller »Mismatch« zwischen objektiver Situation und Grundannahme für die Patient:innen häufig weniger leicht nachvollziehbar. Daher bietet es sich an, die Hintergründe näher zu beleuchten. Für diesen Schritt der Psychoedukation sind zwei Ursachen eines potenziellen »Mismatchs« zentral: Erstens, eine Grundannahme hat sich so sehr verfestigt, dass sie dauerhaft aktiviert ist. Zweitens, eine Grundannahme wird durch einzelne Aspekte der objektiven Situation aktiviert, wobei wesentliche andere Aspekte nur unzureichend berücksichtigt werden.

Verzerrungen bei der Interpretation von Situationen

Um das Rational Kognitiver Umstrukturierungen greifbar und verständlich zu machen, ist es zielführend, Patient:innen einige Formen kognitiver Verzerrungen beispielhaft vorzustellen. Hierbei geht es weder um Vollständigkeit noch den Erwerb einer Fachsprache. Die Beispiele dienen vor allem dazu, die Patient:innen für Verzerrungen ihrer gewohnheitsmäßigen Informationsverarbeitung zu sensibilisieren und sie in der Analyse ihrer kognitiven Muster zu schulen.

Beispiel

»Wie beim letzten Mal besprochen, spielen Verzerrungen bei der subjektiven Interpretation von Situationen eine große Rolle für die Entstehung psychischen Leidens. Daher wollen wir uns heute mit ein paar typischen Arten kognitiver Verzerrungen auseinandersetzen, um im Anschluss zu überlegen, wie man diese reduzieren kann. Was würden Sie sagen, welche typischen Verzerrungen unterlaufen Menschen häufig bei der Interpretation von Situationen?

[Antworten sammeln und besprechen]

Zu den typischen kognitiven Verzerrungen zählen das Denken in Extremen, das Vernachlässigen von Informationen sowie das Über- oder Unterschätzen von Wahrscheinlichkeiten.

[Begriffe an das Flipchart schreiben]

Was würden Sie sagen, was ist mit Denken in Extremen gemeint und kennen Sie dafür Beispiele?«

[Nacheinander die vorgestellten Arten von Verzerrungen besprechen und die Informationen an der Tafel festhalten festhalten; s. u.]

Denken in Extremen
- Dinge schwarz oder weiß sehen/denken – Graustufen werden ignoriert.
- Problem: Extremes Denken führt zu extremen Verhaltensweisen und Emotionen.
- Beispiel: Menschen, die lügen, sind das Allerletzte.

Vernachlässigung von Informationen
- Die eigene Interpretation stützt sich nur auf einen Teil der relevanten Informationen.
- Problem: Das einseitige Berücksichtigen von Informationen führt zu einseitigen Reaktionen.
- Beispiel: Wenn ich mir meiner Meinung über eine Person ganz sicher bin, obwohl ich sie nur im Vorbeigehen gesehen habe.

Über- oder Unterschätzen von Wahrscheinlichkeiten
- Die Wahrscheinlichkeit, dass bestimmte (negative) Ereignisse eintreten, wird über- oder unterschätzt.
- Problem: Emotionen werden durch Ereignisse bestimmt, die noch nicht eingetreten sind, und der Verhaltensspielraum wird stark eingeschränkt.
- Beispiel: Ich bin mir zu 100 Prozent sicher, dass andere mich auslachen, wenn ich meine Gefühle zeige.

Tafelanschrieb zur Erläuterung von Arten kognitiver Verzerrungen

Verzerrungen bei der Interpretation von Situationen

Häufig sind Patient:innen gut in der Lage, die genannten Verzerrungen zu beschreiben, die Probleme dahinter zu erkennen und Beispiele aus ihrem Alltag zu identifizieren. Für alle Arten von Verzerrungen sollten mindestens die im folgenden Kasten vorgestellten Inhalte erarbeitet werden.

Beispiel

Denken in Extremen: »In Extremen zu denken, bedeutet, nur schwarz oder weiß zu sehen. Die meisten Dinge im Leben sind jedoch nicht schwarz oder weiß, sondern haben viele Graustufen oder verschiedene Farben. Aus extremen Bewertungen resultieren extreme Emotionen und Verhaltensweisen und diese führen häufig zu Problemen. Daher ist es zielführend, den Raum zwischen den Extremen zu füllen. Eine meiner ehemaligen Patientinnen dachte vor allem in Extremen, wenn es um soziale Beziehungen ging. Immer wenn eine Freundin oder ein Freund längere Zeit nicht auf Nachrichten antwortete oder sie versetzt hatte, war sie davon überzeugt, dass die Beziehung vorbei sei und die andere Person sie nicht mehr mögen würde. Das heißt, bereits bei kleinen Anzeichen von Problemen nahm sie schwerwiegende Veränderungen an.«

Vernachlässigung von Informationen: »Häufig ziehen wir Schlussfolgerungen übereilt und berücksichtigen dabei nur einen Teil der Informationen. Das ist problematisch, denn die einseitige Verarbeitung von Informationen führt zu einseitigen emotionalen Reaktionen und Verhaltensweisen. Ein Spezialfall dieser Verzerrung liegt vor, wenn wir vernachlässigen, dass uns überhaupt nicht ausreichend Informationen für eine Bewertung zur Verfügung stehen. Wenn uns bspw. ein Arbeitskollege entgegenkommt und uns nicht grüßt, könnten wir zu dem Schluss kommen, dass er uns nicht mag. Es könnte jedoch auch sein, dass er spät dran war, uns nicht gesehen hat oder gerade mit seinen Gedanken ganz woanders war.«

Über- oder Unterschätzen von Wahrscheinlichkeiten: »Manchmal tendieren wir dazu, die Wahrscheinlichkeit von Ereignissen falsch einzuschätzen. Das kann verschiedene Gründe haben, z. B. vernachlässigen wir die Grundwahrscheinlichkeit eines Ereignisses oder die Umstände, von denen Wahrscheinlichkeiten beeinflusst werden. Einer meiner Patienten war bspw. stark davon überzeugt, dass er in Menschenmengen einen Herzinfarkt erleiden würde. Wir haben im Anschluss geprüft, von welchen Bedingungen es abhängt, ob die Wahrscheinlichkeit für einen Herzinfarkt steigt oder sinkt. Wir haben gemeinsam festgestellt, dass die Wahrscheinlichkeit eines Herzinfarkts für ihn insgesamt gering ist und vor allem nicht durch den Aufenthalt in einer Menschenmenge beeinflusst wird.«

Falls bei Patient:innen im Einzelsetting ersichtlich sein sollte, dass andere Arten von kognitiven Verzerrungen dominant auftreten, sollten diese auf vergleichbare Art besprochen werden. Um die Sitzungen nicht zu überfrachten und die Informationsmenge auf einem überschaubaren Niveau zu halten, verzichten wir in der Regel jedoch auf die Einführung einer hohen Anzahl von unterschiedlichen Verzerrungstypen. In der Regel können z. B. Verzerrungen wie »Dichotomisieren«, »Katastrophisieren« oder »Minimieren und Maximieren«, gut unter einen Begriff wie »Denken in Extremen« subsumiert werden, ohne dass dadurch relevante Inhalte verloren gehen.

Korrigieren von verzerrten Interpretationen

Die Grundlagen des Korrigierens verzerrter Interpretationen ist in der Regel gut psychoedukativ vermittelbar. Wichtig ist, dass die vermittelten methodischen Schritte im Anschluss gemeinsam geübt und in Form von Hausaufgaben in den Alltag überführt werden. Um die Anwendung zu erleichtern, ist es zielführend, den Patient:innen eine schrittweise Anleitung zu vermitteln:

Schritt 1: Identifikation einer relevanten Situation

»Es ist nicht zielführend, seine eigenen Gedanken, Gefühle und Verhaltensweisen ständig zu hinterfragen – das engt uns ein und trägt nicht zu unserer Zufriedenheit bei. Stattdessen sollten wir unsere Gedanken, Gefühle und Verhaltensweisen nur hinterfragen, wenn sie für uns oder andere zum Problem werden, weil Emotionen bspw. übermäßig stark werden oder Verhaltensweisen auftreten, die vermutlich langfristig schädlich sind.«

Schritt 2: Beschreiben der Gedanken in der Situation

»Im zweiten Schritt geht es dann darum, unsere Gedankengänge in der relevanten Situation möglichst genau zu beschreiben. Wichtige Fragen sind hierbei: Was habe ich in der Situation gedacht? Welche Schlussfolgerungen habe ich daraus über mich oder andere gezogen? Was bedeutet diese Schlussfolgerung für mich?«

Schritt 3: Überprüfen des Vorliegens von Verzerrungen

»Wir hatten ja bereits mehrere Arten von kognitiven Verzerrungen kennengelernt. Jetzt wollen wir uns anschauen, wie man diese möglichst gut erkennen kann. Was würden Sie sagen, woran erkennt man Denken in Extremen?

[Antworten abwarten und besprechen]

Häufig erkennt man Denken in Extremen daran, dass Worte wie ›immer‹, ›alle‹, ›nie‹ oder auch Fremd- oder Selbstbeschimpfungen gebraucht werden (z. B. ›Ich bin ein Versager!‹). Denken in Extremen ist zudem wahrscheinlich, wenn sich die Einstellung zu einer Sache oder Person plötzlich verändert. Was würden Sie sagen, woran erkennt man, dass Informationen vernachlässigt wurden?

[Antworten abwarten und besprechen]

Die Vernachlässigung von Informationen erkennt man häufig daran, dass die gezogene Schlussfolgerung durch die Wiederholung ein und derselben Information begründet wird, ohne dass dadurch ein detailliertes Bild der Situation entsteht. Eine Vernachlässigung ist ebenfalls wahrscheinlich, wenn Schlussfolgerungen auch in komplexen Situationen sehr schnell gezogen wurden. Ganz typisch ist zudem, dass man implizit annimmt, zu wissen, was eine andere Person gedacht hat oder was eine andere Person zu bestimmten Handlungen bewegt hat. Das ist jedoch häufig etwas, wozu uns gar keine Informationen vorliegen können. Was würden Sie sagen, woran erkennt man das Über- oder Unterschätzen von Wahrscheinlichkeiten?

[Antworten abwarten und besprechen]

Häufig ist das Über- oder Unterschätzen von Wahrscheinlichkeiten daran erkennbar, dass der Ausgang eines zukünftigen Ereignisses als gesichert angenommen wird, wobei ignoriert wird, dass Prognosen in beinahe allen Lebensbereichen von Unsicherheiten geprägt sind. Man spricht und handelt dann, als würde es sich bei den eigenen Gedanken nicht nur um Vermutungen, sondern um Fakten handeln.«

Korrigieren von verzerrten Interpretationen

Wenn wir in Schritt 3 festgestellt haben, dass keine Verzerrung vorliegt, sind wir hier bereits am Ende der Überprüfung angekommen. Falls wir jedoch eine Verzerrung identifizieren konnten, können wir in Schritt vier versuchen, diese zu korrigieren.

Schritt 4: Anwendung korrigierender Methoden

»Was würden Sie sagen, wie könnten wir Denken in Extremen korrigieren?

[Antworten abwarten und besprechen]

Häufig ist es hilfreich, die Formulierung sprachlich abzuschwächen und an die realen Konsequenzen von Entscheidungen bzw. Ereignissen anzupassen. Dazu kann man eine Faustregel nutzen: Dinge sind maximal so schlimm wie ihre Konsequenzen. Das heißt, wenn ich z. B. meinen Bus verpasse und dadurch zu spät zu einem Seminar komme. Ist mein Fehler höchstens so groß, wie die Auswirkungen meines Zuspätkommens auf mein Studium oder die anderen Seminarteilnehmer:innen. Daher wären Gedanken wie ›Ich bin so ein Idiot‹ und starke Angst oder Scham ein Zeichen für Denken in Extremen.

Was würden Sie sagen, wie können wir eine Vernachlässigung von Informationen korrigieren?

[Antworten abwarten und besprechen]

Um die Vernachlässigung von Informationen zu korrigieren, ist es hilfreich, zunächst zu überprüfen, ob genug Informationen zur Verfügung stehen, um sich ein Urteil zu erlauben. Falls nicht, sollte versucht werden, fehlende Informationen zusammenzutragen. Unabhängig davon ist es zielführend, zu überprüfen, ob auch Informationen vorliegen, die den eigenen Schlussfolgerungen entgegenstehen oder alternative Schlüsse nahelegen könnten.

Was würden Sie sagen, wie kann man das Über- oder Unterschätzen von Wahrscheinlichkeiten korrigieren?

[Antworten abwarten und besprechen]

Um die Wahrscheinlichkeit zu relativieren mit der ein (negatives) Ereignis eintreten wird, ist es hilfreich, sich die Zwischenschritte aufzulisten, die vor dem Eintreten des Ereignisses erfüllt sein müssen. Im Anschluss kann z. B. geschätzt werden, wie wahrscheinlich die einzelnen Zwischenschritte eintreten, um dann zu errechnen, welche Wahrscheinlichkeit sich für das spezifische Endergebnis ergibt. Auch kann für jeden einzelnen Zwischenschritt geprüft werden, inwiefern er beeinflussbar bzw. unbeeinflussbar ist. Dies hat wiederum Implikationen für die Sicherheit der Vorhersage. Sollte ein negatives Ereignis tatsächlich sehr wahrscheinlich sein, sollte dazu übergangen werden, den Umgang mit dem (negativen) Ereignis zu planen.«

Korrigieren von verzerrten Interpretationen

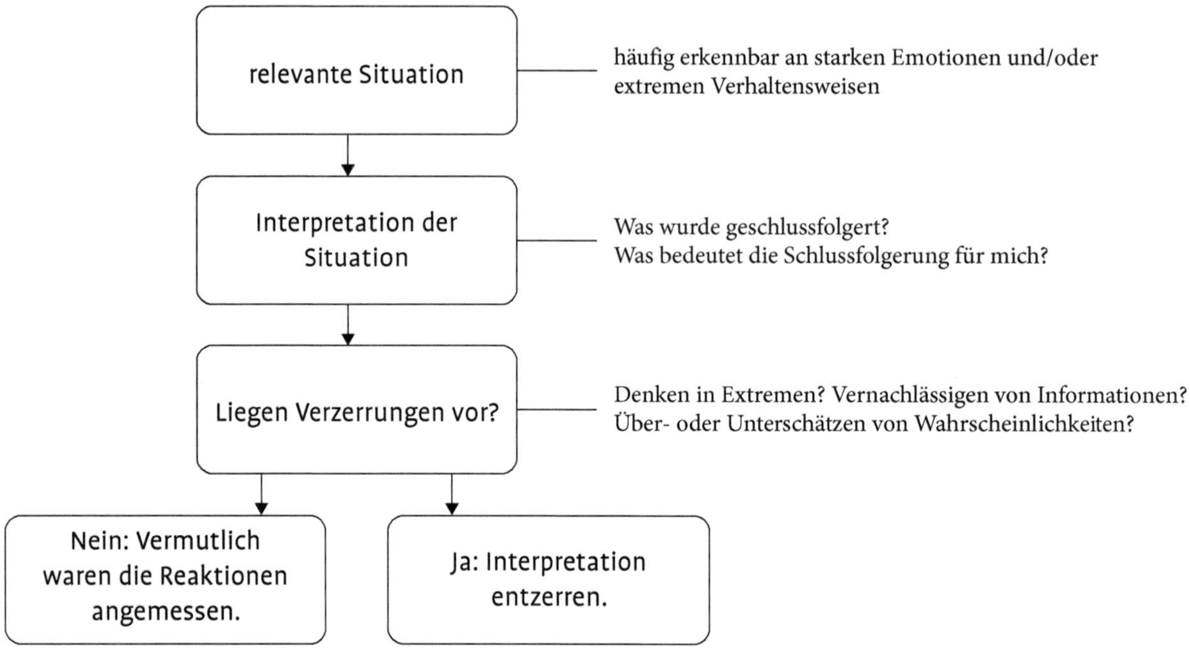

Entzerren von dysfunktionalen Kognitionen

Die Schritte zur Identifikation und Entzerrung von dysfunktionalen Interpretationen sollten den Patient:innen mit Unterstützung eines Schaubilds vorgestellt und dann anhand eines Beispiels besprochen werden. Optimalerweise kann dazu ein Beispiel der anwesenden Patient:innen genutzt werden. Falls nicht anders möglich (z. B., weil die zeitlichen Ressourcen nicht ausreichen), kann ein vorbereitetes Beispiel verwendet werden.

Beispiel

»Eine ehemalige Patientin von mir berichtete immer wieder von großen Ängsten und Aggressionsdurchbrüchen. Gemeinsam schauten wir uns mehrere Situationen an, in denen solche Ängste und Aggressionsdurchbrüche auftraten. Eine typische Situation sah wie folgt aus: Sie war zuhause und wartete darauf, dass ihr Freund heimkommen würde. Dieser verspätete sich ohne vorherige Ankündigung oder antwortete nicht auf ihre Nachrichten.

[Auf *Schritt 1: Relevante Situation* zeigen]

Als ich sie gefragt habe, was sie in dieser Situation dachte, berichtete sie mir, dass sie große Angst gehabt habe, ihr Freund könne sie betrügen. Ich fragte nach, was das für sie bedeuten würde, und sie gab an, dass das schrecklich für sie sei und sie nicht verstehen könne, wie er ihr das antun könne. Ich fragte daraufhin, was es über ihn aussagen würde, wenn er fremdgehen würde, und sie meinte, dann wäre er ein Schwein.

[Auf *Schritt 2: Interpretation der Situation* zeigen]

Korrigieren von verzerrten Interpretationen

Was würden Sie sagen, sind in diesen Gedankengängen irgendwelche Anzeichen für ein Denken in Extremen erkennbar? Gibt es Anzeichen dafür, dass Informationen vernachlässigt werden oder unzureichende Informationen für eine Bewertung vorliegen? Gibt es Anzeichen für ein Über- oder Unterschätzen von Wahrscheinlichkeiten?

[Auf *Schritt 3: Liegen Verzerrungen vor?* zeigen. Antworten der Patient:innen abwarten und besprechen]

In dieser Situation zeigt sich vor allem, dass die Patientin auf Basis weniger Informationen extreme Schlussfolgerungen zog und sie die Wahrscheinlichkeit des Zutreffens ihrer Schlussfolgerungen überschätzte. Dafür betrachteten wir uns zunächst die Grundwahrscheinlichkeit, dass sich jemand verspätet im Vergleich zur Grundwahrscheinlichkeit, dass ein Partner fremdgeht. Wir stellten dabei fest, dass die Ereignisse vermutlich unabhängig voneinander auftreten können, das heißt, jemand kann sich verspäten, ohne fremdzugehen und umgekehrt. Im Anschluss prüften wir, ob es auch Informationen gab, die der bisherigen Schlussfolgerung widersprachen. Meine Patientin berichtete daraufhin, dass die beiden alles in allem eine glückliche Beziehung mit einem erfüllten Sexualleben führten. Ihr Freund sei aufmerksam und sie verbrächten viel Zeit miteinander. Sie konnte auch keine anderen Informationen benennen, die den Schluss zuließen, dass ihr Freund sie belügen oder betrügen würde. Die Patientin kam zu dem Schluss, dass ihre Interpretation der Situation vermutlich nicht gerechtfertigt war.

[Auf *Interpretation entzerren* zeigen]

Wir haben dann gemeinsam einen naheliegenden Gedanken für zukünftige vergleichbare Situationen entwickelt: ›Der Arme, er kam wahrscheinlich wieder später bei der Arbeit raus oder es ist viel Verkehr.‹«

Ansätze zur Korrektur von Grundannahmen

Im Vergleich zur Korrektur von verzerrten Interpretationen auf Ebene einzelner Situationen, die nach Erlernen der relevanten Techniken häufig selbstständig im Alltag anwendbar sind, bedarf es zur Korrektur dysfunktionaler Grundannahmen in der Regel (auch für einen längeren Zeitraum) die Begleitung durch Therapeut:innen. Dennoch ist es zur Vertiefung der bisherigen Inhalte und in Vorbereitung auf die Durchführung entsprechender Methoden in den Therapiesitzungen zielführend, den Patient:innen das grundsätzliche Vorgehen psychoedukativ zu vermitteln. Hierfür kann ein vierstufiger Prozess vorgestellt werden:

Schritt 1: Identifikation von Grundannahmen

»Häufig, wenn auch nicht immer, sind uns zumindest einige unsere Grundannahmen ziemlich gut bewusst. Das sehen wir zum Beispiel daran, dass einige von Ihnen in der letzten Sitzung Grundannahmen über sich und Beziehungen spontan benennen konnten [falls zutreffend]. Wenn ich mich recht erinnere, waren dabei unter anderem auch folgende Aussagen:

[Beispiele der letzten Sitzung an das Flipchart schreiben]

Andere Grundannahmen werden uns jedoch weniger bewusst sein, weil wir sie bspw. schon sehr lange mit uns herumtragen. In der Therapie werden wir versuchen, solche Grundannahmen dadurch zu identifizieren, dass wir uns verschiedene Alltagssituationen betrachten, in denen verzerrte Interpretationen auftreten, und die Gemeinsamkeiten zwischen diesen Situationen herausarbeiten.«

Schritt 2: Überprüfung der Grundannahmen

»Um herauszufinden, ob unsere Grundannahmen problematisch sind, können wir sie mittels einiger Fragen auf die Probe stellen. Wichtige Fragen sind: (1) Ist es aus eigener Kraft möglich, die Forderung, die hinter der Grundannahme steht, zu erfüllen? (2) Ist die Grundannahme konkret genug formuliert, um handlungsleitend zu sein? Das heißt, hilft mir die Grundannahme Entscheidungen zu treffen? (3) Ist es zielführend, entsprechend der Grundannahme zu handeln, das heißt, hilft mir die Ausrichtung an dieser Grundannahme dabei, meine Bedürfnisse zu befriedigen?

[Fragen jeweils an das Flipchart schreiben]

Wir hatten vorhin einige Grundannahmen benannt, die wir in der letzten Sitzung gesammelt hatten.

[Falls zutreffend, auf Beispiele zeigen]

Lassen Sie uns ein paar dieser Grundannahmen anhand dieser Fragen überprüfen.«

Schritt 3: Neuformulierung der Grundannahmen

»Falls wir feststellen sollten, dass die überprüfte Grundannahme allen drei Fragen von Schritt 2 gerecht wird

[Auf die Fragen von Schritt 2 am Schaubild zeigen]

handelt es sich in den meisten Fällen um keine dysfunktionale Grundannahme. Wenn wir jedoch feststellen, dass unsere Grundannahme diesen drei Fragen nicht gerecht wird, sollten wir sie auf den Prüfstand stellen und neu formulieren. Manchmal muss man die Phasen 2 und 3 mehrfach durchlaufen. Das heißt, wir prüfen eine Grundannahme, formulieren sie um und prüfen sie dann erneut – so lange

Ansätze zur Korrektur von Grundannahmen

bis wir ein stimmiges Ergebnis erhalten. Da dieser Prozess am Anfang schwierig sein kann, werde ich Sie dabei unterstützen [bzw. kann Ihr:e Therapeut:in Sie im Einzelsetting dabei unterstützen]. Eine neu formulierte Grundannahme könnte zum Beispiel wie folgt aussehen:«

[Eines der Beispiele am Flipchart umformulieren]

Schritt 4: Auf Basis der neuformulierten Grundannahme handeln

»Wenn wir eine Version der Grundannahme formuliert haben, mit der wir zufrieden sind, gilt es, sie im Alltag anzuwenden, das heißt, aus den bisherigen Verhaltensmustern auszubrechen und so zu handeln, als wäre die neuformulierte Grundannahme korrekt. Ziel ist es, neue Erfahrungen anzustoßen, die die neuformulierte Grundannahme dauerhaft in unserem Denken verankern. Wenn wir diesen Schritt wieder auf unser Beispiel beziehen [auf das neuformulierte Beispiel zeigen], in welchen Situationen könnte man wie handeln, um dieser neuen Annahme gerecht zu werden?«

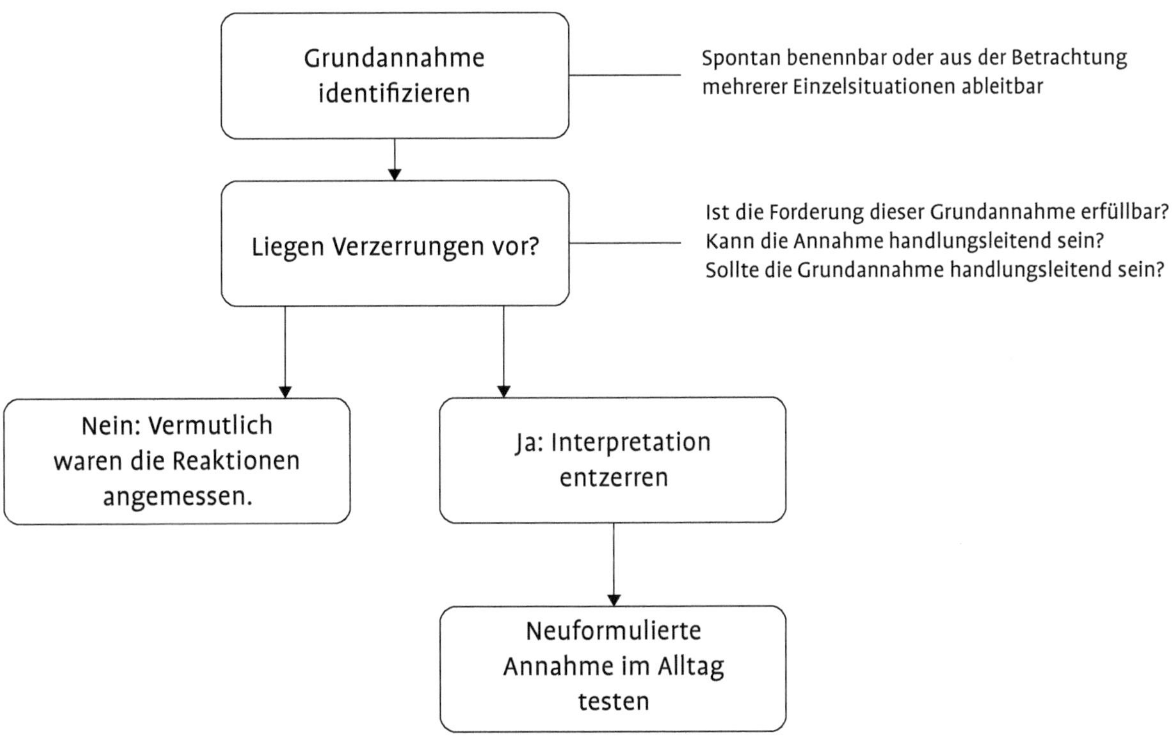

Korrektur von Grundannahmen

Das Kognitive Modell

Grundannahmen sind grundlegende Überzeugungen über uns selbst, unsere Beziehungen und die Welt. Grundannahmen entstehen vor dem Hintergrund unserer Vorerfahrungen (z. B. sind Grundannahmen über uns selbst davon abhängig, was wir glauben in der Vergangenheit über uns gelernt zu haben). Das kognitive Modell geht davon aus, dass Grundannahmen einen wichtigen Einfluss auf die subjektive Interpretation objektiver Situationen haben. Subjektive Interpretationen beeinflussen wiederum Emotionen und Verhaltensweisen. Emotionen und (insbesondere) Verhaltensweisen führen zu Erfahrungen, die zu Vorerfahrungen werden und dadurch unsere Grundannahmen beeinflussen.

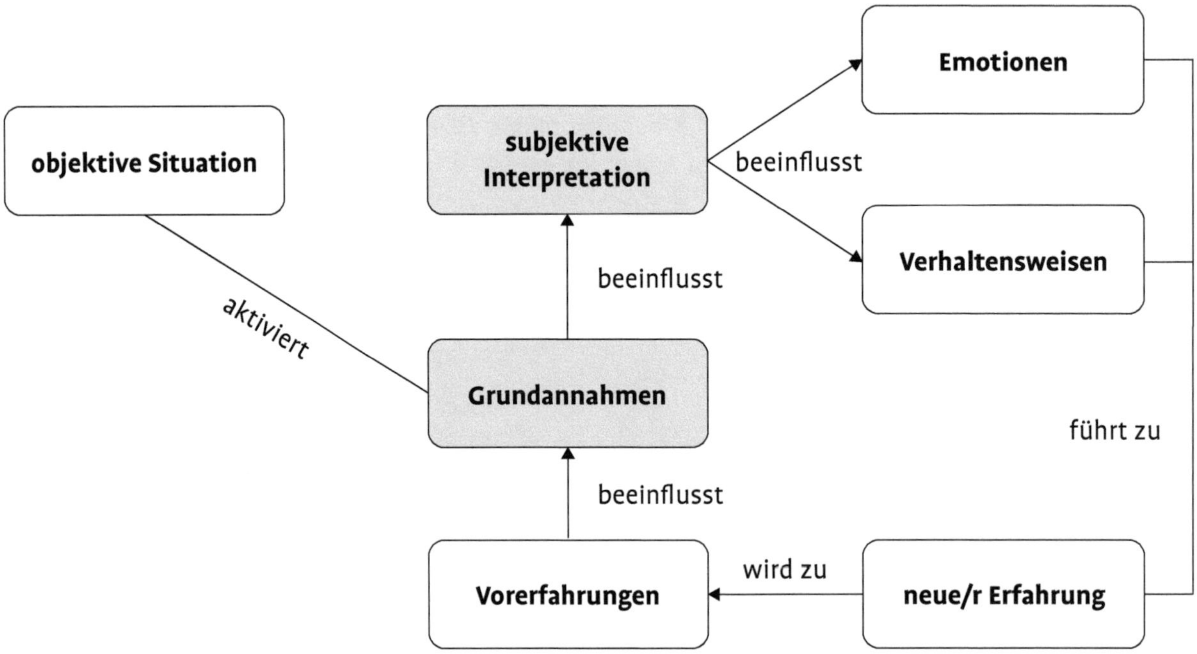

Das kognitive Modell

Alle Menschen unterscheiden sich in ihren Vorerfahrungen, Grundannahmen und subjektiven Interpretationen. Dieses Arbeitsblatt soll Sie unterstützen, die Zusammenhänge zwischen Ihren Vorerfahrungen, Grundannahmen, subjektiven Interpretationen, Emotionen und Verhaltensweisen besser kennenzulernen.

Übung

Betrachten Sie sich eine Situation der letzten zwei Wochen, in der Sie unangenehm starke Emotionen erlebt haben oder Verhaltensweisen gezeigt haben, die Nachteile für Sie oder andere haben könnten. Beschreiben Sie zunächst die objektive Situation (d. h. die »harten Fakten« der Situation, die nahezu jede Person gleich wahrnehmen würde) und anschließend Ihre Gedanken in der Situation. Versuchen Sie dann Grundannahmen zu formulieren, die für die Interpretation relevant sein könnten. Möglicherweise kommen Ihnen dabei auch Vorerfahrungen in den Sinn, auf denen die Grundannahmen basieren. Im Anschluss können Sie Ihre emotionalen Reaktionen und Ihr Verhalten in der Situation beschreiben. Überlegen Sie auch, zu welchen neuen Erfahrungen das Verhalten geführt hat.

Das Kognitive Modell

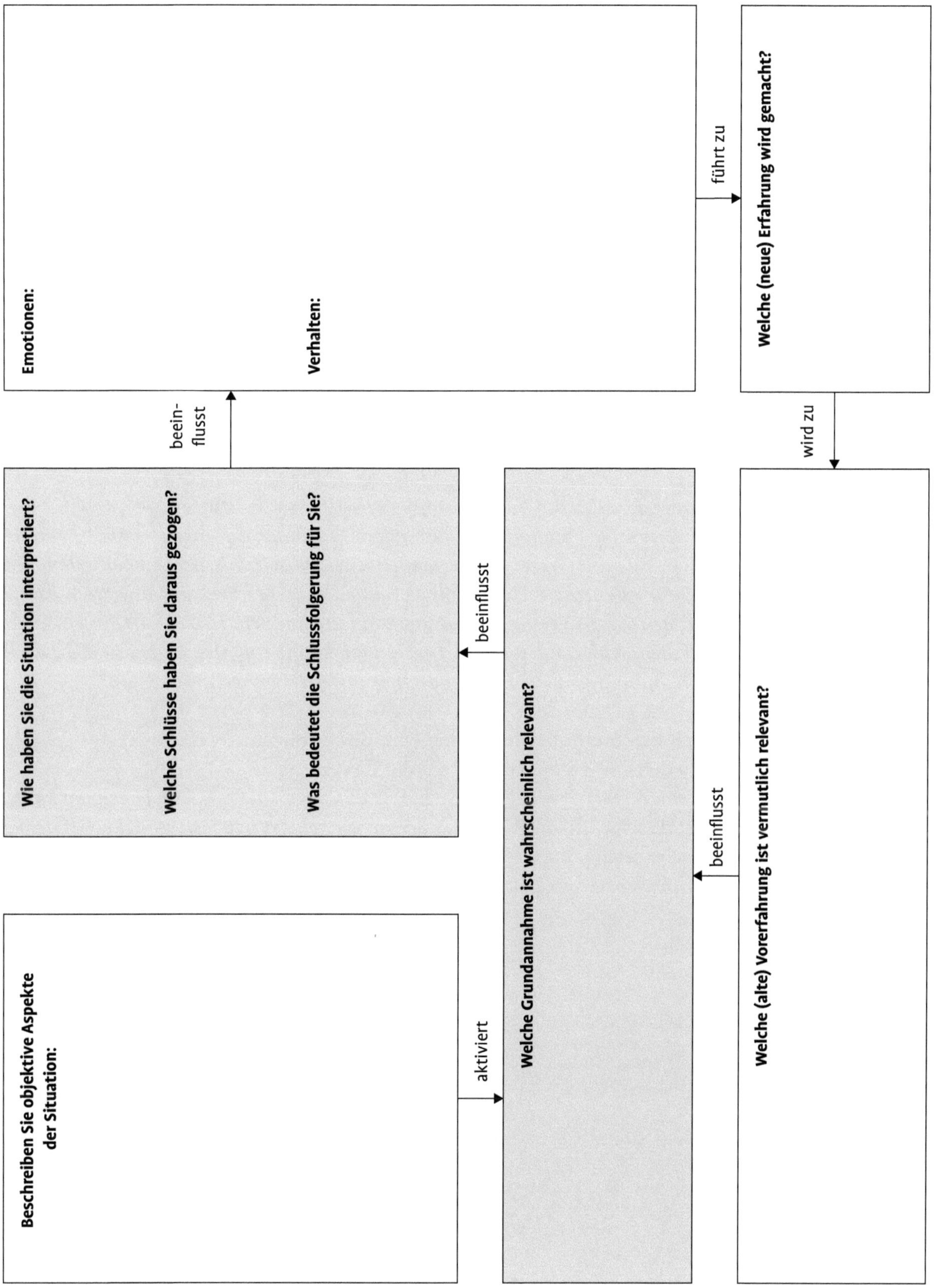

Übung zum Überprüfen von Interpretationen

Dieses Arbeitsblatt soll Ihnen helfen, das Erkennen von gedanklichen Verzerrungen zu trainieren und Erfahrungen mit dem Entzerren von Interpretationen zu sammeln. Im folgenden Beispiel ist das schrittweise Vorgehen zum Identifizieren und Überprüfen von Interpretationen veranschaulicht:

Beispiel: Herr T. im Streit mit seiner Freundin
Herr T. ist sich sicher, dass seine Freundin ein Geheimnis vor ihm hat, sie ihn vielleicht sogar betrügt. Seit Tagen hat er das Gefühl, dass sie sich distanzierter verhält als zuvor. Er weiß gar nicht mehr richtig, wie er mit ihr reden soll und überlegt, wie er ihr Geheimnis lüften könnte. Er denkt: »Man kann einfach niemandem trauen.«

Welche Verzerrungen könnten bei solchen Interpretationen oder Bewertungen eine Rolle spielen?
Die Schlussfolgerung von Herrn T., dass seine Freundin ihn betrügt, scheint auf wenig objektivierbaren Informationen zu beruhen. Distanziertes Verhalten könnte viele andere Ursachen haben. Die Schlussfolgerung, dass man »niemandem trauen kann«, klingt nach Denken in Extremen.

Welche Fragen könnte man sich in einer solchen Situation stellen, die zur Entzerrung der Interpretation beitragen?
Welche Informationen – außer dem Erleben, seine Freundin sei distanziert – stützen die Annahme von Herrn T.? Wäre es möglich, dass seine Freundin sich aus anderen Gründen distanziert verhält? Hat sie viel Stress? Oder hat er aufgrund seines Verdachts begonnen, sich selbst distanziert zu verhalten und sie reagiert nur darauf? Wie würde seine Freundin ihr Verhalten wohl beschreiben? Inwiefern ist die Situation auf alle anderen Menschen übertragbar (»Man kann niemandem trauen«)? Gibt es Beziehungen, in denen die Regel nicht gilt? Unter welchen Umständen kann man Menschen vielleicht doch vertrauen? Könnte seine Freundin irgendetwas tun, damit er ihr »sicher« vertrauen kann?

Kennen Sie ähnliche Situationen und Interpretationen bzw. Bewertungen aus Ihrem Alltag? Falls ja, machen Sie sich Notizen zu den relevanten Situationen und Bewertungen:
Ich fühle mich manchmal von meiner Frau abgewiesen, obwohl ich gar nicht richtig benennen kann, woran es liegt. Vielleicht ist da wirklich ein Problem, aber richtig geklärt habe ich es nicht. Oft denke ich in solchen Momenten sehr negativ über meine Frau z. B. »Was hat die Kuh jetzt schon wieder?« oder auch über mich, z. B. »Ich bin so ein Trottel.«

Übung zum Überprüfen von Interpretationen

Lesen Sie sich nun die folgenden Beispiele durch. Identifizieren Sie zunächst die möglichen Arten von Verzerrungen. Versuchen Sie im Anschluss Fragen zu identifizieren, deren Beantwortung zur Entzerrung der Interpretation beitragen könnte. Bitte prüfen Sie auch, ob Sie ähnliche Situationen und Gedanken von sich selbst kennen.

Aufgabe 1: Frau M. und ihr neuer Mitarbeiter
Frau M. ist seit vielen Jahren Abteilungsleiterin in einem Unternehmen. Ein neuer Mitarbeiter führt einen Arbeitsauftrag nicht zu ihrer Zufriedenheit aus. Sie denkt: »Ich hätte ihn nie einstellen sollen, was für ein Idiot.« Sie ärgert sich den Rest der Woche über ihren Fehler und straft den neuen Mitarbeiter mit Nichtachtung.

Welche Verzerrungen könnten bei solchen Interpretationen oder Bewertungen eine Rolle spielen?

....

....

....

....

Welche Fragen könnte man sich in einer solchen Situation stellen, die zur Entzerrung der Interpretation beitragen?

....

....

....

....

Kennen Sie ähnliche Situationen und Interpretationen bzw. Bewertungen aus Ihrem Alltag? Falls ja, machen Sie sich Notizen zu den relevanten Situationen und Bewertungen:

....

....

....

....

Übung zum Überprüfen von Interpretationen

Aufgabe 2: Herr V. und der Brief vom Finanzamt

Herr V. hat seit Tagen einen Brief der Finanzbehörde zuhause liegen. Er traut sich jedoch nicht, ihn zu öffnen. Er hat große Sorge, dass er bei seiner Steuererklärung irgendeinen Fehler gemacht haben könnte. In seinem Kopf kreisen Gedanken und Bilder von Strafzahlungen und Gerichtsverhandlungen.

Welche Verzerrungen könnten bei solchen Interpretationen oder Bewertungen eine Rolle spielen?

....

....

....

....

....

Welche Fragen könnte man sich in einer solchen Situation stellen, die zur Entzerrung der Interpretation beitragen?

....

....

....

....

....

Kennen Sie ähnliche Situationen und Interpretationen bzw. Bewertungen aus Ihrem Alltag? Falls ja, machen Sie sich Notizen zu den relevanten Situationen und Bewertungen:

....

....

....

....

....

Übung zum Überprüfen von Interpretationen

Aufgabe 3: Herr P. und die anstehende Klausur
Im Studium von Herrn P. steht eine wichtige Klausur bevor. Je näher die Klausur rückt, desto nervöser wird er. Wenn er diese Klausur nicht schafft, wie soll er dann sein Studium schaffen? Wenn er sein Studium nicht schafft, wird nie etwas aus ihm werden. Am Tag der Klausur lässt er sich krankschreiben und nimmt nicht an der Klausur teil.

Welche Verzerrungen könnten bei solchen Interpretationen oder Bewertungen eine Rolle spielen?

....

....

....

....

....

Welche Fragen könnte man sich in einer solchen Situation stellen, die zur Entzerrung der Interpretation beitragen?

....

....

....

....

....

Kennen Sie ähnliche Situationen und Interpretationen bzw. Bewertungen aus Ihrem Alltag? Falls ja, machen Sie sich Notizen zu den relevanten Situationen und Bewertungen:

....

....

....

....

....

Interpretationen überprüfen

Dieses Arbeitsblatt soll Sie dabei unterstützen, die subjektive Interpretation einer Situation auf Verzerrungen zu prüfen. Sie sollten es anwenden, wenn Sie eine Situation erlebt haben, in der Sie sehr belastende Emotionen empfunden (z. B. große Wut oder große Angst) und/oder selbstschädigende Verhaltensweisen ausgeführt haben (z. B. Aggression oder starkes Vermeidungsverhalten). Hierbei betrachten wir drei Arten von Verzerrungen:

(1) Denken in Extremen
(2) Vernachlässigung von Informationen
(3) Über- oder Unterschätzen von Wahrscheinlichkeiten

Beschreiben Sie zunächst die relevante Situation möglichst neutral. Im Anschluss werden Sie gebeten, zu reflektieren, was die Situation für Sie bedeutet hat. Dann werden Sie angeleitet, die Interpretation der Situation im Hinblick auf Verzerrungen zu prüfen und falls notwendig, umzuformulieren.

Schritt 1: Bitte beschreiben Sie die relevante Situation möglichst neutral. Wo waren Sie? Wer außer Ihnen war anwesend? Wie ist die Situation abgelaufen?

....

....

....

....

....

Schritt 2: Wie haben Sie die Situation subjektiv interpretiert? Was bedeutet diese Interpretation für Sie, z. B. was sagt sie über Sie oder andere Menschen aus?

....

....

....

....

....

....

....

Interpretationen überprüfen

Schritt 3: Prüfen Sie das Vorliegen von Verzerrungen.

Gibt es Hinweise für Denken in Extremen? Kommen bei Ihren Interpretationen bspw. Worte wie »alle« oder »immer« vor? Enthalten Ihre Gedanken starke Abwertungen gegenüber Ihrer eigenen Person oder anderen Menschen? Enthalten Ihre Gedanken katastrophale Befürchtungen? Bitte notieren Sie Ihre Überlegungen zu diesen Fragen:

....

....

....

....

....

Gibt es Anzeichen dafür, dass Informationen vernachlässigt wurden? Ist es auf Basis der vorliegenden Informationen gerechtfertigt, abschließende Schlüsse zu ziehen? Handelt es sich bei den genutzten Informationen um Fakten oder Vermutungen? Gibt es auch Informationen, die Ihren Interpretationen entgegenstehen? Bitte notieren Sie Ihre Überlegungen zu diesen Fragen;

....

....

....

....

....

Gibt es Anzeichen für ein Über- oder Unterschätzen von Wahrscheinlichkeiten? Sind Sie sich bei der Prognose von Entwicklungen vielleicht sehr sicher, obwohl noch mehrere Zwischenschritte eintreten müssten, bevor der finale Umstand eintreten könnte? Vernachlässigen Sie, dass das Ereignis noch durch Entscheidungen beeinflusst werden könnte?

....

....

....

....

Interpretationen überprüfen

Schritt 4: Falls Sie in Schritt 3 Verzerrungen erkannt haben, können Sie nun versuchen, eine entzerrte Version Ihrer Interpretation zu formulieren.

....

....

....

....

....

....

Hilfestellungen

Denken in Extremen: Häufig ist es hilfreich, die Formulierung sprachlich abzuschwächen und an die realen Konsequenzen von Entscheidungen bzw. Ereignissen anzupassen. Hierzu kann man eine Faustregel nutzen: Dinge sind maximal so schlimm wie ihre objektivierbaren Konsequenzen (z. B.: Welche Auswirkungen hat das Ereignis auf Ihren Alltag, Ihren Beruf, Ihre Finanzen?).

Vernachlässigung von Informationen: Häufig ist es hilfreich, die ursprüngliche Formulierung um neu gewonnene Informationen und verschiedene Sichtweisen auf die Situation zu ergänzen. Zum Beispiel: »So könnte es aus diesen und jenen Gründen sein, aber aus diesen und jenen Gründen wäre auch eine ganz andere Erklärung möglich«.

Über- oder Unterschätzen von Wahrscheinlichkeit: Häufig ist es hilfreich, nicht nur das Endergebnis zu benennen, sondern die Zwischenschritte, die für das Eintreten des finalen Ergebnisses vorliegen müssten, ebenfalls aufzuschreiben (z. B. damit XY eintreten kann, müssten zunächst A und B eintreten). Im Anschluss kann beschrieben werden, wie (sehr oder wenig) wahrscheinlich das Eintreten der Zwischenschritte ist, und ob deren Eintreten beeinflusst werden kann (z. B., dass das passiert, ist recht unwahrscheinlich (ca. 20 %) und wenn ich dieses oder jenes tue, kann ich es noch unwahrscheinlicher machen).

Übung zum Überprüfen von Grundannahmen

Dieses Arbeitsblatt soll Ihnen helfen, das Erkennen dysfunktionaler Grundannahmen zu trainieren und Erfahrungen mit dem Korrigieren von Grundannahmen zu sammeln.

Bitte beachten Sie dabei, dass nicht jede Frage für jede Grundannahme relevant sein wird (z. B. kann es Grundannahmen geben, die keine Forderungen beinhalten – diese können dann jedoch häufig auch nicht handlungsleitend sein).

Im Folgenden wird an einem Beispiel illustriert, wie Grundannahmen überprüft werden können:

Beispiel-Grundannahme: »Hast du was, bist du was – hast du nichts, bist du nichts«.
Prüfen Sie, ob die Grundannahme dysfunktionale Anteile hat: (1) Ist die enthaltene Forderung aus eigener Kraft zu erfüllen? (2) Ist die Grundannahme ausreichend konkret, um handlungsleitend zu sein? (3) Hilft mir die Orientierung an dieser Grundannahme dabei, meine Bedürfnisse zu befriedigen?

Zu (1) Ich denke die Forderung, es zu Besitz zu bringen, um wertvoll zu sein, ist nur begrenzt aus eigener Kraft erreichbar. Es hat zum Beispiel einen sehr großen Einfluss, ob ich in eine arme oder reiche Familie hineingeboren wurde. Man kann schon etwas dazu beitragen, zu Besitz zu kommen – aber es hat nicht jeder die gleichen Chancen.

Zu (2) Die Aussage ist nicht handlungsleitend. Ich besitze ja Sachen, z. B. mein Auto – aber ab wann ist es denn genug? Auch bleibt absolut offen, was man überhaupt »haben« soll: Geld, andere Besitztümer, Freunde, ein Haus?

Zu (3) Ich glaube nicht, dass die Orientierung an dieser Grundannahme wirklich glücklich macht. Ich habe auch andere Bedürfnisse, z. B. nach Nähe und Bindung.

Falls die Grundannahme dysfunktionale Anteile hat: Bitte versuchen Sie eine neue Version der Grundannahme zu formulieren, die realistischer, handlungsleitender und bedürfnisbefriedigender ist.

Geld/Besitz ist kein Selbstzweck und sagt nichts darüber aus, ob eine Person »etwas ist«. Man soll versuchen, genug finanzielle Möglichkeiten zu haben, um gut leben zu können. Was »gut leben« heißt, ist aber sehr individuell.

Kennen Sie ähnliche Grundannahmen von sich selbst?

So ähnlich. Ich habe das Gefühl, dass ich Leistung bringen muss, um etwas wert zu sein. Dabei erreiche ich aber nie das Gefühl, gut genug zu sein.

Übung zum Überprüfen von Grundannahmen

Lesen Sie sich das jeweilige Beispiel durch. Überprüfen Sie, ob die Grundannahme dysfunktionale Aspekte enthält. Falls ja, versuchen Sie bitte eine korrigierte Version der Grundannahme zu formulieren. Reflektieren Sie im Anschluss, ob Sie ähnliche Grundannahmen von sich kennen.

Grundannahme 1: Wer nicht mein Freund ist, ist mein Feind.
Prüfen Sie, ob die Grundannahme dysfunktionale Anteile hat: (1) Ist die enthaltene Forderung aus eigener Kraft erfüllbar? (2) Ist die Grundannahme ausreichend konkret, um handlungsleitend zu sein? (3) Hilft mir die Orientierung an dieser Grundannahme dabei, meine Bedürfnisse zu befriedigen?

....

....

....

....

....

....

Falls die Grundannahme dysfunktionale Anteile hat: Bitte versuchen Sie, eine neue Version der Grundannahme zu formulieren, die realistischer, handlungsleitender und bedürfnisbefriedigender ist.

....

....

....

....

....

Kennen Sie ähnliche Grundannahmen von sich selbst?

....

....

....

....

....

Übung zum Überprüfen von Grundannahmen

Grundannahme 2: Ich darf keine Fehler machen.
Prüfen Sie, ob die Grundannahme dysfunktionale Anteile hat: (1) Ist die enthaltene Forderung aus eigener Kraft erfüllbar? (2) Ist die Grundannahme ausreichend konkret, um handlungsleitend zu sein? (3) Hilft mir die Orientierung an dieser Grundannahme dabei, meine Bedürfnisse zu befriedigen?

....

....

....

....

....

....

....

Falls die Grundannahme dysfunktionale Anteile hat: Bitte versuchen Sie eine neue Version der Grundannahme zu formulieren, die realistischer, handlungsleitender und bedürfnisbefriedigender ist.

....

....

....

....

....

Kennen Sie ähnliche Grundannahmen von sich selbst?

....

....

....

....

....

Übung zum Überprüfen von Grundannahmen

Grundannahme 3: Schlechten Menschen passiert Schlechtes.
Prüfen Sie, ob die Grundannahme dysfunktionale Anteile hat: (1) Ist die enthaltene Forderung aus eigener Kraft erfüllbar? (2) Ist die Grundannahme ausreichend konkret, um handlungsleitend zu sein? (3) Hilft mir die Orientierung an dieser Grundannahme dabei, meine Bedürfnisse zu befriedigen?

....

....

....

....

....

....

....

Falls die Grundannahme dysfunktionale Anteile hat: Bitte versuchen Sie eine neue Version der Grundannahme zu formulieren, die realistischer, handlungsleitender und bedürfnisbefriedigender ist.

....

....

....

....

....

Kennen Sie ähnliche Grundannahmen von sich selbst?

....

....

....

....

....

Grundannahmen überprüfen

Dieses Arbeitsblatt soll Sie dabei unterstützen, Grundannahmen zu überprüfen und gegebenenfalls zu korrigieren. Bei der Überprüfung der Grundannahmen wollen wir uns an drei Fragen orientieren.
(1) Ist die in der Grundannahme enthaltene Forderung aus eigener Kraft zu realisieren?
(2) Ist die Grundannahme ausreichend konkret, um handlungsleitend zu sein?
(3) Ist es zur Befriedigung der eigenen Bedürfnisse hilfreich, sich an der Grundannahme zu orientieren?

Bitte beachten Sie dabei, dass nicht jede Frage für jede Grundannahme relevant sein wird (z. B. kann es Grundannahmen geben, die keine Forderungen beinhalten – diese können dann jedoch häufig auch nicht handlungsleitend sein).

Schreiben Sie zunächst eine Grundannahme in Ihren eigenen Worten auf. Nutzen Sie hierfür entweder Grundannahmen, die Sie gemeinsam mit Ihrem/Ihrer Therapeut:in identifiziert haben oder eine Grundannahme, die Sie selbst entdeckt haben. Überprüfen Sie, ob die Grundannahme dysfunktionale Anteile enthält. Falls ja, versuchen Sie, eine neue Version der Grundannahme zu formulieren. Versuchen Sie außerdem Handlungen abzuleiten, die Sie in den nächsten Wochen zeigen könnten, um der in der neu formulierten Grundannahme enthaltenen Forderung zu entsprechen.

(1) Bitte notieren Sie die Grundannahme, die überprüft werden soll.

....

....

....

(2) Enthält die Grundannahme Forderungen, die vorgeben, was man tun oder wie man sein soll? Falls ja, sind diese Forderung aus eigener Kraft zu realisieren? Notieren Sie bitte Ihre Gedanken hierzu.

....

....

....

(3) Ist die Grundannahme ausreichend konkret formuliert, um handlungsleitend zu sein? Ist klar, in welchen Situationen nach ihr gehandelt werden soll und in welchen nicht? Notieren Sie bitte Ihre Gedanken hierzu.

....

....

....

....

Grundannahmen überprüfen

(4) Sollte man sich an der Grundannahme orientieren? Kann die Orientierung an dieser Grundannahme die Wahrscheinlichkeit erhöhen, dass Sie Ihre Bedürfnisse befriedigen können? Steht sie (teilweise) im Widerspruch zu Ihren Bedürfnissen?

....

....

....

....

(5) Sollten Sie bei einer der vorherigen Fragen zu dem Schluss gekommen sein, dass Ihre Grundannahme dysfunktionale Anteile enthält (d. h. entweder nicht aus eigener Kraft zu realisieren, nicht handlungsleitend oder nicht bedürfnisbefriedigend ist), versuchen Sie bitte eine neue Version der Grundannahme zu formulieren.

....

....

....

....

....

....

(6) Wie könnten Sie in den nächsten Wochen handeln, um den Forderungen Ihrer neuformulierten Grundannahme gerecht zu werden?

....

....

....

....

....

....

INFO 64 • P

Subjektive Interpretationen

Alle Situationen können objektiv und subjektiv beschrieben werden. Für unsere emotionalen Reaktionen und Verhaltensweisen ist in der Regel die subjektive Wahrnehmung wichtiger.

- **Objektive Beschreibungen** verzichten auf Wertungen und Interpretationen. Sie beziehen sich ausschließlich auf harte Fakten, z. B. Wo ist man gewesen? Wer war anwesend? Was wurde (wortwörtlich) gesagt?

  Beispiel für eine objektive Beschreibung:
  Herr P. und Frau H. waren mit der Mutter von Frau H. in einem Restaurant essen. Die Mutter von Frau H. fragte: »Wann plant ihr, zusammenzuziehen?«

- **Subjektive Beschreibungen** färben objektive Beschreibungen in Abhängigkeit unserer Bewertungen und Interpretationen. Sie beziehen sich auf ›weiche‹ Daten, z. B. »Wie empfand ich den Ort, an dem wir waren? Wollte ich da sein? Wie war meine Beziehung zu den anwesenden Personen? Wie habe ich das, was gesagt wurde, empfunden?«

  Beispiel für eine subjektive Beschreibung (Herr P.):

  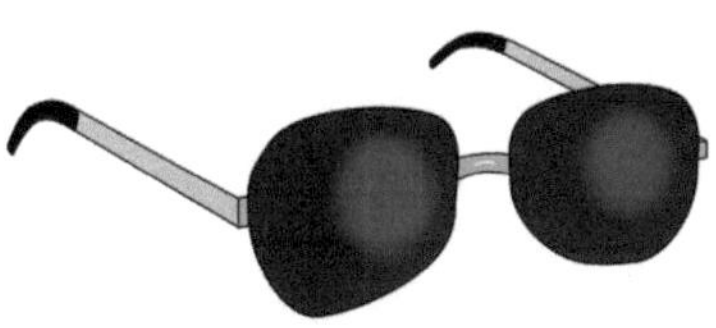

  »Wir waren mal wieder in einem Edelschuppen essen, so ein Laden, den meine Freundin mag. Außer uns war noch die Mutter meiner Freundin da, die hatte sich mehr oder minder selbst eingeladen. Das fand ich schon nervig, und dann hat sie ganz unverblümt gefragt, wann wir jetzt endlich zusammenziehen. Ich weiß echt nicht, was sie das angeht.«

Während objektive Beschreibungen von Situationen zumeist recht ähnlich ausfallen, kann es große Unterschiede bei der subjektiven Beschreibung von Situationen geben.

Beispiel für eine subjektive Beschreibung (Frau H.):
»Wir waren gemeinsam in einem fantastischen Restaurant in der Innenstadt essen. Neben meinem Freund, Herrn P., war auch meine Mutter dabei. Am Anfang haben wir uns super unterhalten. Meine Mutter hat sich Mühe gegeben – war interessiert, hat Fragen gestellt. Irgendwann hat sich mein Freund aber völlig ausgeklinkt und hat fast gar nichts mehr gesagt. Das fand ich total schade.«

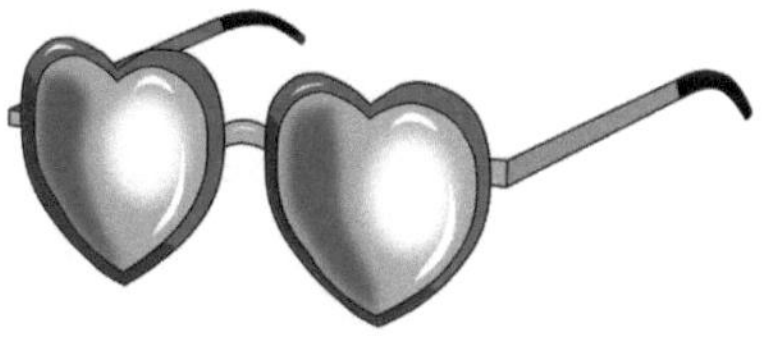

Unterschiede bei den subjektiven Interpretationen ergeben sich u. a. durch unterschiedliche Vorerfahrungen und Grundannahmen. Unsere Vorerfahrungen und Grundannahmen sind die »Brille«, durch die wir objektive Situationen betrachten. Da in unterschiedlichen Situationen unterschiedliche Vorerfahrungen relevant sind (z. B. Erfahrungen in der Familie vs. Erfahrungen am Arbeitsplatz), betrachten wir unterschiedliche Situationen mit unterschiedlichen Brillen.

Grundannahmen

Grundannahmen über uns selbst, Andere und die Welt entstehen durch die Erfahrungen, die wir im Leben machen. Erfahrungen schlagen sich besonders wahrscheinlich in unseren Grundannahmen nieder, wenn …

- **… sie früh im Leben gemacht werden.** Erfahrungen aus unserer (frühen) Kindheit beeinflussen unsere Grundannahmen besonders stark. Das liegt einerseits an der neuronalen Entwicklung in diesem Altersbereich (d. h. der Entwicklung von Gehirnstrukturen, die für Lern- und Erinnerungsprozesse relevant sind). Zum anderen liegt es daran, dass uns diese Erfahrungen bereits am längsten begleiten und alles was danach kam, beeinflussen konnten.
- **… sie mit besonders starken Emotionen einhergehen.** Die Stärke der mit Erfahrungen verbundenen Emotionen hat einen wesentlichen Einfluss darauf, wie viel Gewicht Ereignisse in unserer Biographie haben. Das gilt sowohl für positive als auch negative Emotionen.
- **… sie besonders häufig bzw. für lange Zeit gemacht werden.** Je häufiger ein Ereignis vorkommt, desto eher gehen wir davon aus, dass wir auch in Zukunft vergleichbare Ereignisse erleben werden.

Wichtig

Der Einfluss von Erfahrungen auf unsere Grundannahmen ist abhängig von unserem Lebensalter, der Intensität der mit den Erfahrungen verbundenen Emotionen und der Häufigkeit ähnlicher Erfahrungen. Wollen wir in der Therapie Grundannahmen verändern, müssen wir daher Strategien entwickeln, die möglichst häufig zu intensiven, neuen und positiven Erfahrungen führen.

Dysfunktionale Grundannahmen

Grundannahmen sind etwas völlig Normales – jeder Mensch hat sie. Jedoch können Grundannahmen Schwierigkeiten bereiten, wenn sie Extrempositionen beinhalten oder auf Situationen angewandt werden, zu denen sie nicht gut passen (z. B., wenn Regeln oder Erfahrungen, die möglicherweise in der Interaktion mit Erwachsenen angemessen wären, auf die Interaktion mit Kindern angewendet werden). Grundannahmen, die zur Entstehung von psychischem Leiden beitragen, bezeichnen wir als dysfunktionale Grundannahmen. Folgende Aussagen sind Beispiele für häufige dysfunktionale Grundannahmen:

- Ich bin ein:e Versager:in. Ich bin schlecht. Ich habe es nicht verdient, glücklich zu sein.
- Autonomie ist in Beziehungen nicht möglich. In Beziehungen muss man sich unterordnen.
- In Beziehungen wird man abgewertet. Man kann niemandem trauen.
- Hast du was, bist du was –hast du nichts, bist du nichts.
- Schlechtes passiert nur schlechten Menschen. Jeder bekommt das, was er verdient.

Das Problem an diesen Grundannahmen ist, dass sie zu starken Verzerrungen bei der Interpretation neuer Situationen führen können. Sie führen dabei mit hoher Wahrscheinlichkeit zum Auftreten starker negativer Emotionen und zu extremen Verhaltensweisen. Dadurch erhalten sich Grundannahmen selbst aufrecht, denn sie führen häufig genau zu dem Ergebnis, das befürchtet wird (z. B., wenn die Annahme »Ich finde nie Anschluss« dazu führt, dass man selbst gar nicht versucht, auf andere zuzugehen).

Grundannahmen

Veränderung von Grundannahmen durch neue Erfahrungen
Wenn neue Erfahrungen mit relevanter Intensität und/oder Häufigkeit auftreten und nicht mit unseren Grundannahmen übereinstimmen, gibt es zwei Möglichkeiten:

(1) **Assimilation: Die neue Erfahrung wird so lange neu interpretiert, bis sie zu unseren Grundannahmen passt.**
Beispiel für Assimilation: Ich habe die Grundüberzeugung »Menschen sind egoistisch«, erlebe aber Unterstützung durch eine andere Person. Daraus ziehe ich den Schluss, dass diese Person Hintergedanken haben muss.
Neue Erfahrungen werden also an alte Denkmuster angepasst und Elemente, die sich dabei nicht als passend erweisen, werden in der Regel ignoriert oder uminterpretiert bis sie in das bisherige Denkmuster passen. Die nachfolgende Abbildung verbildlicht einen Assimilationsprozess. Dabei stellt das Puzzle unsere Grundannahmen dar, die sich aus einzelnen Vorerfahrungen (die Teile des Puzzles) zusammensetzen. Manche neuen Erfahrungen passen gut in das vorhandene Muster – andere nicht. Im Prozess der Assimilation werden neue Erfahrungen (falls notwendig) so umgeformt, dass sie mit den bisherigen Mustern vereinbar sind. Unstimmigkeiten werden im Zweifelsfall ignoriert und außen vor gelassen – in der Abbildung dadurch illustriert, dass das unpassende Teil der neuen Erfahrung außen vor bleibt.

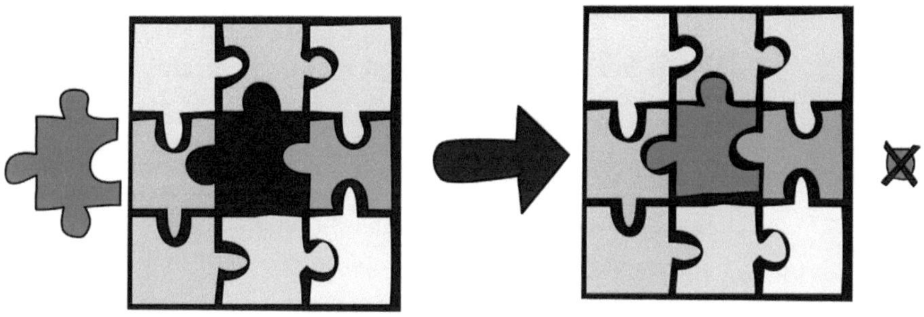

(2) **Akkommodation: Die Grundannahmen werden an die neue Erfahrung angepasst.**
Beispiel für Akkommodation: Ich habe die Grundüberzeugung, »Menschen sind egoistisch«, erlebe aber Unterstützung durch eine andere Person. Daraus ziehe ich den Schluss, dass Menschen manchmal nicht nur zum eigenen Vorteil handeln, sondern auch, um andere zu unterstützen.
Im Zuge der Akkommodation werden alte Denkmuster an neue Erfahrungen angepasst oder um neue Aspekte erweitert. Die nachstehende Abbildung illustriert einen solchen Prozess. Dabei wird die vorhandene Grundannahme (das Muster des Puzzles) an die neue Erfahrung angepasst (ein Puzzleteil wird umgelegt) und erweitert (durch das hinzukommende Puzzleteil).

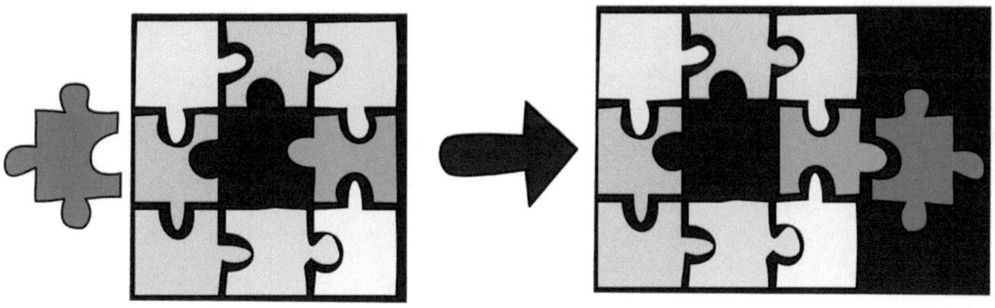

INFO 66 • P

Gedanken, Emotionen und Verhalten

Die subjektive Interpretation von Situationen hat einen maßgeblichen Einfluss auf unsere Emotionen und unser Verhalten. Hier einige Beispiele:

- Interpretieren wir eine Situation als gefährlich, werden wir Angst empfinden und Vermeidungsverhalten zeigen.
- Interpretieren wir eine Situation als gewinnbringend, werden wir Freude empfinden und Annäherungsverhalten zeigen.
- Interpretieren wir eine Situation als einschränkend oder grenzverletzend, werden wir Ärger empfinden und versuchen, Widerstände aus dem Weg zu schaffen.

Da viele (zwischenmenschliche) Situationen komplex sind, werden häufig mehrere Interpretationen ineinandergreifen und Emotionen rasch wechseln. In solchen Fällen erleben wir einen inneren Konflikt, wenn es darum geht, das zielführendste Verhalten zu wählen.

Wichtig

Da unsere subjektiven Interpretationen stark von unseren Grundannahmen abhängen, haben unsere Grundannahmen einen maßgeblichen Einfluss darauf, wie wir uns fühlen und verhalten.

Situation	**Ich habe mich mit jemandem verabredet, aber die betreffende Person ist nicht zur vereinbarten Uhrzeit vor Ort.**		
Grundannahme	Menschen sind unzuverlässig.	Ich bin nicht liebenswert.	Die Welt ist gefährlich.
Interpretation	Das ist ja typisch. So ein Arsch.	Ich bin ihm egal. Niemand mag mich.	Hoffentlich ist nichts Schlimmes passiert.
Emotion	Ärger	Traurigkeit	Angst
Verhalten	Nicht mehr mit der Person reden	Weinend nach Hause gehen	Versuchen, die Person anzurufen

Erklärung: Die gleiche Situation, kann in Abhängigkeit der Grundannahme zu unterschiedlichen Interpretationen, Emotionen und Verhaltensweisen führen.

Gedankliche Verzerrungen korrigieren

Psychotherapie kann sowohl dabei unterstützen, dysfunktionale Grundannahmen als auch gedankliche Verzerrungen bei der Interpretation einzelner Situationen zu reduzieren.

Überprüfen von Grundannahmen
In Ihren Therapiesitzungen versuchen Sie, Ihre dysfunktionalen Grundannahmen zu hinterfragen. Das heißt, dass zum Beispiel geprüft wird,

- ob die Forderungen, die mit Grundannahmen verbunden sind, aus eigener Kraft realisiert werden können (Negativbeispiel: »Sei perfekt!«),
- ob die Grundannahmen zielgerichtetes Handeln ermöglichen (Negativbeispiel: »Es kann jederzeit etwas Schlimmes passieren.«), und
- ob die Ausrichtung des Handelns an den Grundannahmen bedürfnisbefriedigend ist (Negativbeispiel: »Man darf anderen Menschen unter keinen Umständen schaden.«).

Falls Sie dabei feststellen, dass Grundannahmen dysfunktionale Anteile beinhalten, werden Sie versuchen, die Grundannahme umzuformulieren (z. B. »Man sollte versuchen mit anderen zu kooperieren und Kompromisse zu schließen, wenn ich jedoch angegriffen werde, darf ich mich verteidigen.«). Durch die Reflexion von Grundannahmen soll die Bereitschaft zur Erprobung neuer Verhaltensweisen gesteigert werden. Neue Verhaltensweisen können zu neuen Erfahrungen führen, die das emotionale Erleben beeinflussen und Grundannahmen nachhaltig verändern.

> **Wichtig**
>
> Zuerst wird die dysfunktionale Grundannahme gedanklich entkräftet. Dann wird das Verhalten der korrigierten Grundannahme angepasst. Dadurch ändert sich nach und nach auch das emotionale Erleben.

Subjektive Interpretationen entzerren
Dysfunktionale Grundannahmen erhöhen die Wahrscheinlichkeit verzerrter Interpretationen. Es gibt verschiedene Arten von gedanklichen Verzerrungen. Zu den relevantesten gehören

- das Denken in Extremen (z. B. »Mein Leben ist ruiniert«),
- das Vernachlässigen von Informationen (z. B. Nichtbeachten von Informationen, die eigenen Schlussfolgerungen widersprechen) und
- Das Über- und Unterschätzen von Wahrscheinlichkeiten (z. B. »Wenn mein Sohn die Klausur nicht schafft, wird er sicher mal auf der Straße landen«).

In der Psychotherapie werden einzelne Situationen gemeinsam analysiert und bezüglich des Auftretens verzerrter Interpretationen überprüft. Im Anschluss wird versucht, eine entzerrte Interpretation der Situation zu erarbeiten und im Alltag anzuwenden. Dadurch können belastende Emotionen reduziert und Ihr Verhalten flexibilisiert werden.

> **Wichtig**
>
> Denkverzerrungen wahrzunehmen und zu korrigieren kann die emotionale Belastung in Alltagssituationen reduzieren und zielführendes Verhalten ermöglichen.

INFO 68 • P

Denken in Extremen

In Extremen zu denken bedeutet, Ereignisse zu katastrophisieren oder graduelle Merkmale (d. h. Merkmale, die viele Ausprägungen haben) als dichotom anzunehmen (d. h. anzunehmen, dass Merkmale nur zwei Ausprägungen haben können). Extremes Denken führt zu extremen Emotionen (z. B. Panik) und zu extremen Verhaltensweisen (z. B. starkes Vermeidungsverhalten). Da extreme Verhaltensweisen selten nützlich sind, führt dieser Denkstil häufig zu (zwischenmenschlichen) Problemen und ist in der Regel langfristig zur Bedürfnisbefriedigung nicht zielführend.

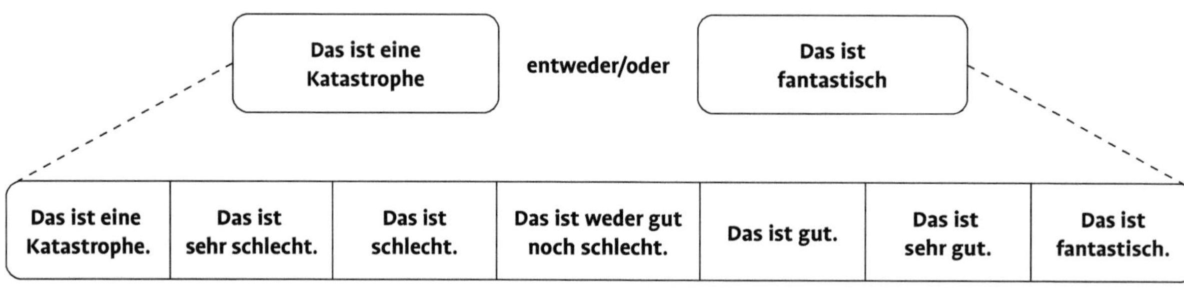

Erklärung: In Extremen zu denken, führt oft zu extremen Reaktionen. Oftmals ist es daher hilfreich, sich das Kontinuum, auf dem ein Merkmal liegt, bewusst zu machen.

Die Tendenz, in Extremen zu denken, reduzieren

Der erste Schritt zur Reduktion des Denkens in Extremen ist es, die eigenen (extremen) Bewertungstendenzen wahrzunehmen: Denken in Extremen erkennt man häufig an der Sprache, in der gedacht wird. Die Gedanken enthalten häufig harte Begriffe, z. B. Katastrophe, Versager, hoffnungs- oder aussichtslos. Andere Begriffe, die häufig mit Denken in Extremen einhergehen sind, z. B. immer, alles, nie. Extreme Schlussfolgerungen kann man oft auch daran erkennen, dass sich das Bild einer Person oder einer Sache sehr plötzlich verändert, z. B. dass man eine Person, die zuvor positiv bewertet wurde, plötzlich sehr negativ sieht.

Wenn man extreme Formulierungen erkannt hat, geht es darum, abzugleichen, ob die Härte der Bewertung vor dem Hintergrund der vorgefallenen oder drohenden Ereignisse objektiv gerechtfertigt ist:

- Denkt man zum Beispiel, dass etwas eine Katastrophe ist, sollte man versuchen zu objektivieren, welche handfeste Auswirkung das Ereignis auf den Alltag oder eine Beziehung hat. Dabei kann die Faustregel gelten: Dinge sind maximal so schlimm wie ihre objektivierbaren Konsequenzen.
- Sollte sich z. B. die Bewertung einer Person plötzlich verändert haben, sollte man sich die Gründe aufschreiben, die für die ursprüngliche Bewertung der Person bedeutsam waren. Dann sollte geprüft werden, ob die neuen Informationen, die Gründe für die alte Sichtweise tatsächlich alle widerlegen. Falls nein, ist eine komplette Umbewertung der Person vermutlich nicht gerechtfertigt.

Im nächsten Schritt formuliert man die Bewertung so lange um, bis die Bewertung vor dem Hintergrund der objektiven Daten angemessen erscheint. Oft ist es hilfreich, sich die graduellen Abstufungen, die für das Merkmal zutreffen, aufzuschreiben (wie oben dargestellt).

INFO 69 • P

Vernachlässigen von Informationen

Informationen zu vernachlässigen bedeutet, dass man seine Schlussfolgerungen nur auf einen Teil der relevanten Informationen stützt. Das kann zum einen heißen, dass relevante, zur Verfügung stehende Informationen ignoriert oder zu gering gewichtet werden. Es kann auch heißen, dass man ignoriert, dass nicht genügend Informationen zur Verfügung stehen, um gerechtfertigte Schlüsse zu ziehen. Die Vernachlässigung von Informationen führt zu einseitigen Emotionen und dadurch zu einseitigen Verhaltensweisen. Einseitige Verhaltensweisen führen in der Regel nicht zu befriedigenden Ergebnissen.

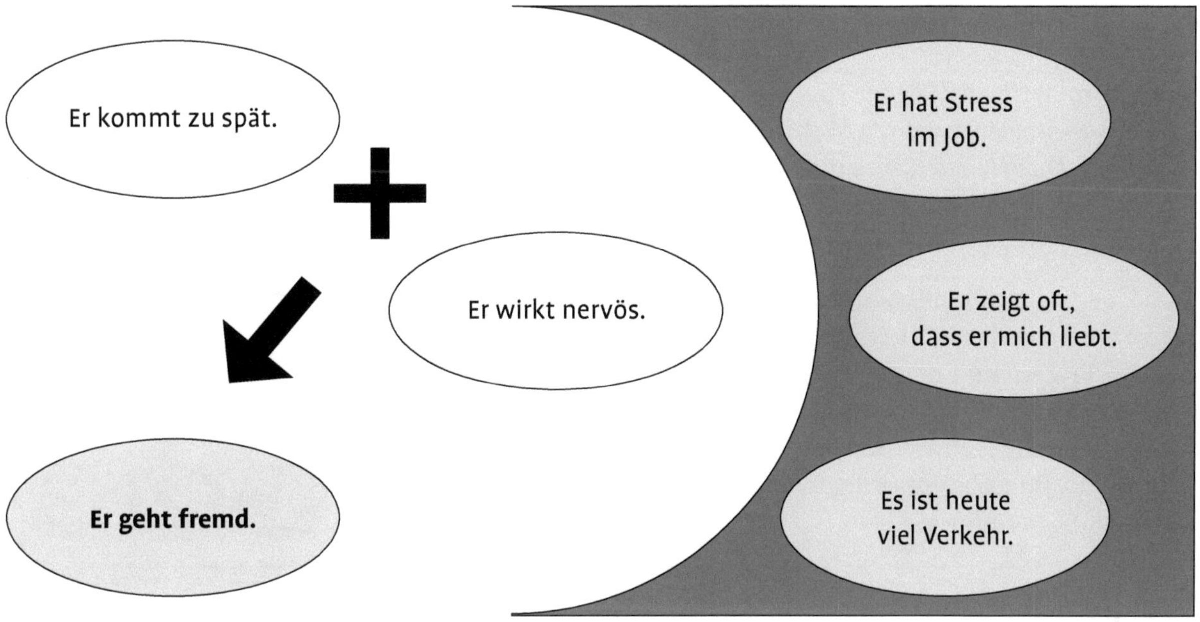

Erklärung: Das Vernachlässigen von Informationen (hier z. B. »Er hat Stress im Job«) kann zu einseitigen Schlussfolgerungen führen (z. B. »Er geht fremd«).

Die Tendenz, Informationen zu vernachlässigen, reduzieren

Um die Tendenz, Informationen zu vernachlässigen, zu reduzieren, muss man zunächst lernen, diese Tendenz wahrzunehmen. Hinweise darauf sind, dass man auch in komplexen Situationen Urteile sehr schnell fällt. Ein anderer Hinweis ist, dass man bei der Begründung der eigenen Schlussfolgerungen immer wieder die gleichen Informationen wiederholt, ohne dass sich daraus ein detailliertes Bild der Situation ergibt.

Im nächsten Schritt sollte überprüft werden, ob sich die Hinweise bei genauer Betrachtung der Situation erhärten:

(1) Reichen die betrachteten Informationen aus, um die daraus gezogenen Schlussfolgerungen zu rechtfertigen oder hat die Begründung Lücken, die weiterer Informationen bedürfen? Falls ja, sollte geprüft werden, ob zusätzliche Informationen gewonnen werden können (z. B. durch Gespräche mit beteiligten Personen).

(2) Gibt es Informationen, die den gezogenen Schlüssen entgegenstehen – sowohl innerhalb als auch außerhalb der spezifischen Situation? Häufig ist es hilfreich, sich die Argumente für und gegen eine Schlussfolgerung aufzuschreiben.

INFO 70 • P

Über- oder Unterschätzen von Wahrscheinlichkeiten

Menschen tendieren manchmal dazu, die Wahrscheinlichkeit des Eintretens von bestimmten Ereignissen oder die Sicherheit ihrer Schlussfolgerungen zu überschätzen. Das kann daran liegen, dass sie in Extremen denken oder Informationen vernachlässigen. Eine andere häufige Erklärung ist, dass sie nicht berücksichtigen, wie viele Zwischenschritte vor dem Eintreten eines Ereignisses tatsächlich nötig sind. Je mehr Zwischenschritte für die Erreichung eines spezifischen Ergebnisses notwendig sind, desto unwahrscheinlicher ist das Eintreten genau dieses spezifischen Ergebnisses.

Beispiel

Wenn es auf dem Weg zu einem spezifischen Endergebnis drei Zwischenschritte gibt und bei jedem Zwischenschritt die Wahrscheinlichkeit des spezifischen Ausgangs eins zu drei ist, dann ist die Wahrscheinlichkeit eines spezifischen Endergebnisses 3,70 Prozent (3 * 3 * 3 = 27; 100/27= 3,70).

Das Über- oder Unterschätzen von Wahrscheinlichkeiten kann dazu führen, dass wir unser emotionales Erleben und unser Verhalten von (negativen) Ereignissen abhängig machen, die noch gar nicht eingetreten sind. Dadurch verpassen wir manchmal die Gelegenheit, Ausgänge noch zum Positiven zu beeinflussen.

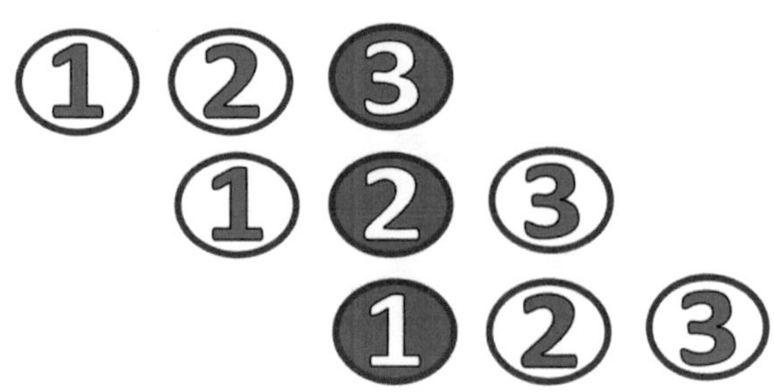

Beispiel

Wenn sich jemand zu 100 Prozent sicher ist, dass er/sie eine Prüfung nicht schaffen kann, ist es wahrscheinlich, dass er/sie gar nicht beginnt, sich darauf vorzubereiten. Doch auch wenn die Person beginnt, sich auf die Prüfung vorzubereiten, wird sie im Zuge des Lernprozesses sehr wahrscheinlich stark gestresst sein – was den Lernprozess behindern kann.

Die Tendenz, Wahrscheinlichkeiten zu über- bzw. zu unterschätzen, reduzieren

Die Erfahrung zeigt, dass Prognosen über zukünftige Ereignisse sehr schwierig sind (z. B. beim Ausgang von Wahlen). Hundertprozentige Sicherheit gibt es nur in sehr wenigen Fällen und viele (wenn auch nicht alle) zukünftigen Ereignisse lassen sich in gewissem Umfang beeinflussen (d. h. ein drohendes negatives Ereignis wird durch meine Intervention vielleicht nicht zu einem positiven Ereignis, aber vielleicht lässt sich sein negativer Einfluss verringern). Stellt man daher für sich fest, dass man ein zukünftiges Ereignis als hundertprozentig sicher annimmt, lohnt es sich in der Regel zu prüfen, ob erstens die Wahrscheinlichkeit des Eintretens aller relevanten Zwischenschritte hinreichend berücksichtigt wurde, und ob zweitens alle Möglichkeiten zur Beeinflussung des Ereignisses genutzt wurden. Sollte man dabei feststellen, dass das Eintreten eines negativen Ereignisses tatsächlich sehr wahrscheinlich ist, kann man beginnen zu planen, wie man den Umgang damit am zielführendsten gestalten kann.

Grundwissen zu Gedanken

(1) Menschen denken unterschiedlich

Menschen denken in den gleichen Situationen unterschiedliche Sachen.

Was wir in bestimmten Situationen denken, hat mit unseren Erfahrungen in der Vergangenheit zu tun.

Hier ein paar Beispiele:

- Hat man schon oft Gefahr erlebt, denkt man auch in neuen Situationen oft an Gefahr.
- Hat man schon oft Verluste erlebt, denkt man in neuen Situationen oft, dass ein Verlust passieren kann.

(2) Gedanken beeinflussen Emotionen

Was wir in bestimmten Situationen denken, beeinflusst, wie wir uns fühlen.

Hier ein paar Beispiele:

- Wenn man an Gefahr denkt, fühlt man oft Angst.
- Wenn man an Verlust denkt, fühlt man oft Trauer.

(3) Gedanken beeinflussen Verhalten

Was wir in bestimmten Situationen denken, beeinflusst, wie wir uns verhalten.

Hier ein paar Beispiele:

- Wenn man an Gefahr denkt, läuft man oft weg.
- Wenn man an Verlust denkt, sucht man oft Trost.

Tipps zum Ausprobieren neuer Gedanken

(1) Menschen irren sich manchmal.

Manchmal irren wir uns bei den Sachen, die wir über eine Situation denken.

Hier ein paar Beispiele:

- Man kann denken, eine Sache ist gefährlich, aber die Sache ist gar nicht gefährlich.
- Man kann denken, ein Verlust droht, aber es droht gar kein Verlust.

Wenn wir uns irren, kann das zu Verhalten und Gefühlen führen, die Nachteile haben.

(2) Wann sollte man prüfen, ob man sich irrt?

Irrtümer sind in mehreren Situationen relevant:

- Irrtümer werden vor allem relevant, wenn wir sehr starke Gefühle erleben.
- Irrtümer werden vor allem relevant, wenn wir riskantes Verhalten zeigen.

Wichtig:

- Auch starke Gefühl und riskantes Verhalten können richtig sein.
- Starke Gefühle und riskantes Verhalten sind nur schwierig, wenn sie durch Irrtümer entstehen.

(3) Wie kann man prüfen, ob man sich irrt?

Das kann man auf mehrere Arten:

- Man kann schauen, ob man an alle relevanten Informationen gedacht hat.
- Man kann ausprobieren, ob auch andere Gedanken zu der Situation passen.
- Man kann mit anderen Leuten reden, um deren Gedanken zu der Situation zu hören.

Literatur

Alarcon, G. M., Bowling, N. A. & Khazon, S. (2013). Great expectations: A meta-analytic examination of optimism and hope. Personality and Individual Differences, 54(7), 821–827.

Aldao, A., Nolen-Hoeksema, S. & Schweizer, S. (2010). Emotion-regulation strategies across psychopathology: A meta-analytic review. Clinical psychology review, 30(2), 217–237.

Alhadidi, M. M., Lim Abdullah, K., Yoong, T. L., Al Hadid, L. & Danaee, M. (2020). A systematic review of randomized controlled trials of psychoeducation interventions for patients diagnosed with schizophrenia. International Journal of Social Psychiatry, 66(6), 542–552.

Armstrong, T., Hemminger, A. & Olatunji, B. O. (2013). Attentional bias in injection phobia: Overt components, time course, and relation to behavior. Behaviour Research and Therapy, 51(6), 266–273.

Anderson, C. M., Reiss, D. J. & Hogarty, G. E. (1986). Schizophrenia and the family: A practitioner's guide to psychoeducation and management. New York: Guilford.

Antonovsky, A. (1987). Unraveling the mystery of health: How people manage stress and stay well. Jossey-bass.

Baglioni, C., Nanovska, S., Regen, W., Spiegelhalder, K., Feige, B. et al. (2016). Sleep and mental disorders: A meta-analysis of polysomnographic research. Psychological bulletin, 142(9), 969.

Balestrieri, M., Isola, M., Baiano, M. & Ciano, R. (2013). Psychoeducation in Binge Eating Disorder and EDNOS: a pilot study on the efficacy of a 10-week and a 1-year continuation treatment. Eating and Weight Disorders-Studies on Anorexia, Bulimia and Obesity, 18(1), 45–51.

Bandura, A. (1978). Reflections on self-efficacy. Advances in behaviour research and therapy, 1(4), 237–269.

Beck, A. T. (Ed.). (1979). Cognitive therapy of depression. New York: Guilford.

Belak, L., Deliberto, T., Shear, M., Kerrigan, S. & Attia, E. (2017). Inviting eating disorder patients to discuss the academic literature: A model program for psychoeducation. Journal of eating disorders, 5(1), 1–7.

Besharat, M. A., Nia, M. E. & Farahani, H. (2013). Anger and major depressive disorder: The mediating role of emotion regulation and anger rumination. Asian journal of psychiatry, 6(1), 35–41.

Bohus, M. & Wolf-Arehult, M. (2013). Interaktives Skillstraining für Borderline-Patienten. Stuttgart: Schattauer.

Bonanno, G. A. (2021). The resilience paradox. European journal of Psychotraumatology, 12(1), 1942642.

Bonanno, G. A. & Burton, C. L. (2013). Regulatory flexibility: An individual differences perspective on coping and emotion regulation. Perspectives on psychological science, 8(6), 591–612.

Bonfá-Araujo, B., Oshio, A. & Hauck-Filho, N. (2021). Seeing Things in Black-and-White: A Scoping Review on Dichotomous Thinking Style. Japanese Psychological Research.

Boulos, M. I., Jairam, T., Kendzerska, T., Im, J., Mekhael, A. et al. (2019). Normal polysomnography parameters in healthy adults: a systematic review and meta-analysis. The Lancet Respiratory Medicine, 7(6), 533–543.

Brandstätter, V., Schüler, J., Puca, R. M. & Lozo, L. (2013). Emotion als psychologisches Konzept. In: Motivation und Emotion (S. 129–143). Heidelberg: Springer.

Buizza, C., Candini, V., Ferrari, C., Ghilardi, A., Saviotti, F. M. et al. (2019). The long-term effectiveness of psychoeducation for Bipolar Disorders in mental health services. A 4-year follow-up study. Frontiers in psychiatry, 10, 873.

Burkhart, K. & Phelps, J. R. (2009). Amber lenses to block blue light and improve sleep: a randomized trial. Chronobiology international, 26(8), 1602–1612.

Buysse, D. J., Reynolds III, C. F., Monk, T. H., Berman, S. R. & Kupfer, D. J. (1989). The Pittsburgh Sleep Quality Index: a new instrument for psychiatric practice and research. Psychiatry research, 28(2), 193–213.

Cabrera, I., Brugos, D. & Montorio, I. (2020). Attentional biases in older adults with generalized anxiety disorder. Journal of Anxiety Disorders, 71, 102207.

Caspar, F., Barlow, D. H., Farchione, T. J., Sauer, Z. S., Murray Latin, H. et al. (2019). Transdiagnostische Behandlung emotionaler Störungen: Therapeutenmanual. Göttingen: Hogrefe.

Cândea, D. M. & Szentagotai-Tătar, A. (2018). Shame-proneness, guilt-proneness and anxiety symptoms: A meta-analysis. Journal of anxiety disorders, 58, 78–106.

Chądzyńska, M. & Charzyńska, K. (2011). The participation of patients with schizophrenia in psychoeducation–the analyses from the patient's perspective. Archives of Psychiatry and Psychotherapy, 2(2), 67–72.

Chittora, R., Jain, A., Suhalka, P., Sharma, C., Jaiswal, N. et al. (2015). Sleep deprivation: Neural regulation and consequences. Sleep and Biological Rhythms, 13(3), 210–218.

Cisler, J. M. & Koster, E. H. (2010). Mechanisms of attentional biases towards threat in anxiety disorders: An integrative review. Clinical psychology review, 30(2), 203–216.

Clark, D. A., Beck, A. T. & Alford, B. A. (1999). Scientific foundations of cognitive theory and therapy of depression. New York: Wiley.

Clark, D A. & Beck, A. T. (2010). Cognitive therapy of anxiety disorders: science and practice. New York: Guilford.

Cooper, M. J., Wells, A. & Todd, G. (2004). A cognitive model of bulimia nervosa. British Journal of Clinical Psychology, 43(1), 1–16.

Cristea, I. A., Huibers, M. J., David, D., Hollon, S. D., Andersson, G. et al. (2015). The effects of cognitive behavior therapy for adult depression on dysfunctional thinking: A meta-analysis. Clinical Psychology Review, 42, 62–71.

Cunningham, J. E. & Shapiro, C. M. (2018). Cognitive Behavioural Therapy for Insomnia (CBT-I) to treat depression: A systematic review. Journal of psychosomatic research, 106, 1–12.

Dalgleish, T., Black, M., Johnston, D. & Bevan, A. (2020). Transdiagnostic approaches to mental health problems: Current status and future directions. Journal of consulting and clinical psychology, 88(3), 179.

Deboer, T. (2018). Sleep homeostasis and the circadian clock: do the circadian pacemaker and the sleep homeostat influence each other's functioning? Neurobiology of sleep and circadian rhythms, 5, 68–77.

Deschênes, S. S., Dugas, M. J., Fracalanza, K. & Koerner, N. (2012). The role of anger in generalized anxiety disorder. Cognitive Behaviour Therapy, 41(3), 261–271.

de Jong-Meyer, R. D. (2009). Kognitive Verfahren nach Beck und Ellis. In J. Margraf & S. Schneider (Hrsg.), Lehrbuch der Verhaltenstherapie (S. 611–627). Heidelberg: Springer.

Diekelmann, S. & Born, J. (2010). The memory function of sleep. Nature Reviews Neuroscience, 11(2), 114–126.

Dobson, K. S., Poole, J. C. & Beck, J. S. (2018). The fundamental cognitive model. Science and practice in cognitive therapy: Foundations, mechanisms, and applications, 29–47.

Donker, T., Griffiths, K. M., Cuijpers, P. & Christensen, H. (2009). Psychoeducation for depression, anxiety and psychological distress: a meta-analysis. BMC medicine, 7(1), 1–9.

Einsle, F. & Hummel, K. V. (2015). Kognitive Umstrukturierung: Techniken der Verhaltenstherapie. Weinheim: Beltz.

Ehlers, A. & Clark, D. M. (2000). A cognitive model of posttraumatic stress disorder. Behaviour research and therapy, 38(4), 319–345.

Ehlers, A., Margraf, J. & Chambless, D. (2001). Fragebogen zu körperbezogenen Ängsten, Kognitionen und Vermeidung. Göttingen: Hogrefe.

Ellis, A. (2008). Grundlagen und Methoden der rational-emotiven Verhaltenstherapie (Vol. 26). Stuttgart: Klett-Cotta.

Eriksson, M. & Lindström, B. (2006). Antonovsky's sense of coherence scale and the relation with health: A systematic review. Journal of epidemiology & community health, 60(5), 376–381.

Erwin, B. A., Heimberg, R. G., Schneier, F. R. & Liebowitz, M. R. (2003). Anger experience and expression in social anxiety disorder: Pretreatment profile and predictors of attrition and response to cognitive-behavioral treatment. Behavior Therapy, 34(3), 331–350.

Escobar, C., Salgado-Delgado, R., Gonzalez-Guerra, E., Tapia Osorio, A., Angeles-Castellanos, M. et al. (2011). Circadian disruption leads to loss of homeostasis and disease. Sleep disorders, 2011, 964510.

Fischer, A. H. & Manstead, A. S. (2008). Social functions of emotion. Handbook of emotions, 3, 456–468.

Friedrich, A. & Schlarb, A. A. (2018). Let's talk about sleep: A systematic review of psychological interventions to improve sleep in college students. Journal of Sleep Research, 27(1), 4–22.

Fodor, L. A., Georgescu, R., Cuijpers, P., Szamoskozi, Ş., David, D. et al. (2020). Efficacy of cognitive bias modification interventions in anxiety and depressive disorders: a systematic review and network meta-analysis. The Lancet Psychiatry, 7(6), 506–514.

Galatzer-Levy, I. R., Huang, S. H. & Bonanno, G. A. (2018). Trajectories of resilience and dysfunction following potential trauma: A review and statistical evaluation. Clinical Psychological Review, 63, 41–55.

Gangemi, A., Mancini, F. & Johnson-Laird, P. N. (2013). Emotion, reasoning, and psychopathology. Emotion and reasoning, 44–83.

Garssen, B., Visser, A. & Pool, G. (2021). Does spirituality or religion positively affect mental health? Meta-analysis of longitudinal studies. The International Journal for the Psychology of Religion, 31(1), 4–20.

Gellatly, R. & Beck, A. T. (2016). Catastrophic thinking: A transdiagnostic process across psychiatric disorders. Cognitive Therapy and Research, 40(4), 441–452.

Gratz, K. L., Weiss, N. H. & Tull, M. T. (2015). Examining emotion regulation as an outcome, mechanism, or target of psychological treatments. Current opinion in psychology, 3, 85–90.

Grawe, K. (2004). Neuropsychotherapie. Göttingen: Hogrefe.

Grob, A. & Horowitz, D. (2014). Fragebogen zur Erhebung der Emotionsregulation bei Erwachsenen: FEEL-E. Bern: Huber.

Gros, D. F. & Allan, N. P. (2019). A randomized controlled trial comparing Transdiagnostic Behavior Therapy (TBT) and behavioral activation in veterans with affective disorders. Psychiatry research, 281, 112541.

Harvey, A. G., Murray, G., Chandler, R. A. & Soehner, A. (2011). Sleep disturbance as transdiagnostic: Consideration of neurobiological mechanisms. Clinical psychology review, 31(2), 225–235.

Hautzinger, M., Joormann, J., Keller, F. (2005). Skala dysfunktionaler Einstellungen. Göttingen: Hogrefe.

Hertenstein, E., Feige, B., Gmeiner, T., Kienzler, C., Spiegelhalder, K. et al. (2019). Insomnia as a predictor

of mental disorders: A systematic review and meta-analysis. Sleep Medicine Reviews, 43, 96–105.
Heßler, J. B. & Fiedler, P. (2019). Transdiagnostische Interventionen in der Psychotherapie. Stuttgart: Klett-Cotta.
Hofmann, S. G., Asmundson, G. J. & Beck, A. T. (2013). The science of cognitive therapy. Behavior therapy, 44(2), 199–212.
Jankû, K., Šmotek, M., Fárková, E. & Kopřivová, J. (2020). Block the light and sleep well: Evening blue light filtration as a part of cognitive behavioral therapy for insomnia. Chronobiology international, 37(2), 248–259.
Juchmann, U. (2020) Achtsamkeitsbasierte Psychotherapie bei Depressionen und Ängsten: MBCT in der Praxis. Weinheim: Beltz.
Kaiser, D., Jacob, G. A., Domes, G. & Arntz, A. (2016). Attentional bias for emotional stimuli in borderline personality disorder: A meta-analysis. Psychopathology, 49(6), 383–396.
Kalisch, R., Cramer, A. O., Binder, H., Fritz, J., Leertouwer, I. et al. (2019). Deconstructing and reconstructing resilience: a dynamic network approach. Perspectives on Psychological Science, 14(5), 765–777.
Kalisch, R., Müller, M. B. & Tüscher, O. (2015). A conceptual framework for the neurobiological study of resilience. Behavioral and brain sciences, 38.
Katz, D. E., Laposa, J. M., Hawley, L. L., Quigley, L. & Rector, N. A. (2019). Cognitive moderation of CBT: Disorder-specific or transdiagnostic predictors of treatment response. Cognitive Therapy and Research, 43(5), 803–818.
Kim, S., Thibodeau, R. & Jorgensen, R. S. (2011). Shame, guilt, and depressive symptoms: a meta-analytic review. Psychological bulletin, 137(1), 68.
Kimble, M. O., Fleming, K., Bandy, C. & Zambetti, A. (2010). Attention to novel and target stimuli in trauma survivors. Psychiatry research, 178(3), 501–506.
Kitamura, S., Katayose, Y., Nakazaki, K., Motomura, Y., Oba, K. et al. (2016). Estimating individual optimal sleep duration and potential sleep debt. Scientific Reports, 6, 35812.
Klages, U. (1989). Fragebogen irrationaler Einstellungen. Göttingen: Hogrefe.
König, J., Resick, P. A., Karl, R. & Rosner, R. (2012). Posttraumatische Belastungsstörung: Ein Manual zur Cognitive Processing Therapy. Göttingen: Hogrefe.
Koole, S. L. (2009). The psychology of emotion regulation: An integrative review. Cognition and emotion, 23(1), 4–41.
Kraiss, J. T., Peter, M., Moskowitz, J. T. & Bohlmeijer, E. T. (2020). The relationship between emotion regulation and well-being in patients with mental disorders: A meta-analysis. Comprehensive psychiatry, 102, 152189.
Kristjánsdóttir, H., Sigurðsson, B. H., Salkovskis, P., Sigurðsson, E., Sighvatsson, M. B. et al. (2019). Effects of a brief transdiagnostic cognitive behavioural group therapy on disorder specific symptoms. Behavioural and cognitive psychotherapy, 47(1), 1–15.
Kunzler, A. M., Helmreich, I., Chmitorz, A., König, J., Binder, H. et al. (2020). Psychological interventions to foster resilience in healthcare professionals. Cochrane Database of Systematic Reviews, (7).
Kühner, C., Huffziger, S., Nolen-Hoeksema, S. (2007). Response Style Questionnaire – Deutsche Version. Göttingen: Hogrefe.
Lazarus, R. S. & Folkman, S. (1984). Stress, appraisal, and coping. New York: Springer.
Lederman, O., Ward, P. B., Firth, J., Maloney, C., Carney, R. et al. (2019). Does exercise improve sleep quality in individuals with mental illness? A systematic review and meta-analysis. Journal of psychiatric research, 109, 96–106.
Linehan, M. M. (1993). Cognitive-Behavioral Treatment of Borderline Personality Disorder. New York: Guilford.
Lotfi, M., Bakhtiyari, M., Asgharnezhad Farid, A. A. & Amini, M. (2013). The Effectiveness of Transdiagnostic Therapy on Emotion Regulation Strategies of Patients with Emotional Disorders: A Randomized Clinical Trial. Practice in Clinical Psychology, 1(4), 227–232.
López-Castro, T., Saraiya, T., Zumberg-Smith, K. & Dambreville, N. (2019). Association between shame and posttraumatic stress disorder: A meta-analysis. Journal of traumatic stress, 32(4), 484–495.
Magill, M., Martino, S. & Wampold, B. (2021). The principles and practices of psychoeducation with alcohol or other drug use disorders: A review and brief guide. Journal of Substance Abuse Treatment, 108442.
Mansell, W., Harvey, A., Watkins, E. R. & Shafran, R. (2008). Cognitive behavioral processes across psychological disorders: A review of the utility and validity of the transdiagnostic approach. International Journal of Cognitive Therapy, 1(3), 181–191.
Mennen, A. C., Norman, K. A. & Turk-Browne, N. B. (2019). Attentional bias in depression: Understanding mechanisms to improve training and treatment. Current opinion in psychology, 29, 266–273.
Miceli, M. & Castelfranchi, C. (2018). Reconsidering the differences between shame and guilt. Europe's journal of psychology, 14(3), 710.
Michalak, J., Heidenreich, T., Ströhle, G. & Nachtigall, C. (2008). Die deutsche Version der Mindful Attention and Awareness Scale (MAAS). Psychometrische Befunde zu einem Achtsamkeitsfragebogen. Zeitschrift für Klinische Psychologie und Psychotherapie, 37(3), 200–208.
Mittelmark, M. B., Bauer, G. F., Vaandrager, L., Pelikan, J. M., Sagy, S. et al. (2022). The handbook of salutogenesis. Zürich: Springer.
Morokuma, I., Shimodera, S., Fujita, H., Hashizume, H., Kamimura, N. et al. (2013). Psychoeducation for major depressive disorders: A randomised controlled trial. Psychiatry Research, 210(1), 134–139.

Moss, T.G., Carney, C.E., Haynes, P. & Harris, A.L. (2015). Is daily routine important for sleep? An investigation of social rhythms in a clinical insomnia population. Chronobiology international, 32(1), 92–102.

Noyon, A. & Heidenreich, T. (2012). Existenzielle Perspektiven in Psychotherapie und Beratung. Weinheim: Beltz.

O'Donnell, M.L., Lau, W., Chisholm, K., Agathos, J., Little, J. et al. (2021). A pilot study of the efficacy of the unified protocol for transdiagnostic treatment of emotional disorders in treating posttraumatic psychopathology: a randomized controlled trial. Journal of Traumatic Stress, 34(3), 563–574.

Pettersen, G., Rosenvinge, J.H. & Wynn, R. (2011). Eating disorders and psychoeducation–patients' experiences of healing processes. Scandinavian journal of caring sciences, 25(1), 12–18.

Polk, K.L., Schoendorff, B., Webster, M., Olaz, M. & Ackermann, K. (2019). Praxishandbuch ACT-Matrix. Heidelberg: Springer.

Reinholt, N. & Krogh, J. (2014). Efficacy of transdiagnostic cognitive behaviour therapy for anxiety disorders: A systematic review and meta-analysis of published outcome studies. Cognitive Behaviour Therapy, 43(3), 171–184.

Reinholt, N., Hvenegaard, M., Christensen, A.B., Eskildsen, A., Hjorthøj, C. et al. (2022). Transdiagnostic versus diagnosis-specific group cognitive behavioral therapy for anxiety disorders and depression: A randomized controlled trial. Psychotherapy and Psychosomatics, 91(1), 36–49.

Resick, P.A. & Schnicke, M. (1993). Cognitive processing therapy for rape victims: A treatment manual. London: Sage.

Ridolfi, M.E., Rossi, R., Occhialini, G. & Gunderson, J.G. (2019). A clinical trial of a psychoeducation group intervention for patients with borderline personality disorder. The Journal of clinical psychiatry, 80(1).

Sauer-Zavala, S., Gutner, C.A., Farchione, T.J., Boettcher, H.T., Bullis, J.R. et al. (2017). Current definitions of »transdiagnostic« in treatment development: A search for consensus. Behavior Therapy, 48(1), 128–138.

Schennach, R., Feige, B., Riemann, D., Heuser, J. & Voderholzer, U. (2019). Pre-to post-inpatient treatment of subjective sleep quality in 5,481 patients with mental disorders: A longitudinal analysis. Journal of sleep research, 28(4), e12842.

Schredl, M. (2010). Characteristics and contents of dreams. International review of neurobiology, 92, 135–154.

Schneider, M.N., Kovas, Y. & Gregory, A.M. (2019). Dysfunctional beliefs about sleep and insomnia symptoms in early adulthood: A twin and sibling study. Journal of sleep research, 28(4), e12834.

Schweizer, T.H., Snyder, H.R., Young, J.F. & Hankin, B.L. (2020). The breadth and potency of transdiagnostic cognitive risks for psychopathology in youth. Journal of consulting and clinical psychology, 88(3), 196.

Schoorl, M., Putman, P., Van Der Werff, S. & Van Der Does, A.W. (2014). Attentional bias and attentional control in posttraumatic stress disorder. Journal of Anxiety Disorders, 28(2), 203–210.

Scully, J.A., Tosi, H. & Banning, K. (2000). Life event checklists: Revisiting the social readjustment rating scale after 30 years. Educational and psychological measurement, 60(6), 864–876.

Seebauer, L. & Jacob, G. (2021). Imaginatives Überschreiben. Göttingen: Hogrefe.

Selye, H. (1956). The stress of life. New York: McGraw-Hill.

Sharp, P.B., Miller, G.A. & Heller, W. (2015). Transdiagnostic dimensions of anxiety: neural mechanisms, executive functions, and new directions. International Journal of Psychophysiology, 98(2), 365–377.

Shi, R., Sharpe, L. & Abbott, M. (2019). A meta-analysis of the relationship between anxiety and attentional control. Clinical psychology review, 72, 101754.

Şoflău, R. & David, D.O. (2017). A meta-analytical approach of the relationships between the irrationality of beliefs and the functionality of automatic thoughts. Cognitive Therapy and Research, 41(2), 178–192.

Soo, S.A., Zhang, Z.W., Jia, S., Khong, E., Low, J.E.W., Vamadevan, S. et al. (2018). Randomized controlled trials of psychoeducation modalities in the management of bipolar disorder: a systematic review. The Journal of clinical psychiatry, 79(3), 17r11750.

Stange, J.P., Connolly, S.L., Burke, T.A., Hamilton, J.L., Hamlat, E.J. et al. (2016). Inflexible cognition predicts first onset of major depressive episodes in adolescence. Depression and anxiety, 33(11), 1005–1012.

Stavemann, H.H. (2014). Integrative KVT. Die Therapie emotionaler Turbulenzen. Weinheim: Beltz.

Stein, M.D. & Friedmann, P.D. (2006). Disturbed sleep and its relationship to alcohol use. Substance abuse, 26(1), 1–13.

Stutz, J., Eiholzer, R. & Spengler, C.M. (2019). Effects of evening exercise on sleep in healthy participants: A systematic review and meta-analysis. Sports Medicine, 49(2), 269–287.

Taylor, D.J. & Pruiksma, K.E. (2014). Cognitive and behavioural therapy for insomnia (CBT-I) in psychiatric populations: A systematic review. International review of psychiatry, 26(2), 205–213.

Tononi, G. & Cirelli, C. (2006). Sleep function and synaptic homeostasis. Sleep Medicine Reviews, 10(1), 49–62.

Tibubos, A.N., Burghardt, J., Klein, E.M., Brähler, E., Jünger, C. et al. (2021). Frequency of stressful life events and associations with mental health and general subjective health in the general population. Journal of Public Health, 29(5), 1071–1080.

Tyng, C. M., Amin, H. U., Saad, M. N. & Malik, A. S. (2017). The influences of emotion on learning and memory. Frontiers in psychology, 8, 1454.

Valentine, S. E., Bankoff, S. M., Poulin, R. M., Reidler, E. B. & Pantalone, D. W. (2015). The use of dialectical behavior therapy skills training as stand-alone treatment: A systematic review of the treatment outcome literature. Journal of clinical psychology, 71(1), 1–20.

VandenBos, G. R. (Ed.). (2007). APA Dictionary of Psychology. American Psychological Association.

Walker, M. P. & van Der Helm, E. (2009). Overnight therapy? The role of sleep in emotional brain processing. Psychological Bulletin, 135(5), 731.

Watson, N. F., Badr, M. S., Belenky, G., Bliwise, D. L., Buxton, O. M. et al. (2015). Joint consensus statement of the American Academy of Sleep Medicine and Sleep Research Society on the recommended amount of sleep for a healthy adult: methodology and discussion. Journal of Clinical Sleep Medicine, 11(8), 931–952.

Wells, A. (2011). Metacognitive Therapy for Anxiety and Depression. New York: Guilford.

Wengenroth, M. (2017). Therapie-Tools Akzeptanz- und Commitmenttherapie (ACT). Weinheim: Beltz.

Wilson, S. & Nutt, D. (2013). Sleep Disorders (Oxford Psychiatry Library). Cambridge: Oxford University Press.

Yapan, S., Türkçapar, M. H. & Boysan, M. (2020). Rumination, automatic thoughts, dysfunctional attitudes, and thought suppression as transdiagnostic factors in depression and anxiety. Current Psychology, 1–17.

Yeh, M. Y., Tung, T. H., Horng, F. F. & Sung, S. C. (2017). Effectiveness of a psychoeducational programme in enhancing motivation to change alcohol-addictive behaviour. Journal of clinical nursing, 26(21–22), 3724–3733.

Zhang, Z. M., Wang, M. Y., Guo, X., Miao, X., Zhang, T. et al. (2017). Attentional avoidance of threats in obsessive compulsive disorder: An event related potential study. Behaviour Research and Therapy, 97, 96–104.

Zhang, Y. B., Wang, P. C., Ma, Y., Yang, X. Y., Meng, F. Q. et al. (2021). Using eye movements in the dot-probe paradigm to investigate attention bias in illness anxiety disorder. World Journal of Psychiatry, 11(3), 73.